神奇三学

易·道·医

何少初 著

中国中医药出版社

·北 京·

图书在版编目（CIP）数据

神奇三学易·道·医/何少初著．—北京:中国中医药出版社,2017.9(2022.9重印)

ISBN 978 – 7 – 5132 – 4234 – 9

Ⅰ.①神…　Ⅱ.①何…　Ⅲ.①《周易》–研究　②道家–研究　③中医学–研究　Ⅳ.①B221.5②B223.05③R2

中国版本图书馆 CIP 数据核字（2017）第 112118 号

中国中医药出版社出版

北京经济技术开发区科创十三街31号院二区8号楼
邮政编码　100176
传真　010–64405721
河北品睿印刷有限公司印刷
各地新华书店经销

开本 710×1000　1/16　印张 17.5　字数 286 千字
2017 年 9 月第 1 版　2022 年 9 月第 3 次印刷
书　号　ISBN 978 – 7 – 5132 – 4234 –9

定价　55.00 元
网址　www.cptcm.com

服 务 热 线　010 – 64405510
购 书 热 线　010 – 89535836
维 权 打 假　010 – 64405753

微信服务号　zgzyycbs
微商城网址　https: //kdt.im/LIdUGr
官 方 微 博　http: //e.weibo.com/cptcm
天猫旗舰店网址　https: //zgzyycbs.tmall.com

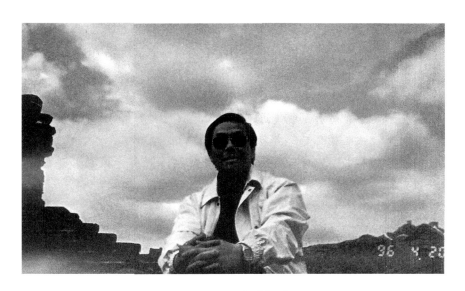

作者简介

何少初，男，1941年6月生，汉族，中共党员，湖南省邵阳市人，1965年毕业于首都师范大学中文系。曾任中国中医研究院北京针灸骨伤学院医古文教研室主任、教授。先后担任中华医学会北京医学教育委员会委员，中华中医药学会全国医古文研究会副秘书长，中国药文化研究会理事、专家委员会成员，毛泽东养生饮食文化研究会专家委员会成员。

主要业绩：是国家级刊物《中医教育》《高等教育学报》的创刊人之一。近20年，先后发表有关中国高等教育、中医高等教育、中医药文化和中医与哲学的论文100余篇。个人专著《古代名医解周易》（作为优秀图书进入中国港台、日韩书肆，多次再版）、《神奇三学易·道·医》和《中医药的〈易〉文化》，系统地论述了古代哲学对中医药的深广影响；《神秘的中医药文化》《中医药文化通览》和《源说中医药》，展现了中医药文化的丰富内涵和悠久历史的长卷；《抱朴子妙言论养生》，全面介绍了道家养生学说；《新版医古文导读》和《骨伤针灸医古文》，为广大中医工作者和爱好者提供了学习古典医籍的方法与途径；《太玄经校注》和《焦氏易林校注》，是对古代易学整理与研究的成果；《毛泽东的饮食文化》，对毛泽东的饮食理念、情愫、智慧、爱好及生活习惯，作了比较全面的探讨；《雅庐诗集》，展示了作者大半生足迹和追求，也融汇了对祖国大好山河的歌颂。在古医籍研究中创立的"古医籍研究中的系统比较训诂法"，被作为科研成果收入国家中医文库。曾荣获"北京市高教系统先进工作者"称号。

先后成为《中国教育专家名典》《世界优秀医学专家人才名典》《科学中国人·中国专家人才库》《中国专家大辞典》和《世界名人录》等数十部名录的入典者。

神奇三学易道医

爱新觉罗毓嶦题

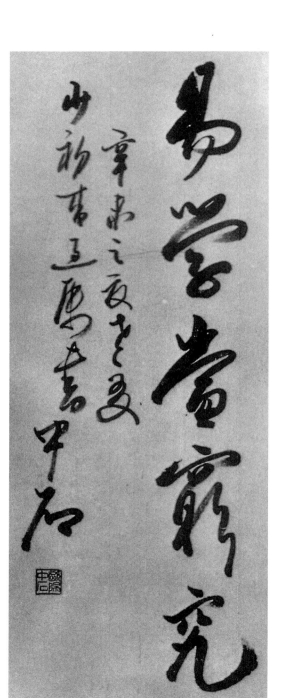

易學當窮究

辛未之夏老之夏
山積書□馬上書
甲石

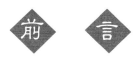

前言

　　拙著《神奇三学易·道·医》从首印至今二十年过去了，其间屡遭盗版，莫可奈何！承蒙中国中医药出版社抬爱，决定出版，使我倍感荣幸！借此机会，仅向中国中医药出版社致以深切的谢意！并向本书编辑韩燕女士所付出的辛勤劳动深表感激！

何少初 2017 年 5 月

原　序

　　1991 年秋，拙著《古代名医解周易》问世，几年间，梨枣四易，并进入中国港台、韩国书肆。承蒙同仁抬爱，友好勉励，不胜感激。不少热心读者促我再写一部有关易、道、医的专著。作为姊妹篇，于是潜心构思，伏案经年，写就《神奇三学易·道·医》，奉献给亲爱的读者。

　　易、道、医三学乃是中国传统文化之瑰宝。数千年来，一直以其深邃的哲理、玄妙的变化、奥秘的内涵而具有磁石般的吸力，影响并推动中国古代文化的发展，从而构成了三学一体、三学同源的态势。我披览三学经典（《周易》《老子》《庄子》《周易参同契》《黄帝内经》《伤寒论》《类经》等书），以为全书之基石和立论之依据，从弘扬中医药文化的视角，旨在揭示易、道、医三学之间的相互变化和历史融合的奥秘与始末缘由，从而向读者展示出一个沉积丰厚、内涵古朴、哲理独特、变化神奇、三学交融的境界。该书以经典为根本，探微索隐，发奥启奇，颇多新意；不作离奇无稽之论，但发弘深有据之言；分别就《周易》《老子》《庄子》中的哲学内涵，原始医学、易道二学对中医药文化的巨大影响，王冰以《易经》《老子》《庄子》的思想训解《内经》《伤寒论》中的易学，以及明代医学家张介宾集诸家之大成创立"医易学说"等专题，共设 12 章，穷原竟委，寻径觅津，以便比较全面、系统地展示易、道、医三学相关、相融的发展过程。

　　书成，将付梓，凝思回首，两载已逝。感白驹之过隙，叹学问之难就！多谢大众文艺出版社提供了出版的机遇，白爱菊、严毕露、沈动编辑为之倾注了许多心血，作为一个作者，这是一种幸运，深致谢忱！

　　衷心感谢当代书法大师欧阳中石先生特为本书题词。

　　衷心感谢著名书法家爱新觉罗毓嶦先生为本书题写书名。

何少初

1996 年 9 月 6 日识于北京针灸骨伤学院

引　言

中医学源远流长，博大精深。就其思想理论体系而言，除了医学本身的思想理论之外，哲学占有非常重要的地位。

从医学的源头来说，人们把它的发源推向了遥远的尚无文字的黄帝时代，把医学称为岐黄之学。

医学产生之后，就逐渐与哲学相结合，从而走向理论化，不断提高，不断定善，竟而达到至精至微。最早的哲学影响，便是《周易》；继而有道家，老庄重虚无，道法自然；儒家，孔孟论医，崇尚心性，《论语》对饮食调养论述颇精，《荀子》心论为后世称道。此外，还有法家，韩非商鞅，论涉医学，重在说理图新；名家，惠子、公孙龙子，涉医或见于论自然、人事之文辞；墨家，墨子主兼爱，倡勤生薄死，涉医重在论述生性病理；阴阳家，邹衍首将阴阳五行合论，论医重在阐析医理与阴阳五行学说；纵横家，苏秦、张仪，倾心功利，涉医重在养生；兵家，孙子之书，多讲谋变，后世以之论医，重在权变；农家，以农为本，涉医重在饮食、药物之论。

然而，对医学影响最深、最著者，当首推《周易》与道家，次为儒家，其余皆不足称道。于是，自古以来，便有"医易同源""医道同源"的说法，这是符合历史的。

至东汉，由于道教的兴起，佛教的传入，佛、道二教日益强大。至魏晋南北朝，而成强盛之势，魏晋玄学，让位于佛、道二教，尤以佛教更胜一筹；佛、道二教在思想意识及宗教活动等方面，分别对医学产生了重大影响。因此，又有"儒、释、道"为医学之基础的说法，这是言之有据的。

近年来，对中华民族传统文化研究热潮的兴起，带动了诸如对《周易》、老庄、孙子兵法、医与易等的研究，且成果卓著，涉及不少前人未曾涉足或深入不够的领域，但同时也出现了鱼龙混杂、碔玉莫剖、朱紫相倾的现实。将严肃的文化研究、高层次的学术探求，抹上了一层灰暗的色调，蒙上了一层神秘的薄纱。笔者浅陋，见闻有限，不敢妄谈，仅以易学、道学与岐黄医学的相关研究中所出现的诸多"新成果"而言，如通过手相、面相，搞所谓疾病预测，以替代科学诊断；把意念诊病说得神乎其神，宣扬这是道家上乘功夫；许多古代医家从未论及的"绝活"，连连问世；许多在古代小说和当今武侠小说中均未见过的"神功"，今天都成了"事实"，如此等等，不一而足。给人的印象是，现在有一批"超人"，只有他们掌握了易、道、医的真谛，并有一整套"绝技"，可以创造种种奇迹。让人不可思议的是，有的人竟不曾从头到尾认真地读过一遍《周易》、一遍《老子》、一遍《庄子》、一遍《内经》。他们的奇谈怪论，搅乱了人们的思想，混淆了人们的视听，正如张介宾在《类经序》中所大声疾呼的那样："人心积习既久，讹以传讹，即决长波犹虞难涤；使辨之不力，将终无纠正日矣！此余所以载（再）思而不敢避也。"此是其一。

其二，有人断言，《周易》、老庄，与医学毫无关系。论医"易"者，言医"道"进，纯属左道旁门。医，就是医！不才对此，实不敢苟同。易、道与医之相关的历史，是有史可查、有据可稽的。只要粗通医学发展史的人，都应具备这个常识。《黄帝内经》就是医易、医道结合最早的、最具说服力的佐证！其后，论医易者，有汉之张仲景，晋之王叔和，六朝时代之《中藏经》，隋之巢元方，唐之孙思邈、王冰，宋之林亿，金元之刘完素、李杲、朱震亨，明之孙一奎、韩懋、赵献可、张介宾，清之叶天士、何梦瑶、章楠、邵同珍、唐宗海、石寿棠等医家；论医道者，先秦有老子、庄子，晋有杜灵、吴猛、葛洪、鲍姑、诸葛琳，南朝有顾欢、陶弘景、殷钟堪、邓郁之，隋有司马承桢、李含光，宋有吴本、朱提点等医家，以及道家典籍汇刻《道藏》，其中有医书和内、外丹专著共 150 余种，涉及医学与养生的著作 900 多种。由此可见，在医学史中，论医易、医道者，绝非仅仅晨星而已，实乃灿若河汉。

其三，有些研究者，用现代科学和医学的观点去套古人的观点，于是得出先贤研究医易、医道相关，早已包括了今天的生态学、物候学、仿生学、遗传学、宇宙发生学、语声科学、宇宙全息律、脑科学、预测学、时间医学等，似乎在医易与医道中，凡今天出现的所有与医学、人体、生态相关的新学科都早已包含了。我以为，这种研究从指导思想到研究方法，过了"度"，犯了"逆向"思维的弊病。吕绍纲在其《周易阐微序》中这样说："应该合理地估计《周易》的价值。说它是卜筮之书，无视它的哲学内涵，固然不对；

把它看成一切现代学问的祖宗，以为它什么问题都能解决，从而给它涂上一层新的神秘色彩，也是错误的。"同样，我们应科学地、实事求是地研究和评价医与易、医与道的结合，不要把所有现代医学发展的新成就的光环都套上去，给它们涂上一层新的神秘色彩。况且，既称"某某学"，那就不是三言两语所能包括的，它必有一套比较完整、系统的理论体系，这是常识范围内的概念。

我以为，对医易、医道的相关研究，一要探源溯流，理清脉络；二要实事求是，不搞玄学；三要尊重科学，不搞迷信；四要尊重历史，不搞虚无主义。鉴于此，本书以《周易》《老子》《庄子》《周易参同契》《内经》《伤寒论》等易、道、医三家的经典作为该书的基石与立论依据，重点放在揭示先秦两汉时期，医学与易学、道学之间相关发展的情况及主要特点，分别就《易经》中的原始医学思想、《周易》《老子》《庄子》对中医经典《内经》《伤寒论》和岐黄医学体系形成的巨大影响、王冰以《易》《老》《庄》的思想学说阐释《内经》，以及张介宾集诸家之大成创"医易学说"等专题，作一比较研究，以明医、易、道相关之源流，晓医、易、道结合之肯綮。

目　　录

神奇三学易·道·医

第一章　古今易学研究概况之鸟瞰

　　《周易》是产生于我国先秦时代的一部典籍，全书有两大特点，堪称独一无二：一是由符号和文字组成；二是内容包括《经》《传》，两者不可分割。《易经》成书于西周初期，以武王时代计算，至少有 2800 年的历史了；《易传》成书于战国时代，以孔子生卒年代计算，至少有 2500 年的历史了。就《周易》这部书的实质而言，它可以说是先秦时代我国社会科学和自然科学的结晶。书中所论述的思维模式、象数理论和丰富的哲学内涵，在中国历史上产生了深远的影响。

　　《周易》的作者们真是旷世奇才和超凡的哲人，他们是我们民族的骄傲。尽管这些先祖（我认为，《周易》非出自一人之手）未能名垂青史，其成书过程又是那样神秘离奇，充满神话与传说（其实至今仍是一个千古之谜），但是，《周易》本身的非凡价值和它拥有的特殊历史地位，就决定了从它一问世，便吸引了当时的许多学者把它作为研究的对象，并逐渐发展形成了"易学"。从文献的记载来看，易学至迟起源于西周初期。易学研究从一开始多用于占筮论事，但逐渐便渗透到哲学、思想、数学、天文、经学、政治、文学、建筑、兵法、医学等领域，就像《四库全书总目》所概括的那样："《易》道广大，无所不包，旁及天文、地理、乐律、兵法、韵学、算术，以逮方外之炉火，皆可援《易》以为说，而好异者又援以入《易》，故《易》说愈繁。"易学的内容包括文献、哲学、人物、应用等；易学的著作至今已达三千多种。

　　历史好比一面镜子，透过它我们可以比较系统、全面而真实地了解属于历史范畴的情况。只有这样，才能弄清事物的始末源流，来龙去脉，看清它的庐山真面目，从而避免由于年代的久远，而导致认识上的片面性和盲目性，增强全面性和科学性。一个朝代的兴衰如此，一个重大历史事件的始末如此，某一学术的沿革亦是如此。由于医与易有着密切的关系，因此，研究"医易学"就不能不涉及"易学"；而既然涉及"易学"，就必须对"易学"的历史发展概况（也包括"医易学"历史的发展概况，见第二部分）有所了解。经历了2800多年的易学发展史，有它自己的轨迹，从古至今，基本可以分为六个时期。

第一节　先秦易学

先秦时期，我们称之为易学的产生和奠基时期，它由两个阶段组成。

一、西周初年至西周末年（前11—前8世纪）

随着《周易》的问世，顾颉刚、余永梁两位现代易学家利用卦、爻辞中的史实，考证《周易》的成书年代为西周初年，否认伏羲、文王作《周易》的传统定论，这是可以为信据的。见顾颉刚的《周易卦爻辞中的故事》《论易系辞传中观象制器的故事》和余永梁的《易卦爻辞的时代及其作者》。这是易学的萌芽阶段。

二、春秋至战国（前770—前221年）

此阶段为易学的奠基阶段，是易学的形成时期。此时后世易学的两大学派——象数派和义理派已初露端倪。其代表人物是以《左传》《国语》中记载的巫史们所形成的占筮派，以孔子《易传》为代表的义理派。易学史上这两大学派的形成与对垒，对后来的易学发展产生了深远的影响。后世治《易》者，无论是从占筮角度的占筮派，还是从义理角度的哲理派，均肇始于这一时期。

需要说明的是，由于年移代革，许多宝贵的历史书籍和资料均已失佚，而对仅存的一些资料的断代分歧较大，对春秋战国时期易学的发展，很难描述其具体环节中的逻辑进展状况。但是从现有的史料中可以得出这样的结论：义理易学逐渐取代卜筮易学而成为先秦时期易学之主流。在春秋时代，由于孔子开创了儒家解易的优良传统，产生了代表孔子易学思想的、集先秦易学之大成的《易传》，成为易学史上的第一座里程碑，推动了易学从占筮之用向哲理认识的转变。到了战国时期，义理易学凭着它的理论武器《易传》的广泛流传，走向了第一个繁荣阶段。尽管卜筮流行未绝，但孔夫子的易学思想以其强大的生命力和深广的哲理性，磁石般地吸引着从儒家到道家、纵横家、阴阳家、兵家，他们乐于从哲理的角度，探索、解说并运用《易》理，从而使《周易》的思想渗透到诸子百家的学说之中，这样不仅极大地丰富了易学的研究内涵，而且扩大了易学研究的领域和队伍，使《周易》成为整个中华民族的文化财产。

先秦是中国传统学术思想的源头，易学的形成和发展也是以先秦时期为起源的。

第二节　汉代易学

两汉时期，史称汉易时期，以象数学为特点，这是因为易学与当时的天文历法相融合，并受到占星术和天人感应学说的影响，形成了一套以卦气说为中心的易学象数学哲学体系，这不仅在易学研究中有重要地位，而且对中国学术史、思想史、哲学史及文化史都产生了深远的影响。

先秦易学的传授，因"《易》为卜筮之书，独不禁，故传受者不绝也"，（见《汉书·儒林传》）这就使易学研究并未因秦之焚书坑儒而中断，并为汉易的发展创造了极好的条件。加之汉武帝独尊儒术，提倡经学，《周易》被尊为六经之首，大大提高了它的社会地位与学术地位，成为当时知识分子必读的典籍。汉人治《易》，受先秦传统的影响，对《周易》仍有两种不同的观点。一种是讲"卦气""纳甲""爻辰"等内容，视《周易》为卜筮之书；一种是如司马迁所说"《易》以道化""《易》本隐以之显"，视《周易》为讲义理之书。不谋而合的是，在《汉书·艺文志》的《六艺略》和《术数略》中都列有《周易》，这就更证实了汉人对《周易》持有两种观点。这两种不同的认识，逐渐发展为易学研究中的两大对立的学派——象数派和义理派。从此，这两大学派长期论争的学术问题和所形成的学术阵营，一直贯穿整个易学的发展历史过程，并且延续到今天。

从治易的方法与风格来分析，两汉易学可分为三种类型。

第一类是以孟喜、焦赣、京房为代表的官方易学派，即后人所称的"象数之学"。

他们的特点是着重于卦象，以及《周易》中一些特定数字的研究。他们认为，自然界和人类社会的发展变化与卦象的变化是一致的，八卦就是宇宙的一个缩影，举凡历法、四时节气、音律等，都与卦象相通，甚至人类社会的变化用八卦也可以表现出来，掌握了八卦的变化规律，上可以判断国家的治与乱，下可以决定个人的吉福与凶祸。这类被后世称之为象数派的观点，成了汉易的主流。到了东汉，郑玄又提出爻辰说、五行说，荀爽又提出乾升坤降说，虞翻又通过其卦变说、旁通说、互体说、半象说，将汉易引向极其繁杂的象数解《易》之路，这在易学史上影响是非常深远的。后世流行的算命、算卦亦是源于此。

第二类是以费直为代表的义理易学。

十分遗憾的是，费直的易学著作早已失传，但从班固的述略中可以看到，他的观点与象数派完全相反。他不重视卦象和数字，与汉初治易者一样，对《周易》经、传的理解多继承《彖》《象》《文言》等解经传统，注重义理的阐发。与官方易学相比，费氏的影响在当时就小得多；然而，他对后世易学研究的影响却是不小的，到了魏晋时代，玄学派治易推崇义理，其直接影响则来自费直。

第三类是以严君平和扬雄为代表的以道家黄老之学来阐发阴阳变易学说。

严君平著《道德经指归》，就是直接引用《周易》的经、传文意来解释老子的《道德经》。其弟子扬雄所著《太玄》，即是《周易》与老子思想相结合的产物。东汉末魏伯阳著《周易参同契》，即是将《周易》与炼丹结合起来，用《易》理来解说炼丹的奥妙，并提出"月体纳甲"说，而成为道教易的先驱，其亦属象数派。

第三节　魏晋隋唐易学

魏晋隋唐时期易学发展的显著特点是，一反汉易的烦琐学风和象数学说，将《周易》与老庄的玄学结合起来，开创了以老庄解易的新局面。其在研究方法、研究成果方面都取得了新的成就，成为易学史上一个承前启后的关键时期。

一、魏晋隋唐时期的易学流派

易学在漫长的7个世纪 [从魏文帝时（220年）至唐哀帝末年（904年）止] 的发展中，其色彩是斑斓的，流派是多样的，基本上可以归纳为以下四种情况。

第一种情况是继承并维护汉易的传统，继续以象数解易。其代表人物有曹魏著名占算家管辂，以卜《周易》闻名于世；东晋孙盛，极力抨击以老庄玄学解易，坚持象数学说；唐代李鼎祚著《周易集解》，完全视《周易》为卜筮之书。象数派在这一时期仍拥有相当的实力，占据重要的位置。

第二种情况是抛弃汉易的象数学说，以老庄的玄学来解易，形成了义理派中的一支新军——玄学义理派。其代表人物有曹魏经学大师王肃，著有《周易注》十卷，可惜今已失传。曹魏才子王弼（可惜只活了24岁），他将《老子》《庄子》《周易》沟通起来，合称"三玄"，著有《老子注》《周易注》《周易略例》等书。他的易学观是把《周易》看成讲政治、哲学的书，以得意忘象说、取义说和爻位说排斥汉易中烦琐的象数之学和占候迷信，开创了以玄学解易的新风，是玄学义理派的创始人，在易学史上独树一帜，开一代之风。东晋韩康伯因王弼注《周易》未及《系辞》，乃作《系辞注》补之，直承王弼，不仅多引王弼之文来解释《系辞》，而且在理论上也有不少新的阐发，成为王弼易学的继承者和发展者。唐代著名经学家孔颖达也是义理派的推崇者，他主持编撰《五经正义》，其中《周易正义》的内容，即是采用王弼、韩康伯的《周易》注本，坚持"疏不破注"的原则，对王、韩之注加以疏解，对《周易》经、传也予以进一步阐发。同时，在其疏解过程中又往往有选择地吸取汉人《易纬》《子夏传》，以及京房、郑玄、王肃等前人之说，"去其华而取其实，欲使信而有征。其文简，其理约，寡而制众，变而能通"（《周易正义序》）。《周易正义》不仅发挥和完善了王弼派的易学内容，而且是对两汉魏晋以来易学成果的一次总结，不是恪守一家之言的普通学术著作。总之，义理派的治易特点是不为占卜，不讲卦气，更不谈阴阳灾变，而是十分重视对《周易》中蕴含的哲学思想的阐发与研究。

第三种情况是易学与佛教相糅合。佛教产生于印度，经由中亚传入我国新疆地区，西汉末年传入内地，至南北朝始大盛。由于佛教名相本难了解，为了便于中国人接受它，必须比附本土已有的理论。那些佛学家、佛教徒便从玄学家那里搬救兵，终于找到了以《周易》来解说佛教教义这种最为理想的方法，从而导致佛教与易学相糅合的倾向。代表人物有南朝梁武帝萧衍（著解易著作多篇，惜早已失佚）、唐代的宗密（著有《原人论》）和李通玄等人。佛家讲易，既不拘于象数，也不拘于义理，凡能用来解说佛理教义的均在援引之列。

第四种情况是易学与道教相结合。道教创立于东汉顺帝时期，是由民间流行的巫术与道家黄老学说的某些部分结合起来逐渐形成的，至唐代而兴盛起来，在儒、释、道三教之中被列为首位，备受推崇。道教徒治易，一方面借助《易》理来宣扬教义，一方面为方术寻找理论依据。东汉魏伯阳的《周易参同契》对道教的影响极大，被视为丹经之祖。道教徒根据《周易》卦象及汉易中的阴阳五行说、元气说等理论，创制出一套道教世界图式，作为道教宇宙观的基础理论，《道藏》中的《上方大洞真元妙经图》，就是以"太极"作为天地之本的。道教易学虽不排斥义理，但主要吸取的还是象数。

总的来看，玄学义理派是这一时期易学的主流，在易学史上的影响也十分深远。至于佛教和道教的解易系统，由于它们基本上没有提出新的治易体例或理论体系，只是限于借助易学来解说各自的教义，所以从易学史上看，它们并未超出义理学派和象数学派这两大流派的理论框架。

二、魏晋隋唐时期易学的分期

魏晋隋唐易学从发展阶段上可分为两个时期：魏晋南北朝时期和隋唐时期，而南北朝时期的易学则是魏晋易学的延续。

1. 魏晋南北朝时期

易学发展的总体趋势，是以王弼和韩康伯为代表的玄学义理派易学逐步兴盛，这是易学发展的一大转折阶段。它是通过与象数派的长期论争，经过两大流派的相互吸收与融合，并经历了与佛、道二教易学的长期浸润，在复杂的社会历史背景下逐渐完成的。两大学派的论争贯穿整个魏晋南北朝，直至隋统一中国，义理派才完全占据主导地位。义理派的易注，力排汉易的象数之学，注重义理，弘扬孔子解《易》的学风，但同时又引老入《易》，故称玄学易。

2. 隋唐时期

易学发展的一般情况是，隋文帝统一中国后，恢复汉魏制度，大兴文教，儒、道、佛三教并兴。由于重开进士科，经学便受到重视。隋代经学推崇南朝传统，于是"南学"兴起，"北学"衰亡。至于易学，正如《隋书·经籍志》所说的那样："《易》至隋，王注盛行，郑学浸微，今殆绝矣。"这样，隋代易学的总体趋势是，王弼的《周易》注本占主导地位，其著名易学家有何妥和王通。大唐王朝建立后，伴随着政治上的统一与稳定，封建经济与文化也得到了高度发展。由于兴办教育和尊重人才，便很快出现了一个文化繁荣的局面，与此相适应，一个全面总结前人文化成果的新时代到来了。这个"全面总结"涉及许多方面，其中对前人经学成果的总结，最突出的是撰定《五经正义》。《五经正义》的完成，历时二十四五年，集三国之后义疏学之大成，对东汉、魏晋、南北朝以来的各派经师的注释进行了一次大总结。作为《五经正义》之一的《周易正义》，则是由唐代最著名的经学家孔颖达主持编撰的，他亲自作"疏"。这部书是对两汉以来易学发展的成果，尤其是义理派的易学成果的一次总结，也形成了具有孔氏独特风格的解易方法，确为唐代易学最高成果的代表作。它不仅是研究唐易最重要的资料，而且对宋代以后的易学研究也产生了深远的影响。继《周易正义》之后，又出现了一部总结两汉以来易学成果的著作，这便是李鼎祚的《周易集解》。其特点有二：一是出于对孔疏的不满而有意尊扬汉易的象数学；二是并不一概排斥义理人事之说，具有融合两大流派的倾向。在孔疏盛行的当时，李鼎祚不合时宜地脱颖而出，以其著述，独树一帜，全面总结了两汉以来象数派的易学成果，为唐代易学增添了异彩，其功不可埋没。

第四节　宋元易学

宋元易学，从宋太祖初年（960 年）算起，至元顺帝末年（1368 年）止，前后长达 400 余年的时间，而易学的发展当以宋代易学为主。

一、宋代易学

宋代是中国古代哲学思想发展史上一个非常重要的时代，也是中国古代易学发展的一个极其繁荣和重要的时期。宋有北南，故称两宋，前后 319 年的历史。两宋时期，易学派别繁多，理学家们几乎都为《周易》做过传注，纷纷借《周易》以立言。两宋易学的特点是易学与理学相融合，以探求《周易》所蕴含的哲理为目的，以阐明《周易》的义理为宗旨，把《周易》的原理高度哲理化，义理派（以程颐为代表）以此为第一要旨。然而，即使是宋代的象数派，也同样具有致力于探求《周易》哲理的特点。宋易的象数学不同于汉易的象数学，它并不注重说明阴阳灾变和天人感应的迷信，而重在探求世界形成和变化的模式，探求世界万物的本源。所以说，宋人治易重在探求宇宙和人生的哲理，发明《周易》义理以阐述理学家们的理想，乃是宋代易学的主流。

宋代易学流派，有以下几种情况。

第一，最先流行的是象数派的图书易学，它以各种图式解说《易理》，应该说，宋易的兴起是从这里开始的。图书易学的创始人是五代宋初的著名道教学者陈抟。他是一位神仙家，中经种放、穆修、李之才等人的继承传授，至周敦颐、邵雍而日臻完善。

图书之学的内容大体有三个：即先天图、河图洛书和太极图。邵雍所著的《皇极经世书》即渊源于先天八卦图，刘牧所著的《易数钩隐图》即渊源于河图洛书，周敦颐所著的《太极图》即与道教的太极先天图有关。作为理学开山祖的周敦颐和后来的理学大师邵雍，虽然他们的易学属于象数派，但他们已经开始将易学研究引向理学的范畴，如周敦颐的"无极太极"之说，影响极大，争论也极大；邵雍所创的先天易学，对后世影响颇深，因而他们的易学已与陈抟的道教易学及汉人的象数易学不同，显示了宋代象数学的特色。

第二，是宋易象数派中的数学派，其将象数之学在哲理化的基础上再进一步数理化，代表人物为刘牧。他提出图（河图）九书（洛书）十说、解释河图洛书之数的根源问题的太极说、解释象数两者谁为第一性的象由数设说，并著有《易数钩隐图》，以五行生成论说明《周易》的原理，以数目自身排列组合构造的图式来解释世界。

第三，是以宋明理学奠基人之一张载为代表的气学派。张载在李觏的易学观基础上加以发展，一方面运用李觏提出的以阴阳二气作为解说《易》理的核心，在其所著的《横渠易说》中把气作为世界的本源。张载又不同于李觏，他否认河图、洛书与《周易》的直接关联，认为《系辞》中所说的"河出图，洛出书，圣人则之"，说的是文字的发明。张载气学说的形成，受孔颖达的影响很深。孔氏疏解说《周易》重取象，以阴阳二气变易法则为易学之最高范畴，张载扬弃了孔疏中老庄玄学，强调以气为核心，从而形成了自己的气学体系。作为宋代义理派中唯物主义的易学哲学，张载易学的影响是深远的。

第四，是北宋著名理学家程颐所代表的理学派。程颐所著的《伊川易传》，被视为理学派最有代表性和权威性的著作。以理解《易》，王弼、韩康伯及孔颖达早已开其端，但是玄学对《易》理的解释总是归于"玄"，讲《易》理是神妙莫测，讲变化之道是无为自然，学者难知其所以然；而程颐解易，讲述天理则强调吉凶变化之理的客观规律性、规范性和可知性。程氏之所以在宋明理学史上占据重要地位，不仅因为他发展了玄学派以易明理的传统，排斥汉易象数学，扫除用象数占算的风气，把《周易》从占卜之术中解放出来，而最杰出的贡献在于使义理派的易学高度哲学化。毫不夸张地说，在整个易学史上，程氏易学是具有划时代意义的。

第五，至南宋，随着理学派的分化，理学易学亦发生了分化，形成两大派别。

一派以朱熹为首，他站在理学家的立场，对宋代易学进行了全面总结。他虽然继承了程氏易学的传统，但又折中诸家，兼取各家之长，形成了一个完整的易学体系。如他对象数派和义理派的易学均有所批评。不株守一家之言，他的体用一源说，就吸取了图书易学中的五行说和朱震的大衍之数说，以卦象为太极之数自然地展开；他对筮法的解释，就吸取了河洛图式和邵雍的先天易学；他还吸取气学派的阴阳二气说，以二气之变化法则来解释世界的变化规律。

另一派是由陆九渊开创，以他的学生杨简为代表人物的心学派易学。陆九渊的心学是从理学中分化出来的。他的易学观主张对卦、爻辞的解说取义，本属于程氏的易学系统。他认为心即理，故对易理的解说，亦以人心即人们的精神和道德意识来解释宇宙的原理。这样一来，就变成了主观唯心主义的易学哲学，而与理学派强调天理是事物之所以然的客观唯心主义的易学哲学截然不同了。杨简继承并发挥了程颐特别是陆氏天人一体的思想，认为易之理即人之心，并运用这种观点全面地解释了六十四卦的卦、爻象和卦、爻辞，以及《彖》《象》与《文言》，从而建立并完善了心学易的体系，并将陆九渊的易学观进一步发挥成以自我意识为核心的本体论。

第六，是功利学派的易学。南宋时期，又形成了一个与理学理论体系不同的功利派，代表人物是南宋的叶适。该派思想深受北宋李觏学说和北宋改革派重视现时社会政治问题的学风影响。功利派的易学观主张通过物象以阐明义理，宣传无神论，提出"道不离器"说，对程朱理学派的易学提出诘辩，从而形成了独具特色的唯物主义的易学哲学。

综上所述，宋代易学的发展尽管存在象数和义理两大派别，且小的派别又如此之多，但是不管其易学理论体系如何不同，却都具有一个共同特点，即将《周易》的原理高度哲理化，其易学思想达到了古代易学哲学的高峰，并深深影响到元代乃至以后各个时期的易学发展。

二、元代易学

从总体趋势来看，元代易学是对宋代易学的继承，元人治易的方法和内容基本上没有超出宋人的范围。由于周（敦颐）、程（颐）、张（载）、朱（熹）传道系统的被确认和程朱理学正统地位的确立，元代易学大致可以分为以下几种情况：一种是兼以程朱为宗的，而实际上表现为发挥朱熹易学中的象数内容，有折衷义理派与象数派的倾向。其代表人物及著作是：赵采及其所著的《周易程朱传义折衷》和董真卿及所著的《周易会通》，其都是持二家之平，兼义理、象数而言之。另一种则是以朱（熹）为宗的，着重发挥朱熹易学中的象数内容，强调复《易》之本旨，反对王弼的观点及做法，认为专主理义，不如从卜筮上推求理义。其代表人物及著作是吴澄及所著的《五经纂言》，以探索朱熹未尽之意。吴澄认为，天地万物之象皆可统归于羲皇之卦画里，甚至说整个世界万物就是卦画之象"交泰"配置的结果。吴澄这种试图用象数来解释一切做法，显然是荒诞的。

此外，还要谈及元人易学中的图书学和道教易。元代某些易学家对此都有进一步的阐述，并开始更加注意对图书学的渊源和传授系统的研究，并对其与《周易》的关系提出异议，这就开了明清学者考辨易图或对图书学进行批评的先河。元儒治易大多涉及图书，其中出现了一些专讲易图的著作，如钱义方的《周易图说》，认为河洛图书之类并非伏羲、文王制作，而是渊源于《易纬》，至陈抟才形成一套体系。就图书与《易》的关系来说，不是先人据河洛图式而作《周易》，而是后人据《周易》经传而制作了河洛图式。元代对道教易学予以继承和发展的是俞琰。其易著颇丰，今存世者不下七种，其中以《周易集说》《周易参同契发挥》《易外别传》等影响大、流传广。俞琰易学既赞同朱熹《易》本为卜筮之书说，又讲天理、众理，以为明象数而理在其中。他还认为易之数仅有天地之数、大衍之数，而并不存在所谓河洛之数。河洛之数源于《纬书》。对于象数与义理的关系，俞琰与朱熹之观点大相径庭，朱氏以理为本源，置理于首位，而俞氏则认为义理从属于象数。此外，俞氏还反对以卦变解经，力主本爻之说，有一定的见地。这里要特别指出的是，俞琰与理学家说易最主要的不同点是俞琰对所谓"易外别传"易学的总结与发展。"易外别传"本是以易言阴阳灾变之学，为早期道教吸收而融合成丹教，于是才有了魏伯阳之学。俞琰的《易外别传》《周易参同契发挥》之类的著作，是对宋代陈抟、邵雍易学体系的发展，旨在借《周易》讲修炼之术，并对搞清道教易学及宋人有关图式很有帮助。从哲学上来说，对天人一体的思想进行了比较系统的阐述与发挥。

第五节　明清易学

明清时期的易学可以分为两个发展阶段；一是宋易阶段，由明初至清初；二是汉易阶段，由清中叶至清末。整个明代都处于宋易阶段，明人治易基本上沿袭宋人之说，在易学上没有形成自己的显著特色。从清初开始，是宋易向朴学易的转折期，这也是明清易学最有生气的阶段。

一、宋易阶段

明清时期的宋易，可分两个部分，一是从宋代承袭和发展而来的义理易学；二是从宋代承袭和发展而来的象数易学。既然历史就形成了这两派的对立，到了明清也不会休战。象数学派仍以图书解《易》，义理学派理所当然地反对图书之学，而着重据《周易》经、传的文辞去探索其中的义理。这两派解《易》的方法固然不同，但却都具有同一特征：都是因经、传以明道，不刻意追求对经、传的文字训诂。不只是停留在图书象数上，而是借《易》以阐发其理性之学，所以，这两派名殊而实同，都属于理学的范畴。

从明初至清初，是宋易的发展时期。其代表人物及其著作有明初胡广等人所著的《周易大全》，明中叶蔡清所著的《易经蒙引》，明末清初孙奇逢所著的《读易大旨》、王夫之所著的《周易禅疏》《周易外传》和《周易内传》、李光地等人所著的《周易折中》等。其中王夫之的成就最为突出，他在易学哲学上的建树，是宋易义理研究在明清时期出现的最后一次高潮。而黄宗羲兄弟、毛奇龄、胡渭对图书象数学的批判，使宋易从此一蹶不振，基本中止而趋向衰落，这倒是为朴学易的兴起扫清了道路。

二、汉易阶段——朴学易的形成

乾嘉之际，朴学易勃兴。朴学，本指上古朴质之学，清代乾嘉学者继承汉儒学风，致力治经考据，以区别于宋儒性命之学，也称朴学。朴学易其源可上溯至清初。顾炎武所著《易本音》已开考据易学之先河；黄宗羲兄弟所著《易学象数论》《图书辨惑》，首开图书辨伪之风，他们对周敦颐、邵雍图书之学的揭露，也无疑动摇了朱熹易学的权威，在客观上为朴学易取代宋易创造了条件；毛奇龄、胡渭以"破"立说，继之而起，著述《河图洛书原舛编》《太极图说遗议》《易图明辨》，充分论证河图、洛书并非羲、文、周、孔之旧作，为后代晚出之物，不过是道士们的修炼术而已，这就从根本上给宋易赖以依附的宋明理学致命的一击，为朴学易铺平了道路。

清中叶的一批学者掀起了朴学易的热潮，他们兵分两途，致力于朴学易的研究。一派以发掘、整理、推演汉易为重点，可称之为汉易文献派；一派以数学、语言学的一些新成果来研究《周易》经、传本身，可称之为象数创新派。前者的代表人物是惠栋，著述有《易汉学》，阐述孟喜、虞翻、京房、郑玄、荀爽等人之说，治学至勤，部分恢复了汉易的原貌。但是他以偏概全，对汉人易说过分迷信，推崇备至，失之妥当。继之而起的是张惠言，著述有《周易虞氏义》等，专治汉易中的虞翻，将虞氏一家易说发挥尽致，对别家则作附庸，无创作之可言。后者的主要代表是焦循，著述有《雕菰楼易学三书》，治易主张"实测"，运用所谓"天元术"来说明卦爻的运动，用转注、假借等训诂方法来解释经文，他创造了"旁通""时行""相错"三条易例，得到了朴学大师阮元、王引之等人的高度赞赏。焦氏不迷信汉人，对汉易中纠缠不休的飞伏、卦气、爻辰、纳甲之类进行了尖锐的批判。此外焦氏又精于考据，长于算理、音韵、训诂。焦循的易学其实质是新象数派，对后来出现的所谓科学易有很大的影响。

需要说明的是，用文献学、考据学的方法治易，它固然与用哲学方法治易的宋易不同，与称之为象数学的汉易也有别。汉易虽然理论上有创新，但充斥了阴阳灾异说和天人感应说；而明清时期的所谓汉易却是排斥迷信，提倡实事求是，虽然也不免讲些汉易中的谶纬之学，但仅只是为了恢复历史之真而已。所以把它称为"汉易"，容易与历史上的汉易混淆，妥当的称呼应该叫考据易学或朴学易。考据易学与宋易、汉易泾渭分明；朴学易与理学易、道学易概念相对，可以较好地揭示两者所追求的不同本质。当然，从时代特征上讲，也不妨称之为"清易"。

明清易学，经历了一个由宋易走向朴学易的过程，它的特点是由虚到实、由宏观到微观、由对易学的哲理探讨发展到对易学的文献研究，这是清人对易学研究的重大贡献。但是清人的易学研究只是停留在文献学的水平上，其理论层次是较低的，发展前景暗淡。学术道路由狭窄而走向尽头。至此，历时2750年的古代易学也就随之而告结束。

第六节　现代易学

现代易学的时间跨度是从20世纪初至80年代末，前后共80年的历史。与古代的任何一个时代相比，是短暂的，但随着时代的发展它将不断延续。由于进入了现代社会，新科学、新技术不断发展，考古中的新发现、新成果不断问世，这无疑为现代易学的研究提供了优越于古人多少倍的客观条件。现代易学的特点是：运用"五四"以来的新思想、新方法治《易》，在研究方法与手段上更加科学化、多样化，涉及的领域也更为广泛，标新立异者更加繁多、自然，成果也就更加丰硕，可以说，这一切都是以往任何一个时代所无法比拟的。

现代易学的流派，以其治《易》途径不同，可以分为三派。

一是义理派　主要代表人物有郭沫若、金景芳、苏渊雷等人。他们在继承易学传统的基础上，主要采用欧风东渐以来的新思想、新方法，以此作为治易的工具，来阐发《易》理，探求其哲学内涵，达到了前所未有的深度和高度。

二是象数派　这其中有继承传统象数学者，其代表人物有尚秉和等人；更有以新的自然科学知识治《易》者，即方兴未艾的所谓"科学易"者，其代表人物有薛学潜、沈宜甲等人。时下"科学易"极猛，由海外、台湾而波及大陆，愈演愈烈，大有后来者居上之势。

三是考据派　这其中有沿袭乾嘉学风以训诂、考订之朴学来治《易》者，其代表人物有高亨等人；更有吸收现代考古成果、运用现代考古学的方法手段治《易》，进而在易卦的起源、帛书易和数字卦的研究，以及传本等问题上，取得重大突破性成果的考古工作者，代表人物有张政烺、于豪亮、李学勤等人。

一、现代易学研究的阶段

现代易学研究经历了四个阶段。

第一阶段（20 世纪 20 年代末、30 年代初）

这一阶段围绕《周易》的作者和成书年代问题，对传统易学观点进行批判。其特点是勇于疑古，取得的成就不小，但后遗症也相当严重。当时，属于"新史学"的古史辨派的学者发起学术讨论，主攻方向是要否定汉人的汉统说法，涉及以下几方面的问题。

1. 关于《周易》经文的作者及成书年代问题

参与这一论争的不乏其人，代表性的观点有如下几家。

顾颉刚于 1929 年 12 月在《燕京学报》上发表了《周易卦爻辞中的故事》，1930 年 10 月在《燕大月刊》上发表了《论易系辞传中观象制器的故事》，余永梁于 1928 年 10 月发表了《易卦爻辞的时代及其作者》。他们根据卦爻辞中比较确凿的史料，认为《易经》既非伏羲也非文王所作，而是西周初期的作品（这一观点经受了历史的检验，为易学界所赞同）。

李镜池于 1931 年发表了《传探源》《周易筮辞考》，提出《易经》编定于西周晚期，与《诗经》时代略同，经文非出自一人之手。

陆侃如于 1932 年发表了《论卦爻辞的年代》，认为《易经》的卦、爻辞经过数百年的口耳流传，至东周中期方写定。

郭沫若于 1935 年 3 月发表了《周易之制作时代》，认为《易经》之作绝不能在春秋中叶以前，而是在春秋以后，其作者是孔子的再传弟子馯臂子弓。

2. 关于《周易》是一部什么性质的书的问题

他们都视《周易》为卜筮之书，视其卦、爻辞为灵签符咒，把卦象看成全无意义，还随意对卦、爻辞加以割裂，否认其蕴含着哲理思想。

3. 关于《易·传》的问题

顾颉刚、钱穆（《论十翼非孔子作》，1928 年夏）、冯友兰（《孔子在中国之历史地位》，1929 年）等人都否定其为孔子所作，甚至持孔子与《易》无关之论。

郭沫若进一步推测《易传》中的大部分是荀子门徒、楚国人所著，成书于秦始皇三十四年（前 213 年）以后。

钱玄同于1929年发表了《读汉石经周易残字而论今文易的篇数问题》，认为西汉初年田何传注《周易》时，只有上、下经文和《彖》《象》《系辞》。《文言》诸传，至西汉中叶之后才混入汉人伪作的《说卦》《序卦》和《杂卦》三传。

李镜池对诸传的成书年代进行了具体推测，认为《彖》《象》作于秦、汉间，《系辞》《文言》作于西汉昭（帝）、宣（帝）间，而《说卦》《序卦》《杂卦》则作于昭宣之后。

这场有关《周易》的讨论，属于"五四"新文化运动的一个组成部分。当时，中国传统文化正受到欧美思想的冲击，人们把西方文化视为科学的象征，而把国学则看成封建落后的代表。在这种文化氛围中，学者们又大都处在年轻有为、思想活跃、立志开创事业的大好时期，在西方新思想的推动下，发扬了今文学家的"疑古"精神，针对易学研究中的一系列根本问题，向传统开火，"古史辨派"学者们治《易》，正是以"新史学"相标榜，以传统为鹄的而展开的。就其所取得的成就而言，是应该予以充分肯定的。这场讨论，将易学研究从封建经学中解放出来，学者们引进新思想、新方法治《易》，对以后半个多世纪的易学发展，起到了不可低估的作用。如对现代易学的新义理派来说，运用历史唯物主义和辩证法的方法来阐发《易》理，从社会发展史的角度来探讨卦、爻辞的内涵，或直接或间接从这次讨论中受益。至于现代易学的考据派，则是直接从这次讨论中成长发展起来的。现代易学大家高亨，对于《周易》性质的观点，对于卦、爻辞的分析，对经、传关系的认识，就是继承并发展了顾颉刚、李镜池等人的研究成果。

但是也应指出，"古史辨派"疑古过猛，有的话说过了头，对传统的成果否定得过多，实际上已经将《周易》从"群经之首"的位置加以彻底否定，表现了民族虚无主义的倾向，其后遗症也是相当严重的。在相当长的时间里，导致这样一种错误的认识：只有"古史辨派"所采用的方法，才是科学的方法；只有他们的观点，才是科学的结论。当然，历史是公正的，随着现代易学研究的深入，有些问题已经有了定论，如他们否认孔子与《易》有关，说《易传》出自西汉昭宣时代甚至以后等观点，都被后来大量的出土文物和考古成果证伪，并逐渐为易学界所抛弃。

第二阶段（新中国成立后至20世纪60年代）

这一阶段出现在内地的一次对《周易》经、传的马克思主义研究，其结果是深化了对易学的哲学认识，不足之处是简单化和公式化。这是大陆学术界在近 30 年的时间里（1947—1977 年）唯一的一次关于易学的讨论。前后可分为两期，分别有所侧重。

第一期（1960 年下半年至 1962 年年底）

此期主要讨论《周易》的成书年代、《周易》的性质和哲学思想，其代表人物及主要学术观点如下。

1. 关于《周易》的成书年代

冯友兰在 1960 年 7 月发表于《哲学研究》上的《易传的哲学思想》和 1961 年 3 月发表于《文汇报》上的《易经的哲学思想》两文中认为，《易经》是经过长期积累而成的，它可能定型于殷末周初，但不是文王、周公一两个人一时所作。

李景春在 1961 年 2 月发表于《文汇报》上的《周易哲学的时代及其性质》一文则十分肯定《易经》为文王所作，由周公补充。

任继愈在 1961 年 3 月发表于《光明日报》上的《易经和它的哲学思想》一文则认为，尽管《易经》形成的时代拖得很长，但六十四卦的卦辞和三百八十四爻的爻辞可能是一次完成的。

李镜池在 1961 年 7 月发表于《光明日报》上的《关于周易的性质和它的哲学思想》一文中，仍旧坚持他 30 年代的观点：《周易》的卦、爻辞的编纂时间约在西周中期以后。

2. 关于《易·传》的问题

冯友兰认为，《易传》非孔子一人一时所作，大概是战国末期至秦汉之际儒家的作品。

高亨在 1961 年 11 月发表于《学术月刊》上的《试谈〈周易〉大传的哲学思想》一文中认为，"十翼"大都写于战国时代，其中《彖》《象》可能早些，约在春秋末期。

任继愈同意传统说法，认为旧说孔子作《系辞》是有根据的。

繁星在 1961 年 3 月发表于《人民日报》上的《孔子和〈周易〉的作者是怎样观察变革的》一文中认为，在《周易》中也留下了孔子和以后儒家的痕迹，《易传》反映了孔子的保守思想。

3. 关于《周易》的性质

冯友兰认为，《易经》本是专为占筮用的，从春秋到战国末期，其性质才发生变化，这就是人们在占筮中对卦、爻辞总有各种解释，时间一长，积累一多，就逐渐形成一个思想体系，《易传》就显示了哲学性。

李景春则认为，《易经》不是专为占筮用的；其哲学思想是在写作时就形成了。

繁星则提出"不要把《周易》中的占卦看作是一种单纯的迷信，其实，这也是古代人观察世界变化规律和总结斗争经验的一个方法"。因此，他认为，《周易》是一部讲世界变化规律的书，反映了当时人的世界观、社会历史和阶级矛盾。

4. 关于《周易》的哲学思想

冯友兰认为，《易经》对自然界的理解，只是唯物主义世界观的胚胎；《易传》对自然和社会的见解，有一部分像是唯物主义；但由于它用唯心主义的方法形成了一部规律的"代数学"，并宣传它可以"范围天地之化而不过""先天地而弗违"，这实际上是承认有脱离事物而单独存在的规律，因此，《易传》的体系基本上是客观唯心主义的。然而，《易经》中包含着辩证法的因素，这便是阴阳两个对立物的互相转化和"物极必反"的思想；《易传》大大发展了这种辩证法，认识到一切事物都在变动之中，事物自身包含着矛盾的对立面，一个事物就是对立面的统一；还初步认识到矛盾的双方有一个居于主要地位，并起决定作用，另一个则居次要地位，是被动的。《易传》还初步认识到由量变到质变的转化规律，但对否定之否定规律尚未认识，它所讲的变动只是循环，在对立面的对立中，主要的不是矛盾，而是调和。

李景春认为，《易经》本身的辩证法非常丰富，六十四卦的排列不但体现了矛盾的动态变化，还体现了量变和质变的规律，体现了一种继续产生的矛盾转化，这样实现着新的否定，实现着不断革命；在阴阳推移中体现了多样性，也反映了矛盾变化的多样性；至于《易传》，并没有大大发展《易经》的辩证法，只是对经文所含的辩证法加以解释说明。李景春还认为，《易经》把万物看作由天、地、风、雷、水、火、山、泽八种物质构成是了不起的，这不仅含有朴素的唯物主义，而且从质的差别上区分事物来说，比起古希腊的唯物主义哲学家要高明。

高亨虽然肯定八卦为八种物质的象征，但对于它是否含有唯物主义性质还不能确定。

繁星认为，《周易》一方面确有很多辩证法因素，也讲矛盾的对立统一，还把自然界的变化过程归因于自身的矛盾；但另一方面却又认为这种变化规律只有"圣人"才能掌握，《易经》落在保守派孔子及其弟子手中之后，其丰富的朴素唯物主义和辩证法就被埋没，而与形而上学和唯心主义相混淆了。

第二期（主要集中在 1963 年）

此期主要讨论研究《周易》的方法论问题，批判将《周易》现代化的倾向，其代表人物及主要学术观点如下。

针对李景春的治《易》方法，方藏于 1962 年 3 月 16 日在《光明日报》上发表的《研究〈周易〉不能援传于经》的文章，针对李景春经、传不分展开了批评。文章认为："在李先生看来，《易经》作者就已经自觉或不自觉地认识了'对立统一''矛盾转化''量变质变''根本质变和部分质变''肯定否定''不断革命论和革命发展阶段论'等辩证法的规律。事情如果真是这样，那么一部中国哲学史就难得写下去了。"

李景春于 1962 年 4 月 16 日也在《光明日报》发表文章，坚持研究《周易》哲学应该用以传解经的观点。

东方明于 1963 年 1 月在《哲学研究》上发表了《哲学史工作中的一种极为有害的方法》的学术评论，批评李景春在《周易哲学及其辩证法因素》一文中"把马克思列宁主义哲学的基本原理，挂在两千多年前的古人名下，把古人的思想说得和马克思列宁主义差不多"，并且建议"以《周易》的研究为例，讨论一下哲学史方法论问题"。《哲学研究》采纳了这个建议，开辟了"关于研究《周易》的方法论的讨论"专栏。不久《文史哲》等也开辟专栏，方藏、冯友兰、任继愈等许多学者与哲学工作者参加了这次讨论。大家众口一词地支持东方明的观点，批判李景春把马克思列宁主义赋予了《周易》哲学，既混淆了时代界限，又混淆了阶级界限。最后李景春不得不做检讨，承认其著作有不完善的地方，引起了把古人思想现代化的倾向。

第二阶段的易学研究，前后呈现出两种截然不同的态势，前期基本趋势是试图用马列主义去解说《周易》，发掘其中的唯物主义和辩证法因素。后期实际上是防止过高估计《周易》的哲学思想，以贬低马列主义哲学的历史地位，并由讨论《周易》研究的方法，转变为"哲学史方法论的讨论"，冯友兰、严北溟等也受到了批判。因此，第二阶段的易学研究从前期的学术讨论，变成了后期的政治批判；从百家争鸣变成了阶级斗争。不久，"文革"开始，至 1977 年以前，易学研究无人敢问津。

第三阶段（20 世纪 70 年代以来的"科学易"研究）

在对易学研究的侧重点上，台湾一些学者更注重象数学的阐发，由于受现代科学的影响，这种象数易与传统的象数学截然不同，它注入了崭新的内容，所以称之为"科学易"。

这一派在中国的传统文化受到西方现代思想和自然科学技术的冲击时，企图用中国传统文化去融合西方现代自然科学，将西方现代科学说成是中国传统文化，尤其是儒家文化本身所固有的，其目的是想借此恢复民族自尊心，复兴中华文化。最早将现代自然科学知识引来解《易》的，是民国初年的易学大家杭辛斋。他认为，易阴阳以乾坤为气质之总纲，震、艮、坎、离、兑、巽六子就是化学之六气——氢、氧、氮、氯等。其引新知识入《易》，虽不免有些炫耀比附，但对后来的科学易，却有启发之功。

随着中西文化的交流，某些西方科学家出于对东方文化神秘主义的崇拜，对《周易》亦倍加推崇，"科学易"便在这种内外有利的条件下得以迅速发展。真正的开创者是薛学潜，他能够以世界上的最新科学知识来解《易》，以《易》去解释现代自然科学知识的某些最新发现。早在 20 世纪 30 年代，他就著有《易与物质波量子力学》和《超相对论》。前书《易与物质波量子力学》按《易》卦方阵演变的规律，推而列之，引爱因斯坦相对论、狄拉克方阵算学、希鲁汀格及达尔文方程式等，来证明《易》的方阵精微广大，连物质波、量子力学诸定律，都与《易》的方阵契合无间。《超相对论》一书，1964 年在台湾再版，改名为《易经数理科学新解》，由此台湾学术界引发了一场关于易学与科学关系的论战。

1. 缘起

挑起这场论争的是魏凌云，他于 1968 年 12 月 21 日在《中央日报》上发表了《零与一哲学》的文章，针对《易》与现代科学之关系阐述了自己的观点。他认为，《易经》是黑色哲学，是玄乎其玄、莫名其玄的学问，其中漆黑一片，很少有人能窥其门径；而自然科学是白色的哲学，诸如物理学、电脑学，不是零，就是一，这种零与一的哲学才是宇宙万物最基本的道理。

2. 论争

许多台湾易学家起而上阵，一场论战开始。

李霜青于 1969 年 1 月撰文《零与一不是哲学》，指出把《易》看成黑色哲学是错误的，电脑源于莱布尼兹的二进制数学，而二进制乃源于伏羲六十四卦图。

徐芹庭承其师南怀瑾之命，为薛氏辩护，于1969年初分别撰写了《也谈易经数理科学新解》和《易经的真实解说》，肯定《易》有"四度空间""时空相对"的观念。虽说电脑源于《易经》为不妥，但莱布尼兹认为邵雍所传之伏羲六十四卦方圆图，与其二进制数学相合，因此具有科学或数学的价值。

翁和毓于1969年初撰写了《读〈易经外一章〉有感》一文，认为如果《易经数理科学新解》能以数理来解释《易经》，或以《易经》来解释数理，使古今思想融会贯通，也是相当有意义的贡献。

陶龙于1969年初撰写了《零与一是否哲学的立场之争》一文，认为《易经》当然没有提出现代物理的理论，但它的哲理中是否蕴含有"物理学"或"科学"的某些基本前提，显然是另外一个问题；而对此要取得圆满答案，不但要研究《易经》，而且要站在当时的立场，去看当时的文化背景。他认为，把新知识运用到旧典籍的解释上，未尝不是决定文化特质的最好途径。

李世元等人于1969年初撰写了《〈易经数理科学新解〉确属荒谬》一文，完全否定魏氏的观点，并说乐于答复任何人对这个断语的任何疑惑，也愿意接受任何人在纯理学中的挑战，而论战对象，未必具有大学一年级物理之有关知识。

3. 结局

这场论战以研究自然科学的学者和学生作为否定科学易的攻方，以易学家们作为肯定科学易的守方，一场论战，打成平局，然"科学易"的影响却日渐增长，70年代末，陈立夫倡导并组织"应用易学"的研究，便可见一斑。

为什么要将"科学易"归入"象数易"呢？这是由于它们采用了相同的研究方法，都在卦象、筮数和图书上做文章，企图以易学取代自然科学，而"科学易"者的研究又往往在象数学的基础上起步。

关于"科学易"，无论其发展趋势如何，有一点是必须清醒的：《周易》的哲学及其逻辑结构也许可以成为一种优秀的方法论，但它绝不是、也绝不能取代具体的自然科学，不要错误地认为，诸如生物体DNA的六十四种组合律、电脑的二进制、元素周期律、量子力学乃至人体科学全都可以纳入易学的范畴，一切现代自然科学理论都可以从《周易》中找到根据。作为与氏族社会相隔不远的西周时代所产生的《易经》，怎么会具备只有现代工业社会才能具有的科学思想呢？又怎么能够担负起指导现代科学技术发展的重任呢？所以，用现在科技理论来解读《周易》，是违背历史唯物主义的，是经不起科学实践检验的。

第四阶段（20 世纪 70 年代末至今）

此阶段对易学的研究出现多样化趋势，特别是近年来国内所出现的《周易》热，更是亘古未有。其特点是：研究《周易》的队伍人数空前；《易》学著作重版和新出了近百种，有关《周易》的论文，公开发表在各类报刊上的达数百篇；1984 年在武汉、1987 年在济南举行了规模宏大的《周易》学术研讨会，并成立了中国周易研究会；山东大学周易研究中心创办了《周易研究》杂志；台湾于 1980 年初成立了易经学会，创办了《中华易学》月刊；1984 年汉城举行了首届国际易学大会；1985 年台北举行了第二届国际易学大会，同时成立了国际易经学会，创办了《国际易经季刊》。

这种易学热，虽然与当代的政治、文化背景不无关系，但最重要的是近十年易学研究取得了一系列的突破。

1. 突破之一

对于《周易》的哲学阐述，已不再像 60 年代那样，停留在指出《周易》中包含的唯物主义和辩证法等内容的水平上，而是另辟蹊径，转向致力于揭示《周易》作为古代中国智慧（思维模式、哲学方法、宗教与伦理观念、人生与社会态度、审美方式等）的早期代表作品所具有的特征。

张岱年提出了《周易》哲学"本质上是一种世界图式论"的观点（见张岱年《论易大传的著作年代与哲学思想》）。

随着对哲学范畴研究的兴起，人们对《周易》中提出的一系列范畴，如"道""阴阳""时""中"等表现出极大的兴趣。如对"道"的解释，就各不相同，有人认为它是指"宇宙的本体"；也有人提出不能从起源论的意义上去理解它。道"实际上是对宇宙变化阴阳消长、阴阳循环、阴阳交替的一切趋向、秩序、规律的总概括"（日本佐藤贡悦《浅探〈易传〉的"道"的范畴》）。在这一点上，《周易》与《老子》哲学中以"道"为宇宙本原是大不相同的；《周易》中"道"的特点，是在于它"同时建立在作为创造原则和创造过程的过去统一体的现象学与本体论本原的考察之上"（成中英《论易经哲学中之转化的和谐性》）。"道"既具有经验的特征，又同时属于超验的范围。

沿着上面的思路，人们从超验范畴这一特性的角度，着手研究古代中国智慧与欧洲和其他地区民族智慧的异同，唐力权的《〈周易〉与怀特海之间：场有哲学的时代意义》为代表作。

不少学者对《周易》中的象征方法予以极大关注，认为《周易》中象征方法的特点是使认识符号化，其宗旨是在现实与"自在之物"之间"架起一道桥梁"（孔阶平《试论作为预测手段的我国古代卜筮在认识史上的地位》1983 年《中国哲学史研究》第 3 期）。

对于《周易》哲学性质的研究，除了继续在唯心论还是唯物论上有争议外，又出现了对于《周易》中宗教巫术与哲学关系问题的讨论。有的学者认为，《易经》还不是哲学，只有《易传》才是"在宗教巫术的基础上孕育出来的哲学思想体系"（余敦康《从〈易经〉到〈易传〉》）。另有不少学者认为，虽然占筮本身起源于巫术，但当它发展到《周易》（包括《易经》）时，已在卜筮之书的形式下"蕴涵着深邃的哲学和社会政治思想"（金景芳《学易四种》《周易讲座》）。

不难看出，较之 60 年代，对《周易》的研究，领域宽了，命题广了，对其义理的探讨达到了一个新的水平和高度。

2. 突破之二

对于《周易》与自然科学的关系之研究，80 年代以前的大陆学术界基本无人问津；近年来受海外和港台的影响，来势颇为迅猛，表现在以下几个方面。

有的学者认为，六十四卦的卦、爻辞，是以日、月、五行和二十八宿为基础构筑起来的；太极为一年阴阳消息的大周期，两仪为夏至和冬至两大季节，四象为四时，八卦为周年中的八个季节（唐明邦《〈周易〉象数与古代科学》1988 年《中国哲学史研究》第 4 期）。

探讨《易》与中医的关系，成了当前医学界的一大热门话题，大家公认《周易》是中医学的渊薮，中医的基础理论、中医的思维模式、中医的诊断方法，以及气功、养生等无不与《周易》有着密切的联系，一门新的学科"医易学"，在继承古人研究《周易》成果的基础上，正在充实和发展（详细内容，见本书后面章节）。

面对现代自然科学，人们纷纷效法海外学者，试图探索解《易》的新途径。

神奇三学易·道·医

在数学方面，有人持现代计算机的二进制是"《周易》所固有的"观点，《周易》的内容可以通过编码输入计算机，并根据计算机产生随机数原则通过运算来得出结果（董光璧《〈易经〉与数学》、杨钟维《计算机和〈易经〉的法则》）。

在物理学方面，有人认为量子力学中的各种物理量值的量子性转换、物质与光辐射的波粒二象性、测不准原理等提出的物质和超物质及其相互关系的哲学概念，都能够从《周易》的阴阳相互作用的理论中得到说明，物理分析和《周易》的阴阳是相通的，阴阳即是物理的正负能源等（蔡桓息《〈易经〉与科学》）。

在生物学方面，有人认为，六十四卦的结构与人体的六十四对遗传密码完全相符（此说的最早提出者是比利时华侨沈宜甲）。

在天文学方面，有人提出易学时空观，也有人提出只要掌握了六十四卦代表的六十四种月亮的位相，即可把握历史上任一时刻的月亮运动。

类似上述研究还正在向更广的领域、更多的学科、更深的层次拓展，很难说不会在某些方面取得成果；但是如前论及"科学易"时所述，不能把易学应用混同于对易学本体的研究，否则就会导致易学或《周易》是现代科学发展的理论顶峰之类的谬论。我们主张，在探讨《周易》与现代科学的关系上，分析应当是恰如其分的，态度应当是审慎的，头脑应当是冷静的，方法应当是科学的。

3. 突破之三

近十年中关于《周易》的考古研究，特别是数字易和帛书易的研究，其成果是非常显著的。

20世纪70年代，陕西出土了一批周原卜骨。张政烺经研究后认为，卜骨中的奇异数字就是易卦的符号，并将商周时期青铜器、甲骨上的许多"奇字"，也认定为商末周初的卦画符号。根据这一研究成果，就把占筮形成的时代推到了商武丁时期以前，甚至可能到新石器时代。由于出土卜骨中的易卦大多是重卦，这就有力地证明了重卦并非始自文王，文王之前，六十四卦的卦画系统早已形成了（张政烺《试释周初青铜铭文中的易卦》、张亚初等《从商周八卦数字符号谈筮法的几个问题》）。20世纪70年代中叶，有人依据民族学材料推测《周易》的阴爻和阳爻应是占筮时代表奇数和偶数的符号（汪宁生的《八卦起源》）。由于商周青铜器与卜骨上的易卦符号正是由五个数字所组成，与奇偶数出现的概率大体平衡，便证实了上面的推断。于是学术界对于《易》生筮、筮源于数的观点，普遍表示赞同。

1973年长沙马王堆出土了帛书《周易》，引起了学术界极大关注。帛书易和通行本《周易》在六十四卦的排列次序上几乎完全不同，原本《周易》的卦序到底如何，有关学者在研究之后发表了不同看法。张政烺（撰《帛书〈六十四卦〉跋》）、韩仲民（撰《帛书〈周易〉六十四卦浅说》）、李学勤（撰《马王堆帛书〈周易〉的卦序卦位》）等认为，帛书《周易》的卦序不会早于通行本，之所以不同，当出于后人对经文的改动；于豪亮（撰《帛书〈周易〉》）认为，帛书《周易》当称为"别本《周易》"，是较经文为早的本子。帛书易除了"经"还有"传"，"传"文的详细内容至今尚未刊布，从目前已透露的部分材料看，在《易传》的成书、孔子与《周易》的关系、易学在战国与秦汉之际的传承等一系列问题上，已取得了突破性成果。

二、现代易学的发展趋势

现代易学跨入20世纪八九十年代，呈现出三大发展趋势：一是主义理者由传统儒家哲学向现代哲学发展；二是主象数者由传统的互体、爻辰、河图、洛书向科学易或者向应用易发展；三是主考据者由传统的古籍整理向现代考古学发展。了解了现代易学的发展趋势，对于有志于研究《周易》的人们来说就有了全局，有了方向，减少了盲目性，可避免再走前人已经走过并被历史已经证明了的老路。

第二章　读《易》技术述

学习和研究医易有两件事不可不做，一是要阅读《周易》原著，二是要阅读历代医家的医易论著，因为只有这样，才能弄清医易学的源与流。

现代人读古书有困难，读《周易》，困难就更大。虽然现在已有多种《周易》的注译本问世，但翻开一看，又是原文，又是注释，又是译文，又是说明或评论，名目繁多；一接触原文，又是卦画，又是卦名和文字，又是初九（初六）、九二（六二）、九三（六三）……上九（上六），又是《彖》曰、《象》曰……不觉望而生畏，如坠五里雾中，即使读下去，也是越读越糊涂，难窥门径，更勿言登堂入室了。

不错，《周易》这部书不仅内容深奥，文辞艰涩，就是结构也十分独特，堪称千古一绝，举世无双。经文本来就难读，再加上经历了数百年的成书过程，其体例便更加繁复，给阅读带来了相当程度的困难。但是就像任何事物都有其自身的规律一样，《周易》的体例也有其自身的规律，只要抓住了"纲"，"目"也就张开了。

第一节　《周易》的框架

《周易》的框架奇特而独一，为了让读者对《周易》的体例有一个总体印象，请看《周易》框架图（图2－1）。

从图示中可以很清楚地看到《周易》的框架结构。全书包括《易·经》与《易·传》（又称经与传）两大部分。"经"形成于西周初年，但经文的作者及确切的成书年代和成书过程，至今仍是一个历史之谜。"传"形成于春秋战国时期，系孔子所述，经其弟子笔录、整理，不断补充发展而成。《周易》一词，最早出现于《左传·庄公二十二年》："周史有以《周易》见陈诸侯者。"嗣后，屡见不鲜。《周易》最早只指称上、下两篇（即六十

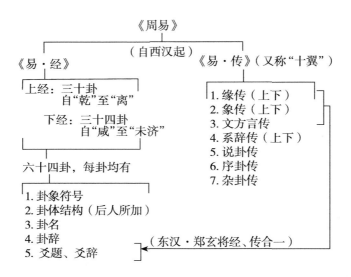

图2-1 《周易》框架图

四卦）的卦辞和爻辞。自西汉始，人们将《周易》名之《易经》；同时，把为其做注的"传"（即十翼）也统称为经文，但"经""传"仍然分开，各成篇章。至东汉，大经学家郑玄作注，将"传"中之"彖""象"分连在卦、爻辞下一起注解。"传"，本是释"经"的，是一种注释性的文字，不能算做"经"。例如《春秋》，这是史经，所指就是那1600字的经，《公羊传》《谷梁传》《左传》就不能包括在内。《周易》经、传合一，说明"传"已取得了"经"的地位，它得到了历史与现实（当时）的公认，郑玄将《周易》经、传合为一书，反映了历史发展的必然，同时为便利阅读做了一件好事。

第二节 《易·经》的结构

说到读《易》的技术，前人十分重视。可见，从古至今，人们都碰到了阅读方面的困难。困难一旦被克服，就变成了宝贵的经验。

明代的吴桂森在其所著《周易像象述》中说："读《易》之法，先看阴阳；阴阳大分明，然后看八卦；八卦性情得，然后看六十四象；六十四象卦名识，然后看象辞；象辞明，然后看三百八十四爻义；爻义得，然后看小象，从源察流，始知条理脉络分明。"

《易·经》之形成，始由阴（－－）阳（—）两种卦画组成八卦。八卦又称八经卦，卦画又称卦形。从《易》的发展过程来看，最早产生的是卦画，然后才有卦名及解释它的文字。没有文字说明，《易》还可以存在；没有了卦画，《易》就不存在了。所以卦画虽然只是一种符号，但它是经文的主要部分、基本部分。在八卦的基础上，再两两相重，排列为六十四卦，又称别卦。六十四卦每卦为六爻（乾、坤二卦各七爻），共三百八十六爻。每卦先列卦形，次列卦名，次列卦辞（卦辞又称彖辞，而"《彖》曰"则为《彖传》）。每爻先标爻题，次列爻辞，爻的次序自下而上。从第一爻到第六爻，其位次分别以"初""二""三""四""五""上"字表示；其性质阳爻用"九"字，阴爻用"六"字。第一爻与第六爻"初"字、"上"字在前，中间四爻，"九""六"二字在前。爻辞是具体说明这一爻的性质和特点的，如乾卦的"潜龙勿用""见龙在田，利见大人"等都是爻辞。六十四卦共三百八十四爻，共有爻辞三百八十四条。唯乾、坤两卦特殊，在六爻之外多出一个"用九"与"用六"。"用九"是"见群龙无首，吉"；"用六"是"利永贞"，这样就形成了三百八十六爻。

　　卦与爻是相互对应的，有爻才有卦，有卦才有爻；卦由爻组成，爻在卦之中，卦外没有爻。

　　至魏晋，王弼注《周易》，即把《彖》《象》按六十四卦拆开，分别配于每卦的卦辞、爻辞后面，又将《文言》拆开，附于乾、坤两卦之后，于是就形成了今天《周易》通行本的体例。下面通过对比，以识其结构。

原本经文结构	今通行本体例
䷀（乾下乾上）——符号	同左
乾：元、亨、利、贞——卦名与卦辞	同左
	《彖》曰：（文字从略）
	《象》曰：（文字从略）
初九：潜龙勿用——爻题与爻辞	同左
	《象》曰：（文字从略）
九二：见龙在田，利见大人	同左
	《象》曰：（文字从略）
九三：君子终日乾乾，夕惕若	同左

厉，无咎	《象》曰：（文字从略）
九四：或跃在渊，无咎	同左
	《象》曰：（文字从略）
九五：飞龙在天，利见大人	同左
	《象》曰：（文字从略）
上九：亢龙有悔	同左
	《象》曰：（文字从略）
用九：见群龙无首，吉	同左
（释乾卦的辞文叫"用九"，释坤卦的辞文叫"用六"，其他六十二卦均无此项）	《象》曰：（文字从略） 《文言》曰：（文字从略）

　　了解了这种结构特点，对于我们阅读《周易》时，分清哪是经文、其项目有多少，哪是传文，无疑是十分有益的。

　　《周易》经文由六十四卦构成，六十四卦的排列组合有其确定的意义（见第三章《周易》的哲学内涵），彼此有联系，不允许颠倒。就以分"上经"与"下经"来说，"上经"由乾坤开始，至坎离而止；"下经"由咸恒开始，至既济未济而止，不是随意安排的。明代大易家来知德在其《周易集注原序》中说："乾坤者，万物之男女也；男女者，一物之乾坤也。故上经首乾坤，下经首男女。乾坤男女相为对待，气行乎其间，有往有来，有进有退，有常有变，有吉有凶，不可为典要，此《易》所由名也。盈天地间莫非男女，则盈天地间莫非'易'矣。"又说："六十四卦，其中有错有综，以明阴阳变化之理，'错'者，交错对待之名。阳左而阴右，阴左而阳右也；'综'者，高低织综之名。阳上而阴下，阴上而阳下也。虽六十四卦止乾☰、坤☷、坎☵、离☲、大过☵、颐☶、小过☶、中孚☴八卦相错，其余五十六卦皆相综而为二十八卦，并相错八卦，共三十六卦。如屯蒙之类，虽屯综乎离，蒙综乎坎，本是二卦，然一上一下，皆二阳四阴之卦，乃一卦也。故孔子《杂卦》曰：'屯见而不失其居，蒙杂而著是也。'故'上经'止十八卦，'下经'止十八卦。"在咸卦一开始，他又这样说："天地，万物之本；男女，人伦之始。'上经'首乾坤者，天地定位也；'下经'首咸恒者，山泽通气也。位欲其对待而分，《系辞》天地定位一条是也，故天地分为二卦；气欲其流行而合，《系辞》刚柔相摩一条是也，故山泽（指咸卦由艮下兑上组成）合成一卦。"

《易·经》之源是八卦，八卦之原是阴阳，而阴阳又同属于太极，阴阳在太极中本是一气，既判两仪，后似以阳统阴，然阳未尝不根于阴，一根一统，原是均平，无须扶抑。至互根互生，往来出入，亦至均平。切不可以为阴是阴，阳是阳。来知德说："盖天地间万物独阴独阳不能生成。"我们读《易》，必须对阴阳大义领悟透彻，只有这样，方能理解卦、爻辞错综复杂的变化。对此，王夫之在《周易内传·发例》中有一段精辟的论述。

"乾坤并建，为《周易》之纲宗，篇中及《外传》广论之，盖所谓《易》有太极也……太极，一浑天之全体，见者半，隐者半，阴阳寓于其位，故毂转而恒见其六。乾明则坤处于幽，坤明则乾处于幽。《周易》并列之，示不相离，实则一卦之向背而乾坤皆在焉。非徒乾坤为然也，明为屯、蒙，则幽为鼎、革，无不然也。《易》以综为用，所以象人事往复之报，而略其错，故相背之理未彰，然乾坤、坎离、颐大过、小过中孚，已具其机；抑于家人睽、蹇解之相次，示错综并行之妙。要之絪缊升降、互相消长盈虚于大圆之中，则乾、坤尽之，故谓之缊；言其出入无间，以爻之备阴阳者言也。又谓之门，言其出入递用，以爻之十二位具于向背者言也。故曰'《易》有太极'，言《易》具有太极之全体也；'是生两仪'，即是而两之仪形可以分而想象之也。又于其变通而言之，则为四象；又于其变通而析之，则为八卦。变通无恒，不可为典要，以周流六虚，三十六象、六十四卦之大用具焉。乾极乎阳，坤极乎阴，乾坤并建，而阴阳之极皆显。四象、八卦、三十六象、六十四卦摩荡于中，无所不及，故谓之太极。阴阳之外无理数，乾坤之外无太极，健顺之外无德业。合其向背幽明，而即其变以观其实，则屯蒙、鼎革无有二卦，而太极之体用不全，是则'《易》有太极'者，无卦而不有之也。"

总之，对《易·经》阴阳的理解，绝不能简单化，只有在对六十四卦总体认识的基础上，方能有所领悟，这是读《易·经》必须注意的。

第三节 《易·传》的结构

提到《易·传》，也很特殊，它不是一篇两篇，而是有 10 篇之多。它们分别是《彖传》（上、下）、《象传》（上、下）、《文言传》、《系辞传》（上、下）、《说卦传》、《序卦传》和《杂卦传》。这 7 种 10 篇《易传》，汉人叫"十翼"或"易大传"。除前3种5篇已分别插入经文之外，其余4种5篇独立成文，编在六十四卦之后，已成《周易》全书不可分割的重要组成部分。

一、《易·传》的内容

（一）《彖传》

随经文分上、下两篇，每卦一条，共64条。但与《系辞传》中所谓的"彖"（共有四处）不同。《彖传》称"彖"，是论每卦卦名和卦辞的意义的。《系辞传》中的"彖"，就是卦辞。这一点，在读《周易》时务必弄清楚。那么《彖传》如何释卦呢？简而言之有以下几种方式：以主爻释卦，以二体之爻释卦，释卦之名义，以卦变释卦，在上述基础上释卦辞的意义，最后发挥义理。《彖传》在《易传》中，是水平较高的一种，弄清了《彖传》，对于卦象、卦体、卦德、卦义、卦辞的理解大有裨益。

（二）《象传》

随经文分上、下两篇。唯《象》又分"大象"和"小象"两种。"大象"每卦一条，共64条，解六十四卦之卦象、卦名与卦义，不释卦辞。"小象"则以爻象爻位释爻辞，每爻一条，共386条。"大象"文字很整齐、规范，都由两层意思构成。第一层意思指出一卦之内卦所象的事物与外卦所象事物之间的关系。如乾卦，其内、外卦都是乾。乾象天，天的性质是健。两个三画乾卦等于两个天重合，是双倍的健，故云"天行健"。意思是说：天道永远不停地运动变化。第二层意思根据对一卦之内卦、外卦卦象关系的分析，指出这一卦的现实意义："君子以自强不息"。既然天道永远不停地运动变化，君子学习这一卦，体现在自我修养上就应当像天那样自强不息。孔颖达《乾·象正义》云："总象一卦，故谓之大象。"是说"大象"针对全卦而言。李镜池指出"大象""阐发儒家的政治哲学和人生哲学"，这是很中肯的。"小象"从爻位的角度解释"爻辞"，它与"大象"虽同称《象传》，但看不出其间的关系。"小象"似乎发挥《彖传》的刚柔说，对于爻位之当与不当，中与不中，还有爻位之间的"乘""承""比""应"很是重视，并以此解释发挥"爻辞"。有的"小象"直抄"爻辞"，也就无深究之必要了。

（三）《文言传》

详解乾、坤两卦卦辞与爻辞的含义，文字很长，只有乾、坤两卦有，其他六十二卦没有。清代张英《易经衷论》云："乾坤有《文言》，而他卦则间见于《系辞传》上下。盖圣人举乾坤两卦示人以读《易》之法应如何扩充体会耳。所谓'拟之而后言''议之而后动''拟议以成其变化'者，此也。明乎此，则三百八十六爻皆有无穷之蕴，不独乾坤两卦及圣人已发挥诸爻也。"张氏认为，《文言传》是圣人为后人读《易》做个样子。也有人认为乾、坤两卦在《周易》中的地位特别重要，因此也特别被重视，而有《文言传》之作。

《文言传》将经文引向政治哲学与人生哲学，特别是阐发君子进退、出处之理，是处世哲学的教科书，其水平高出"大象"之上。如果从哲学的角度，《文言传》真可谓把乾、坤两卦的卦、爻辞解得再清楚明白不过了。

(四)《系辞传》

《系辞传》分上、下两篇，是全部《易传》中最为重要的一部分。尽管欧阳修说它是"繁衍丛脞之言"，现代更有人说它"毫无系统，东说说，西谈谈，说过了又说，谈过了又谈，拖沓重复，繁杂矛盾，好像一味驰名古今的杂拌儿！"(李镜池语)话是说过了头。可以毫不夸张地讲，倘无《系辞传》，我们至今也不可能对《易经》真正有所了解。因此，我们绝不可低估了它的学术价值。从它的体例不纯、层次不明来看，显然不是一人之著，而是编纂多家论《易》之语而成，且编好之后又数经传抄，颠倒错误，又再三整理，一经固定，便成了现在的样子。它的确有点经纬不分明，但许多观点，虽是片言只语，可内涵极深，千古流传；它的确系统性不够，但通观全传，它有总纲、有细目，对经文发凡起例，足可启迪蒙昧，醒瞶指迷，给我们指示读《易》的门径，引我们登堂入室。它揭示了《易经》的奥秘，发掘了《易经》的思想内涵，使一部卜筮之书上升为一部伟大的哲学著作，《易经》中许多难于领会的问题，它都给解决了。

它把《易经》当作一种宇宙图式来理解，而提出总纲，这个起点是很高的。《系辞传上》的第一章，开宗明义就定乾坤、设卦位、分刚柔、生吉凶，阐明《易》即是由多种对立的统一体组成，相摩相荡，各生卦象，组成宇宙图式。

它阐发了《易经》的义理，提出了一系列哲学命题，如"一阴一阳之谓道"；"生生之谓易"；"《易》，穷则变，变则通，通则久"；"阴阳不测之谓神"；"刚柔相推而生变化"；"天地纲缊，万物化醇；男女构精，万物化生"等，这些都是古代理论水准极高的哲学命题，它构成了《周易》世界观的基本内容和体系。

其他许多方面，这里不一一叙述了。

（五）《说卦传》

《说卦传》主要记述乾、坤、震、巽、坎、离、艮、兑八个经卦所象之事物。所谓“说卦”，并非说六十四卦之象，而只说八卦之象。用八卦以象事物，原有分析事物性质的意思，而《说卦传》可以说是八卦之象的一次大集中。

（六）《序卦传》

《序卦传》为解释今本《易经》六十四卦之顺序，其解起义于各卦之卦名，而非卦象。今本六十四卦的顺序是何人所编次，不可考见，而长沙马王堆新出土的帛书《易经》，其六十四卦卦名与今本《易经》虽字有异，然多为同音假借，而实皆同；至于六十四卦排列的顺序，则与今本迥然有别。《序卦传》所说明的自乾、坤至既济、未济的排列顺序的意义，其中蕴含着丰富的朴素唯物论和辩证法的思想。

（七）《杂卦传》

《杂卦传》是将性格和特质都是相反的两两相对的两卦，用极为简明的语言加以概括，如篇首即云：“乾刚坤柔。比乐师忧。临观之义，或予或求。”由于释辞过简，往往不能将该卦卦义囊括无遗。迄今为止，我们还不甚了解，为什么采用这样的原则，将六十四卦两两相对地排列起来。但也有人这样认为：“我则以为《杂卦》透露了另一种《易经》本子的存在。其排列顺序与今本明显不同。今通行本排列顺序为：乾坤屯蒙需讼师比……《杂卦》所显示的排列顺序为：乾坤比师临观屯蒙……如果站在《杂卦》的次序上说话，也可以说通行本的顺序为‘错综交杂其卦而说之’，而目为杂卦的”（章秋农《周易占筮学》）。

关于《易传》的作者，自先秦以来，孔子作《易传》实际上已成通说（其中《杂卦传》排除在外），现代不少学者的研究成果更进一步证实了这个观点。我们说孔子作《易传》，并非像今人著书一样，一字一句都系孔子所写。正像有的学者所认为的那样：“古书从思想酝酿，到口授笔录，到整齐章句，到分篇定名，到结集成书，是一个长过程。它是在学派内部的传习过程中经众人之手陆续完成，往往因所闻录各异，加以整理方式不同，形成各种传本，有时还附以各种参考资料和心得体会，老师的东西和学生的东西并不能分得那么清楚，所以我们不能以今天的著作体例去衡量古书。"（李零《出土发现与古书年代的再认识》1988 年，香港《九州学刊》第 3 期）此说很符合《易传》的成书实际。《易传》的主要思想属于孔子，但其中也不乏前人之说，不乏孔子弟子在平日孔子讲述时所做的记录，以及后人窜入的部分。

二、《易·传》的学术价值

研读《周易》时要充分认识《易·传》的学术价值。代表孔子易学思想的《易·传》，是先秦易学的集大成之作，也是义理学派易学的第一座里程碑。《易·传》的贡献主要体现在以下三个方面。

1. 《易·经》原为卜筮之书，尽管其中包含有深刻的社会政治思想和哲学思想，但孔子之前，人们基本上是以它作为判断吉凶的工具。从义理的角度治《易》，发轫于孔子，开始于《易·传》，这是易学史上一个历史性的转变。正是《易·传》，用当时明白易晓的哲学语言，将《易·经》固有的、隐藏在卜筮后面的深刻思想发掘了出来。对《易·经》的性质和社会效用的认识，主要集中在《系辞传》里。《系辞传》对《易·经》的理论，作了深入的分析和探讨，阐明了《易·经》的性质和功用，结合卦、爻辞来说明天地万物的规律，说明人事祸福的形成过程；结合阴阳刚柔来说明天地万物形成变化的道理，从而展示矛盾发展的规律；结合人事的是非、得失、利害、祸福来推究造成它们的原因，从而教人们趋吉避凶、兴利除害、崇德广业。这些都表明，《易·传》的治《易》原则是不以《易·经》为占筮的工具，而是视《易·经》为阐述天道和人道的哲学著作，将其作为道德修养的教科书。正因如此，所以它才在后人的心目中取得了与经文同等的地位。

2. 在孔子之前，从义理的角度解《易》，已出现了取象说和取义说。孔子的《易·传》，继承和发展了前人研究《易·经》的正确方法，在此基础上又创立了爻位说。这些方法，既是认识《易·经》真谛的钥匙，又赋予《易经》以新的认识内容，对后代易学产生了深刻的影响。

（1）取象学　是用八经卦所象征的事物，说明重卦的卦象，以此解说一卦的卦名和卦、爻辞的含义。这种解《易》法，以《易·传》中的"大象"最为突出。这里要指出的是，取象说与象占说在分析方法上是一样的，都是从卦象中取义，但目的截然不同：前者是为了引以论事，后者却是用于占事，卜问吉凶。

（2）取义说　是以卦名的意义和卦的德行来说明重卦的卦象，以此解说卦、爻辞。八经卦所代表的世间万物的八种性质：乾，健也；坤，顺也；震，动也；巽，入也；坎，陷也；离，丽也；艮，止也；兑，说（悦）也，是固定不变的。八卦组成的六十四重卦，它们的卦名都具有一定的意义，体现了一定的卦德。如《屯卦·彖传》说："动乎险中，大'亨贞'。"屯卦卦体为下震上坎。震，具有动的性质；坎，具有险陷的性质，故曰"动乎险中"。不动不能出险陷，动而出险陷，则是新生命降临于世，其发展前途大亨通而无限，故曰"大'亨贞'"。

（3）爻位说　是以爻象在整个卦象中所处的地位来解说卦、爻辞。它的理论基础是阴阳刚柔说。《易·经》的卦画由阴爻与阳爻组成，关于它们的哲学性质，经文本身并无文字说明。直到孔子作《易·传》，才对卦画所蕴含的深刻思想进行理论阐述，提出了阴阳刚柔说。孔子的这一理论性概括，既合乎经文本身的实际，又是对《易·经》思想的发展。爻位说包括以下七种表现形式：当位说、相应说、得中说、趋时说、承乘说、卦变说、刚柔消长说。爻位说的提出，是《易·传》在易学研究方法论上的一大创造，是对取象说、取义说的进一步具体化，表明人们对《易·经》的内容、内在逻辑体系的认识都有了更深的理解。

3.《易·传》吸收了孔子以前对《易·经》义理的研究成果，将许多哲学命题纳入《易·传》诸篇中，形成了一个比较系统的哲学思想体系。这部分的内容见第三章。

第四节　读《易》应注意的问题

弄清古今易学研究的历史概况和《周易》全书的结构、体例，是学习《周易》的关键环节，这里再就读《易》应注意的问题，结合实际，谈几点看法。

1. 对八卦的象义有所认识，这是读《易》的基础，是唯一的入门方法

《易·传》把八卦分为阴阳两类：乾、震、坎、艮为阳卦，坤、巽、离、兑为阴卦。乾卦由三阳爻组成，为纯阳之卦；坤卦由三阴爻组成，为纯阴之卦。按照以少统多的原则，震、坎、艮三卦皆由一阳爻两阴爻组成，故为阳卦；巽、离、兑三卦皆由一阴爻两阳爻组成，故为阴卦。《系辞传》说："阳

卦多阴，阴卦多阳，其故何也？阳卦奇，阴卦偶。"韩康伯对此作了解释：
"夫少者，多之所宗；一者，众之所归。阳卦二阴，故奇为之君；阴卦二阳，
故偶为之主。"

《易·传》作者在深入研究《易·经》的基础上，得其精微要旨，明确
指出八卦可象宇宙万物，每卦可象各种事物，有象有义。至于每一卦所象事
物，《说卦传》罗列得最多、最具体，而《彖传》《象传》也有涉及，并有超
于《说卦传》者。下面就八卦主要象义归总如下。

乾：

乾为天。　　　　　　　——这是乾的基本卦象。

乾为刚健。　　　　　　——这是乾的基本性质。取义于天体运转不息，
　　　　　　　　　　　　　它的性质是刚健。

乾为父，为君。　　　　——取象于尊高如天。

乾为马。　　　　　　　——取象于健行不息。

乾为首。　　　　　　　——取象于天高在上。

坤：

坤为地。　　　　　　　——这是坤的基本卦象。

坤为柔顺。　　　　　　——这是坤的基本性质。取义于地是静止的，顺
　　　　　　　　　　　　　承天，性质为柔顺。

坤为母，为众（臣民）。——取象于慈怀如地。

坤为牛。　　　　　　　——取象于似牛无物不载。

坤为腹。　　　　　　　——取象于坤含弘万物，如腹包藏脏腑。

震：

震为雷。　　　　　　　——这是震的基本卦象。

震为动。　　　　　　　——这是震的基本性质。雷能震动万物，惊起
　　　　　　　　　　　　　万物。

震为长男。　　　　　　——坤阴一次求取乾阳，来交于初爻（☳）而
　　　　　　　　　　　　　成震。

震为龙。　　　　　　　——取象于龙能如雷潜入地下，动于云中。

震为足。　　　　　　　——取象于足主行走，走也是动。

巽：

巽为风。　　　　　　　——这是巽的基本卦象。

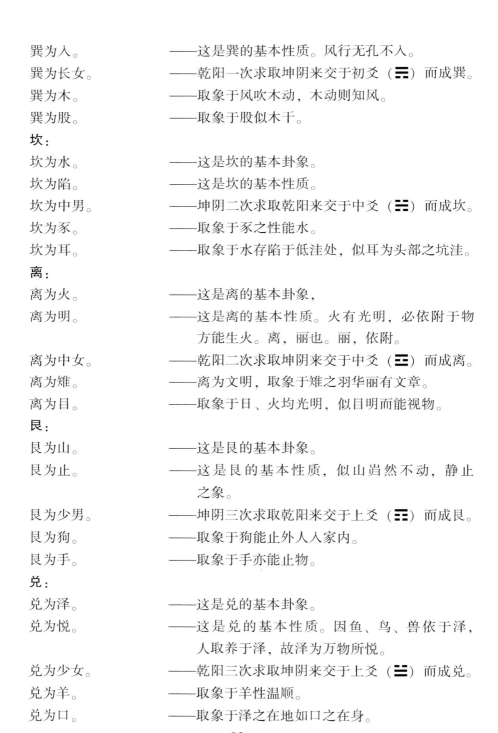

巽为入。	——这是巽的基本性质。风行无孔不入。
巽为长女。	——乾阳一次求取坤阴来交于初爻（☴）而成巽。
巽为木。	——取象于风吹木动，木动则知风。
巽为股。	——取象于股似木干。
坎：	
坎为水。	——这是坎的基本卦象。
坎为陷。	——这是坎的基本性质。
坎为中男。	——坤阴二次求取乾阳来交于中爻（☵）而成坎。
坎为豕。	——取象于豕之性能水。
坎为耳。	——取象于水存陷于低洼处，似耳为头部之坑洼。
离：	
离为火。	——这是离的基本卦象，
离为明。	——这是离的基本性质。火有光明，必依附于物方能生火。离，丽也。丽，依附。
离为中女。	——乾阳二次求取坤阴来交于中爻（☲）而成离。
离为雉。	——离为文明，取象于雉之羽华丽有文章。
离为目。	——取象于日、火均光明，似目明而能视物。
艮：	
艮为山。	——这是艮的基本卦象。
艮为止。	——这是艮的基本性质，似山岿然不动，静止之象。
艮为少男。	——坤阴三次求取乾阳来交于上爻（☶）而成艮。
艮为狗。	——取象于狗能止外人入家内。
艮为手。	——取象于手亦能止物。
兑：	
兑为泽。	——这是兑的基本卦象。
兑为悦。	——这是兑的基本性质。因鱼、鸟、兽依于泽，人取养于泽，故泽为万物所悦。
兑为少女。	——乾阳三次求取坤阴来交于上爻（☱）而成兑。
兑为羊。	——取象于羊性温顺。
兑为口。	——取象于泽之在地如口之在身。

八卦的象义，就是六十四卦象义的基础。

2. 无论读经文或传文，切忌断章取义，为我所用，这样就完全违背了原文的含义

例如：有一本书谈《周易》中"节制饮食"的问题，说："书（指《易·经》）中认为，饮纳酒食要适量而可，切不能用之过度。需卦认为'君子以饮食宴乐'，但颐卦便强调必须'节饮食'，而困卦亦指出不能'困于酒食'。"（《中国传统文化与医学》57 页）

这里引了三个卦的有关文字，来阐述《周易》"节制饮食"的观点，最大的问题是，作者在没有弄清其中两段原文文义（也可能弄清了，却要为我所用）的前提下，把三段文字拼合在一个句子里，用以表述自己的观点，这样，就把原文搞得面目全非了。

需卦的原文是："《象》曰：云上乎天，需。君子以饮食宴乐。"意思是：《象传》说，云在天上，是需卦（等待降雨），君子用饮食安乐（来等待时机）。

需卦卦体上坎下乾，象水在天上则为云。云为雨兆，降于地则为雨，云升至天上则不成雨，只能等它下降成雨，所以卦名称需。"君子"观此象则应"饮食宴乐"。为什么呢？这不是"饮纳酒食要适量而可，切不能用之过度"的意思，《周易》作者所要表达的是：雨之降与不降，乃随天道之自然，人无能为力，如果有所举动，反而违背天道的自然规律。在这种情况下，不要急于有所作为，应该以饮食养其身体，以宴乐陶冶其精神，等待时雨降落而后动，动则能大显身手，取得更大的功效。如果从这段《象传》中体会与医学有关的思想，我以为与"节制饮食"风马牛不相及，到是强调了在特定的环境中，要加强饮食以增强体力，注意宴乐以娱悦精神，以期时机的到来，好大干一番。

《颐卦·象传》中则明确提出了"君子以慎言语，节饮食"的观点。

关于困卦，在爻辞九二中有"困于酒食"之句："《象》曰：'困于酒食'，中有庆也。"是说："困于酒食"，守中正之道，有可庆贺的。"困于酒食"，即言以酒食来对付穷困之处境，自我娱乐优游养生，并不被其困。"中"为中正之道。处境穷困，以中正之道处之，以酒食自娱，环境虽然艰险却有喜庆。可见这段《象传》并没强调"不能'困于酒食'"，至于寄情于酒食，以摆脱处境的穷困，从医学观点来说，是否妥当，那就另当别论，这里主要讨论不应曲解《周易》原文的问题。如果对原文的引用是为我所用，那么可能导致两种倾向：一是随心所欲解《周易》，二是让《周易》为我服务，这显然是不妥的。

3. 对于《周易》中的词语，不能望文生义，一定要训之有据

例如：有人把"眚"（shěng 省，讼卦）、"盱"（豫卦）、"毒"（噬嗑卦）、"疾厉"（遁卦）、"白眼"和"大腹"（《说卦》）当成了古代的疾病名称。

讼卦爻辞九二："不克讼，归而逋，其邑人三百户，无眚。"意思是说：一个贵族没有胜讼，回到采邑，奴隶逃跑了三百户，无灾祸。《释文》："眚，灾也。"与疾病没有关系。即使在《黄帝内经》中，"眚"字出现过 25 次，也分别为灾害（包括患病之义）、遭受灾害和被克制三个义项。

豫卦爻辞六三："盱豫，悔；迟，有悔。"意思是说：媚上享乐，有悔；迟疑不决，又悔。陆德明注："盱，睢盱也。"《周易集解》："向秀曰：'睢盱，小人喜说（悦）佞媚之貌也'。"豫，享乐。有人甚至把《尔雅》中"盱，忧也"的解释，硬安在豫卦的"盱"字上，说这是《周易》中记载的12 种不同的"生理功能活动"的一种，这样就与原义相去更远了。

此外，在无妄卦的卦辞中也出现过"眚"字："无妄：元亨，利贞。其匪正有眚，不利有攸往。"意思是说：无妄卦：大通顺，占问有利。倘若他的行动不正确，有灾祸，有所往不利。"眚"，还是指灾祸。

噬嗑卦爻辞六三："噬腊肉遇毒，小吝，无咎。"意思是说：吃腊肉遇到的是时间很久已有陈腐气味的腊肉，小小的困难，无害。这里要指出的是"毒"。来知德注："毒者，腊肉之陈久太肥者也。《说文》云：'毒者，厚也。'味厚者为毒。"这一解释，对于学医的人更为重要。

遁卦爻辞九三："系遁，有疾厉，畜臣妾吉。"意思是说：羁留隐遁者，像人有病很危险。养着用女奴隶，到是吉利。"疾厉"者，比喻之辞。

至于《说卦》中的"白眼"和"大腹"，更不是什么疾病名称。

"巽为木……其于人也，为寡发，为广颡，为多白眼……"意思是：巽是木……它对人是头发黑白相杂，额阔，多白眼。王引之注："《释文》：'寡又作宣'，黑白杂为宣发。"广颡，额头很宽。多白眼，眼中多白。高亨以"古代相面术谓此三种人性木朴"。所以从面相的角度说，寡发、广颡、多白眼者均质朴如木，为巽之象。

"离为火，为日，为电……其于人也，为大腹……"意思是说，火是离的本象，其久明似日，暂明似电……它对于人是大腹。离卦（☲）中虚，内柔如腹中柔，其形如大腹。

诸如此类，不胜枚举，略陈一二，愿对学《易》者有所启迪。

第三章 《周易》的哲学内涵

我们已从易学发展史的角度知道，《周易》具有两重性，它起源于卜筮，又产生了哲学；卜筮与哲学这两个本是矛盾着的事物，却偏偏在《周易》中紧密地交织在一起，几千年令人神秘莫测，使人迷惑难解。

《周易》原是卜筮之书，确属事实。正因如此，它才得以逃脱一场劫难。诚如王夫之所言："秦焚书，而《易》以卜筮之书不罹其灾，故六经惟《易》有全书，后学之幸也。"这只是其一，卜筮也只是其外壳，正由于有了这个神圣的外壳，《周易》才得以流传至今。

其实，窥其哲学内涵的先哲，在孔子之前就出现了，可惜没有著述传世；至孔子作《易·传》，用哲学的语言解释了《易·经》难懂的卜筮语言，发掘了《易·经》的思想内涵，将其所蕴含的哲理昭示天下。可一言以蔽之，视《周易》为哲学著作的义理派易学，是自孔子启其基，由王弼奠其基，至程颐而集其成，经明清而逮于当今20世纪，对《周易》哲学内涵的研究，始终没有间断。

宋代理学家朱熹这样说过："《易》所以难读者，盖《易》本是卜筮之书，今却要就卜筮中推出讲学之道，故成两节功夫。"从古到今，这作"两节功夫"的人又何其多也，其两派阵容又何其大也，其论争之历史又何其长也，其激烈之程度又何其炽也。《周易》的魔力在于：神秘、古奥、简约和闪烁着智慧之光。

第一节 《周易》释名

要了解《周易》是一部什么性质的书，弄清书名的含义是很有必要的，可惜从古至今，意见纷纭，没有一个定论。但是无论意见是怎样的不同，都没有跳出"卜筮"与"哲学"这两个圈子。

一、释"周"

东汉经学家郑玄在《易论》中说："《周易》者，言易道周普，无所不备也。"他将"周"看成是易理的一种文化属性，理解为圆周的"周"。"周"是一个"圆"，圆满包容，无所不备。古人认为圆物必动，"圆"，象征着动。所以"周"字具有圆满运动的含义，这恰好是易理的根本。清人姚配中对郑玄的说法又加以引申，在《周易姚氏学》中说："周，密也，遍也，言《易》道周普，所谓'周流六虚'者也。《系辞》云：'《易》与天地准，故能弥纶天地之道。'又云：'周流六虚。'盖《易》之为书，始终本末，上下四旁，无所不周，故云'周'也。"这是对"周"字做了哲学意义的解释。

唐代的经学家孔颖达将"周"切实地解释为"周代""周朝"。所谓"周易"，就是"周代的易"。他在《周易正义·论三代易名》中说："《周易》称周，取岐阳地名。"就是《诗经》里所高歌的"周原朊朊"的"周"。"周原"，在今陕西扶风县和岐山县境内，是周代先祖古公亶父的发祥之地。宋代理学家朱熹在《周易本义·周易上经》中注曰："周，代名也；《易》，书名也。"这是对"周"字从历史角度做出解释。

"周"与巫术占筮有关，由此更能说明《周易》的文化智慧原本在于占筮。

持此说者运用文字训诂学来剖析"周"字。

先从"周"的语义上看，《说文解字》（以下简称《说文》）："周，密也。"于是后世有"周密"一词。《礼记》有"傅人则密"的记载，是说匠人师傅做事考虑得很"周到""周密"。郑玄为此注曰："密，审也，正也。"这样"周"以"密"为语义中介而转义为"正"，后世又有"周正"一词。

"正"又通"贞"。郝懿行《〈尔雅〉义疏》："正亦贞也。""贞"又有"卜问"的意思。《说文》："贞，卜问也。"《周易》经常出现"贞"字，往往具有"占问"的含义。从"卜问"到"占问"，具有内在的文化机制上的联系，"占"是对"卜"的一大发展，是一种特殊的"卜"。

通过上面的辗转训释，便不难看出：《周易》之"周"字，有"密"的蕴意；"密"有"正"的含义；"正"又与"贞"通；而"贞"的本义是"卜"或"占"，于是"周"与"卜问""占问"的联系就找到了。

周→密→审→正→贞→卜、占。

再从"周"字的形体构造上看，《说文》："周，从用口。"而"用"字在《说文》部首中与"卜""爻"同排在一起。《说文》："用，可施行也，从卜从中。"其含义显然与"卜筮"相关。至于"从卜"，自然是"卜问""占问"；而"从中"是什么意思呢？"中"，《说文》云："从口丨，上下通也。"而"口"，《说文》云："从所以言、食。""丨"，《说文》云："上下通也。"由此不难看出"中"就是"占卜所得之言，上下通也"。难怪在《周易》经文中，乾、坤两卦有"用九"与"用六"，这个"用"字，其实就是一个与卜筮相关的字。"周"字中的"从口"，也是表示向神灵询问，含有"占问"的意思。

这就是"周"字的语义本涵，在《说文》中"周"排在"吉"的后面，可见其与占卜的关系。作为原为卜筮之书的《周易》，沿用与殷卜有关的"用"字与"周"字，有力地说明了《周易》书名的缘起，是与中华古代的卜筮文化密切相关的（王振复《巫术：〈周易〉的文化智慧》）。

二、释"易"

1. 日月为易说

这是汉人对"易"的比较一致的看法。《易纬》云："日月为易，象阴阳也。"郑玄认为："易者，日月也。"《说文》也讲："日月为易，象阴阳也。"魏伯阳《参同契》说："日月为易，刚柔相当。"这种"日月为易"的思想，有的偏重于从文化哲学角度去加以构建，不属"易"的本涵；有的则带有一定的神秘色彩，属于汉代谶纬神学系统的《易纬》就具有这种特点、这种理解，可以说明"易"与卜筮有关。

2. 变易说

《易纬》说："《易》者，易也，变易也，不易也。"传序云："《易》，变易也，随时变易，以从道也。其书广大悉备，将以顺性命之理，通幽明之故，尽事物之情，而示开物成务之道也。"唐代孔颖达说："《易》者，变易之总名，改换之殊称。自天地开辟，阴阳运行，寒暑迭来，日月更出，孚萌庶类，亭毒群品，新新相续，莫非资变化之力，换代之功。谓之为'易'，取变化之义。"这种说法，是将"易"作为一种具有颇为清醒的理性内容的哲学范畴。

3. "易"由蜥蜴得名说

此说始于《说文》："易，蜥蜴、蝘蜓、守宫也，象形。""蜥蜴"，俗称

"四脚蛇"，生活在野外杂草丛中，行迹不易被人发现，似变幻莫测；"蝘蜓"，又称"变色龙"，行踪诡秘，其色多变。《容斋随笔》曰："易者守宫是矣，亦名蜥蜴。身色无恒，日十二变，以'易'名经，取其变也。"秦始皇时，这种东西被进贡入宫。秦始皇命它守护宫门。由于其色变化莫测，宫人不敢妄动。由于其有看守宫中钥匙的本领，所以别名"守宫"。此说不确，很是牵强，令人难信。

4. "易"字本涵说

据考古发现，在殷墟甲骨文中就有一个"易"字。这是一个象形字，写作🦎或🦎，象征人用两手将水从一个容器倾倒进另一个容器之中。这是最古的"易"字，显示了"易"之为"变"的文化智慧，肇始于殷商时代，比《易》的孕育、形成要早（乌恩溥《周易——古代中国的世界图示》）。

后来，这"易"字逐步简化，省略了双手持器的部分，演变成🦎或🦎；在西周金文中，又进一步被简化为🦎或🦎；再经演变，而为🦎，只留下了容器与水之象形的一半了；至春秋战国，在通行的篆文里，"易"才最后定型为🦎或🦎。

把水从一个容器倒入另一个容器，从而使水的体状得以改变，这本是极平常的一件事，然而我们的古代先人，却用这样一个过程，通过两个盛水的容器，来表示一个十分抽象的"易"的概念，实在是了不起！通过"易"字从甲骨文、金文到篆文的演变（有考古资料作证据），我们就不难抓住"易"字的文化智慧的本涵了。

许慎在《说文》中解"易"字，实际上是将"日月说""蜥蜴说"和"本涵说"都收集到"易"字条目之下。前两解均已引用，第三种解说认为"易"字"从勿"。此说难解，人们往往避而不谈，即使治《易》者在释"易"字时也不问津。许慎生于东汉，没有见到甲骨文的幸运，而当时"易"字已经定型，"日"下确实"从勿"，现在有考古资料作凭据，我们来认识这"勿"，原来是被简化了的那个盛水的半个容器的象形。前人的成果要尊重，不可轻易否定，但至少这个"易"字，我们可以重新下结论：其古貌古义，既非"从日从月"，也非"从日从勿"，而那所谓"从日"之"日"乃是盛水容器把手的象形，"从勿"之"勿"乃是半个盛水容器腹部的象形。现代著名易学家尚秉和曾说"易"的本诂是"占卜"，实在并非无根之谈。在古代先人的心目中，由于不理解水为液体的可变性，既惊讶水的变幻不定，又惊讶容器对水的形体的神妙改变，这种神秘感与卜筮文化是相通的。因此，尚氏明确指出："易者，占卜之名。""说者以简易、不易、变易释之，皆非。"又说："简易、不易、变易皆《易》之用，非《易》之本诂，本诂固占卜也。"

通过对"周"与"易"本涵的探求，可以清楚地看出《周易》是一本带有卜筮色彩的书。随着易学的形成和研究的开展，学者自然而然要转向揭示其书名中的哲学内涵，这也不足为奇。但我以为，尽管对书名含义的解释不尽相同，但仍应遵从从"周""易"二字的本涵开始，然后再加以引申、扩展，这样源流清晰，本末分明，也符合我们对《周易》性质的认识过程。

第二节　哲学与宗教

《易》最早产于原始社会，经过相当长的历史发展过程，至西周初，才达到《周易》（主要指"经"）的水平。开始时，先用龟甲兽骨一类的东西占卜，比较简单地决定一件事情是能做还是不能做，即是吉还是凶。这无疑是一种宗教迷信。究竟怎样占卜，从近百年来安阳殷墟所发掘的大量甲骨片中迄今未找到答案。卜之后又产生了筮。筮与卜不同，卜是通过钻灼甲骨之后看征兆，根据征兆断吉凶。筮是用策用筹码来求一定的数，用这一定的数判断吉凶，充当策与筹码的是蓍草。筮的出现表明古代先人的数学水平已经很高。恩格斯说："全部数学是研究抽象的"。数学的抽象性被《易》借用过来，尽管进行的是迷信活动，但同时也具有了哲学意义。后来，我们的上占先人通过对宇宙自然和人类自身的许多现象进行长期观察之后，思想认识产生了一个大的飞跃，发现所有事物无不分为紧密相关却又相互对立的两个方面，如天与地、日与月、阴与晴、昼与夜、寒与暑、刚与柔、动与静、男与女等，并且非常高明地用—与--两个极为抽象却具有高度概括性的符号来表示对立着的双方，在此基础上就产生了八卦。八卦又两两相重，成为六十四卦，这就是一个了不起的创造。卦在筮之后产生，更加具有哲学意义。

卦与筮一起构成了早期《易》的主体，但此时《易》仅有筮有卦画，尚无卦辞与爻辞，它确是卜筮之书，但却已具有哲学的色彩和性质。

《易》本经所具有的符号系统，有人称之为空框结构（章秋农《周易占

左侧竖排：神奇三学易·道·医

筮学》），有人称之为符号宇宙（王振复《巫术：周易的文化智慧》），八卦、六十四卦这种符号系统一旦被创造出来，就具有其自在的"意志"，仿佛人的任何社会行为和社会心理，都难以挣脱它的"罗网"，六十四卦三百八十六爻已经穷尽了人命运的方方面面，通过占筮，人们可以从这个独特的符号系统中获得人生的规范、思想的启悟、情感的引导和命运的安排。我们的上古先人其心灵就"生活"在这个神秘的符号"宇宙"之中，他们愿意时时事事聆听神的启示与警策。在这种情况下，人实际上是非常无力与不自由的。但由于受到神的庇护，表现得雄心勃勃，充满信心；人还没有足够的智慧和力量去面对自然界无穷尽的挑战，对于这种挑战，他们感到茫然无措和束手无策，于是编制了一个"理想"的"网"：卦爻筮符这神秘的"宇宙"。我们的上古先人，为了可以从某种超自然的力量中获得战胜自然力量的指示、警告或赞许，以决定自己的行动方向，预测自己的行动后果，他们来回奔波于自然宇宙与符号"宇宙"之间，当人在对自然宇宙的改造与斗争中遭受挫折与失败时，便企望寻求神的支持与指点，于是便奔向神秘的符号"宇宙"（筮符系统），通过占筮，以断吉凶，决定其如何思想与行动；当神秘的符号"宇宙"并不能使他时时事事如愿以偿时，他又带着心灵上的重负，投入自然宇宙的怀抱。人类在早期就是这样，一会儿拜倒在神与某种超自然力量的脚下，乞求神灵给自己智慧与力量；一会儿又想推开神或某种超自然的力量的庇护，进而自己去思考与行动。《周易》本经的卦爻符号，就具有这种关于人、人的命运的复杂的文化意蕴。

那么，《周易》的哲学岂不与宗教的卜筮搅在一起了吗？哲学难道是从宗教里产生的？是的，在人类的原始社会，哲学就是与宗教混合在一起的，古代的哲学，就是从原始的宗教里产生的。马克思曾经这样讲述哲学与宗教的关系。他说："这正像哲学一样，哲学最初在意识的宗教形式中形成，从而一方面消灭宗教本身，另一方面，从它的积极内容来说，它自己还只能在这个理论化的、化为思想的宗教领域内活动。"（《马克思恩格斯全集》第 26 卷第 1 册第 26 页）

马克思这段关于最初哲学与宗教关系的理论阐述，好比一把钥匙，给我们打开了一扇揭示《周易》奥秘的门，透过这扇门，几千年来人们迷惑不解的问题豁然开朗：由于人类最初的哲学产生于宗教而且离不开宗教，故一方面是宗教的对立物，另一方面又不得不以宗教的形式活动。马克思的论述十分符合《周易》本身两重性的特点，在其卜筮的躯壳中包含着哲学的实质，《周易》正是古代哲学与宗教不可分离的一个见证。

第三节　筮中的哲学

　　既然卦与筮一起构成了《易》的主体，为什么《周易》经文中只见有卦的内容，却不见对筮的记载呢？这是因为筮是一种过后不留余迹的活动，不像卦爻那样有迹可循。《周易》最古的筮法，究竟是一个怎样的过程，已无从考证。幸运的是，在《系辞》中看到有一段关于筮法的记载，这便成了古代筮法技术的唯一珍贵资料，且被历代易家视为最正规的筮法。

　　《易》为什么把无字的"筮"与有字的"卦"相提并论，摆到同等重要的位置呢？许多人都大惑不解，这里我们要明确指出：要研究《周易》的哲学内涵，必须要研究筮，这是因为《周易》的哲学最早产生于筮。换而言之，筮是《周易》由卜筮转变为哲学的关键。

　　《说文》云："筮，易卦用蓍也。"段玉裁注："《曲礼》曰'龟为卜，策为筮。'策者，蓍也。"高亨曰："考筮之工具，最初当用竹。"蓍也好，竹也好，这是筮法所用的工具，不作深究。

　　先来看《系辞》之原文及有关解释。

　　天一，地二；天三，地四；天五，地六；天七，地八；天九，地十。

　　这里首先排出十个数，分五奇五偶，肯定了数的奇偶矛盾，进而指五奇代表天，五偶代表地。十个数之中的奇偶对立统一不是别的，而是反映了天与地这个宇宙整体的对立统一关系。这样一来，它就把抽象的数与客观物质世界建立了统一的联系，并把数的矛盾运动与客观物质世界的矛盾运动建立了一致性，从而证明由数而得卦、由卦去反映天地间的事物变化，就因为数、卦、事物三者之间有着内在的统一规律性，这就是《周易》筮法之所以靠数来进行运算的道理所在。

　　天数五，地数五，五位相得各有合。天数二十有五，地数三十，凡天地之数五十有五。此所以成变化而行鬼神也。

　　此节本在下节"大衍之数"之后，《周易折中》则移至此，从筮法的内在关系来看是合理的。

　　这是说，天数五相加得二十五：$1+3+5+7+9=25$；地数五相加得三十：$2+4+6+8+10=30$；天地之数相加等于大衍之数五十五：$25+30=55$。有了"大衍之数"就可以进行推演变化，故曰"此所以成变化而行鬼神也"。"鬼神"二字，并非指鬼神去支配变化，而是指明阴阳变化的屈伸往来。

大衍之数五十（有五），其用四十九。分而为二以象两；挂一以象三；揲之以四以象四时；归奇于扐（lè）以象闰，五岁再闰，故再扐而后挂。

"有五"二字为脱文，今补。

"大衍之数五十有五"，其用为何四十九？姚信、董遇之解释得有理："天地之数五十有五，其六以象六画之数，故减之而用四十九。"余下这四十九个数，称为策。行筮时，以竹或蓍作工具，取 49 根策合拢在一起，象征天地未分时宇宙是浑然一体的"太极"。这是《周易》哲学的最高范畴。《说文》："惟初大（同'太'）极，道立于一，造分天地，化成万物。"太极就是一，是大一、绝对的一、整体的一，它是物质性的实体，这就是《周易》关于世界本源问题的回答。

"分而为二以象两"，信手将四十九策分而为二，放在案前左右两边，即象征太极生两仪，造分了天地。天地不是由太极生出来的，是转化而为天地，天地就是先前的太极。由此可见，《周易》没有给上帝这个"造物主"留下什么位置。

"挂一以象三"，然后从左边那簇策里取出一策，放在左手的四五指之间，名曰"挂一以象三"。这个"一"是人，象征造分天地后又产生了人。"三"为三才，即天、地、人。《周易》把人放在了重要的位置。天、地代表自然界，人则代表人类社会。在《周易》看来，人类自身和自然界同样是人类认识的对象。人既是主体，也是客体。人是《周易》哲学的重要概念。把人类自身同自然界联系起来考察它们的运动规律，由天道推及人事，是《周易》哲学的鲜明特点。筮法的这一步重点反映"天道"，附带提及了人。

"揲之以四以象四时"，继之将左右两簇之策以四个为一组，以象征一年之中有春、夏、秋、冬四时的运行。通过这一象征，告知我们，上古先人在创立《周易》筮法的时候，已经具有相当丰富的天文历法知识。认识四时，对古人来说是一大进步。古人认识天，认识自然界，是从四时开始的。孔子曾说："天何言哉，四时行焉。"就是将四时的运动作为天的重要标志。

"归奇于扐以象闰"，是说四十九策，"挂一"之后余四十八策；从分为两大簇的情况来说，左右各以四策一组、四策一组来分，其结果是：若左余一，右必余三；左余二，右必余二；左余三，右必余一，左余四，右亦余四，这个所余之策称之为"奇"。"奇"者，非指单数，即指零散之策数。他或四策，或八策，均放在左手的三四指之间，这叫"归奇于扐以象闰"，即象征一年十二个月之外还有闰月。扐，手指之间。按古代历法，五年之中有两个闰月，而四十八策分左右两簇的结果，最终必然左簇之"奇"归一次"扐"，右簇之"奇"归一次"扐"，此象"五岁再闰"。由此看来，我们的上古先人在创立筮法时已具备了闰月知识，知道三年一闰、五年二闰。古代哲学思维与天文历法和数学有直接的关系，所以古代哲学才能从卜筮中产生。

至此，"大衍之数"完成了一次推演变化，这一变化中包括"分二""挂一""揲四""归奇于扐"四个环节，所以下文总结说"四营而成易（变化）"。这样的推演，每三变才能画一爻，一卦共六爻，所以积18次变化而成一卦。这就是行筮法的具体方法和步骤。

乾之策二百一十有六，坤之策百四十有四，凡三百有六十，当期之日。二篇之策，万有一千五百二十，当万物之数也。

这里集中讲行筮法过程中的数学运算及如何求爻定卦。为了便于理解，先将三变之中数的变化规律列出来。

第一变：49策，经"分二""挂一""揲四""归奇于扐"之后，剩下的策数不是44，就是40（即49策减去"挂一"的1和"归扐"的4或8所剩之数）。

第二变：在44策或48策的基础上，又经"分二""揲四"（一变之后不再"挂一"了），"归扐"非4即8，剩下的策数则出现3个数：或40，或36，或32（如果一变之后是44，二变减8则为36，减4则为40；若一变之后是40，二变减8则为32，减4也是36）。

第三变：在40策、36策或32策的基础上，又经"分二""揲四""归扐"非4即8，剩下的策数则出现4个数：或36，或32，或28，或24（如果二变之后是40，三变减8则为32，减4则为36；若二变之后是36，三变减8则为28，减4则为32；若二变之后是32，三变减8则为24，减4则为28）。以上是三变数字之变化。

经过以上这三次演变，能够出现的只有4个数字：或是36，或是32，或是28，或是24，都用4除，分别得到9、8、7、6。七和九都是奇数，又叫阳数，分别称为"少阳"和"老阳"，统称为"阳爻"，命爻时用"九"不用

"七"，所以在表示"阳爻"的性质时，一律用"九"，画出"—"的符号；八和六都是偶数，又叫阴数，分别称为"少阴"和"老阴"，统称为"阴爻"，命爻时用"六"不用"八"，所以在表示"阴爻"的性质时，一律用"六"，画出"――"的符号。这就是"爻辞"中只出现"九"与"六"的原因。每经三次演变而画出一爻，每卦由下往上画，经18次演变后，方可画出六爻而成一卦。

有了上面的基础，再来统计策数：乾卦六爻，每爻皆为老阳九，策数为36；以6爻乘36得216策，此乾卦共得的策数。坤卦六爻皆为老阴六，策数为24；以6爻乘24得144策，此坤卦共得的策数。216加144，共360策，与一年的360天正好相等，故曰"当期之日"。乾为天，坤为地，这360策数，就象征天地的变化是一年一循环。

《周易》分上、下两篇，共有六十四卦，三百八十四爻，阴阳各半。阳爻192，用老阳之策数36乘，共得6912策；阴爻192，用老阴之策数24乘，共得4608策；两数相加，总共得11520策，这个数与天地所生之物以"万"计是相应的，即为万物之象征，故曰"当万物之数也"。

八卦而小成。引而申之，触类而长之，天下之能事毕矣。

"八卦而小成"，是指经九变而成的三画卦，只有八个卦，它仅仅象征着天地、山泽、水火、风雷，这简单而有限的事物，只是《易》道的小成。

"**引而申之，触类而长之，天下之能事毕矣**"，是指十八变而画成六画的六十四卦，这六十四卦通过六爻的变化，一卦又可以变成六十四卦，如此则天地间的所有变化都能概括无余，故曰"天下之能事毕矣"，此是《易》道之大成。

可以看出，万物也是筮法反映的一个概念。这个概念是上古先人对千殊万别的各种事物进行分析比较，而最后抽象出的理论思维的结果。"万物"，作为一个哲学概念，既在"太极"之下，又在"天地"之下。从人类的认识发展过程来看，应该首先是无数具体事物，然后是万物，然后是天地，最后才是太极。《周易》首先把"万物"的概念反映在筮法中，接着是八卦、六十四卦，以及六十四卦的卦序。八卦中，乾、坤代表天地，其他六卦分别代表山泽、水火、风雷，这是自然宇宙中最基本的事物；其余的诸卦代表万物；至于卦序，正如《序卦传》所说："有天地，然后万物生焉；盈天地之间者唯万物。"

综上所述，《周易》筮法的数学运算，确实体现了从宗教意识向哲学思想的转化。本来是宗教的"神"，现在变成了理性的"神"，由宗教的崇拜转化为理性的认识。太极、天地、万物等一系列哲学概念，以及由《易传》提出的许多哲学命题，显示了《周易》哲学的独特体系。"天之道"与"民之故"，是《周易》哲学所包含的两大方面，"天之道"主要体现在筮法之中；"民之故"的思想蕴含在卦与卦序之中，当然对"天之道"也讲得很充分。

第四节　卦中的哲学

卦是《周易》的经文中用文字记载下来的主体部分，最初的卦只有卦画，没有卦辞与爻辞。那么，到底什么是卦呢？《说文》："卦，筮也。"段玉裁注："卦，所以筮也。"由此不难看出，卦与筮有着不可分割的联系。《周易》经文全凭筮与卦表达思想，从上节已知，筮是数。那么卦呢？是象，是筮的记录。可以简而言之：筮是卦的前提，卦是筮的结果。

从卦的产生历史来看，八卦的三画卦产生在前，六十四卦的六画卦形成在后。至于产生的具体时代，至今尚无确切定论。《系辞》讲伏羲氏作八卦，可为一说，说明八卦产生于原始社会。1978 年，现代易学考古学家张政烺根据陕西出土周原卜骨中的奇异数字，认为这就是易卦符号。他又将商周时期青铜器与甲骨上的许多"奇字"加以研究，也认定为商末周初的卦画符号。根据这一研究，关于占筮形成的时代，已可推到商代武丁时期以前，甚至新石器时代。由于考古材料的易卦大多是重卦形式，说明重卦并非始自文王，《周易》六十四卦的卦画系统在文王之前就早已形成了（张政烺《试释周初青铜器铭文中的易卦》，《考古学报》1980 年第 4 期；张亚初、刘雨《从商周八卦数学符号谈筮法的几个问题》，《考古》1981 年第 2 期）。从八卦与六十四卦的性质和功能来看，由八卦而产生六十四卦，其间时间相距不会太长，这是因为八卦只是把世间万物分为八大类，不能反映客观事物的变化，它也就无法告知吉凶，不能指导行动；只有当八卦重为六十四卦之后，才能反映世界的变化，指导人们的行动。这一点在《系辞》中也讲得很清楚。八卦是"小成"，只有经十八变而画成六十四卦，才是《易》道的大成，因为"天下之能事毕矣"。

探讨八卦的产生问题，不能依据《系辞传》那段"伏羲氏画八卦"的说

神奇三学易·道·医

法，而要根据《系辞传》中的另一段话："易有太极，是生两仪。两仪生四象，四象生八卦。"具体说；宇宙的变化从太极开始一分为二，出现两仪，即天地、阴阳。阴阳两仪再一分为二，便产生四象。四象再一分为二，就生成八卦。其运动裂变的模式，可由图3－1看出。

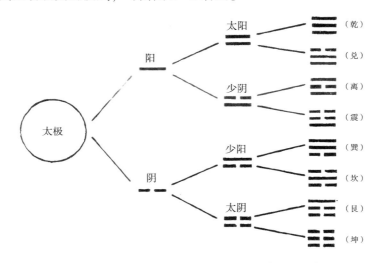

图3－1　太极、两仪、四象、八卦运动裂变模式

八卦的性质，依《说卦传》说，分别是"乾，健也；坤，顺也；震，动也；巽，入也；坎，陷也；离，丽也；艮，止也；兑，说也"。非常有趣的是，这八种性质都是动态的。反过来说，它缺少静的一面，也就是说它包括不了一切事物的性质。但是当八卦"因而重之"成了六画卦，并形成六十四个种类之后，它的性质就具备生动、灵活和多变了。

六十四卦的产生不再如上图所示是一分为二的，而是"因而重之"而成。《系辞传》说："八卦成列，象在其中矣；因而重之，爻在其中矣。"是说三画的八卦排成序列，八种卦象均包括在其中了；三画八卦重而为六画的六十四卦，三百八十四爻就全部包括在其中了。三画之卦，无爻可言；六画之卦，才有爻可言。爻，对于研究卦的哲学内涵是十分重要的。

那么什么是爻呢？《系辞传》说："爻也者，效天下之动者也。"是说事物是运动变化的，六爻也是运动变化的，以爻之动效法天下事物之动。又说："道有变动，故曰爻。""爻也者，效此者也。"由此可见，"爻"的本质特征有两点：效与动。

爻与卦又有什么区别呢？《系辞传》说："爻象动乎内，吉凶见乎外。"是说爻有刚柔奇偶，卦有阴阳消息，它们都运动于蓍卦之中，或吉或凶必然反映于蓍卦之外。但是其区别正如《说卦传》所言："观变乎阴阳而立卦，发挥于刚柔而生爻。"是说观察揲蓍过程中阴阳老少的具体变化，来确立它是六十四卦中的哪一卦；阴阳老少既明，就可以发挥爻画的作用了。可见卦重在反映阴阳之物，反映物之象；爻重在反映阴阳之动，反映物之变。卦是物之体，爻是物之用，卦爻之间是体与用的关系。

我们研究卦中的哲学，一是离不开经文中的卦象、卦辞和爻辞，二是离不开传文中的有关章节，这是非常重要的。

一、从"太极"到"八卦"这一裂变过程中的哲学内涵

"太极"是《周易》的最高哲学范畴，首先完整地将它用文字表述出来是在《系辞传》上。这里不仅提出"太极"这一范畴，而且认为"太极"是万物裂变的根本，这是古人对于客观世界的唯物论观点。在《周易》看来，"太极"是"物"、是"气"，是一个整体的"一"，是宇宙实有的原始物质。在宇宙形成之先，称为生命的"絪缊"，是"淳和未分之气"，原始混沌状态。

这种"絪缊"之"气"内部包含着原生的矛盾运动。这种内在原生的矛盾，意味着"太极"蕴含着无穷裂变的无限可能性，包含着所谓"两仪"（从形体来说，最大者为天地；从性质来说，最显者是阴阳）、"四象"（春、夏、秋、冬）、八卦（乾、坤、震、巽、坎、离、艮、兑），以及万物的"生命"胚胎，它总是处于不断的运动之中。它的存在就是因为它的运动；它的运动就是它的存在，没有运动的"太极"存在和"太极"存在而不运动，都是不可思议的。

八卦在整个《周易》中起什么作用呢？从全书的实际情况和《说卦传》的论述来看，其基本作用是给世界上万事万物划定了八种性质。世上的一切事物性质似乎都可以包括其中，乾就是健，坤就是顺，震就是动，巽就是入，坎就是陷，离就是丽，艮就是止，兑就是悦，不属于这一种性质，就属于那一种性质，万物之性必在这八种性质之内，概莫能外。然而，有健无弱，有顺无逆，有动无静，有入无出，有陷无平，有丽而无离，有止而无进，有悦而无悲，看来八卦又包括不了万物的性质，于是要两两相重，构成千变万化

的六十四卦。没有代表万事万物八种不同性质的八个三画卦来反映万事万物的差别，那么，千变万化的六十四卦就无法形成。《周易·系辞传》中关于八卦生成的一段著名论述中，在"四象生八卦"之后，紧接着便有"八卦定吉凶，吉凶生大业"两句，八卦自身并不能定吉凶，而是给六十四卦"定吉凶""生大业"打下了基础。从哲学上讲，八卦所象征的天、地、雷、风、水、火、山、泽八种自然基础事物，是构成宇宙万物的基本单元，八卦交错就产生了无穷无尽新的性质。

二、《周易》卦爻反映世界的变化及其规律

谈到卦，人们不禁要问：卦是反映什么的呢？卦爻所反映的是阴阳之动和物之变，是世界处在永远的变化之中。它通过阴阳刚柔的交错迭用，反映客观世界运动变化的永恒性和普遍性；在卦爻里，变是绝对的，不变是相对的。《系辞传》说："在天成象，在地成形，变化见矣。是故刚柔相摩，八卦相荡，鼓之以雷霆，润之以风雨，日月运行，一寒一暑，乾道成男，坤道成女。"卦爻是变化的，世界也是变化的，变化的原因是一致的。在卦爻上是"刚柔相摩，八卦相荡"；在客观世界是寒暑、男女（即阴阳）相生相克。观察的重点在天道（自然规律）、在四时的运行、寒暑的交迭；在成象成形、成男成女，在飞潜的动植物的创生化育。

这里要指出的是：如果没有《易·传》，尤其是《系辞传》，恐怕我们至今也不可能对《易经》真正有所理解，或许《易经》真会成为一部"天书"！正是《系辞传》，把卦爻中关于变化的认识，从"无言"中加以提炼，用哲学语言明确无误地概括出来，并形成一系列反映古代哲学理论水平的命题。

1. "一阴一阳之谓道……生生之谓易"（《系辞》上）

焦循注："一阴一阳者，阴即进为阳，阳即退为阴也。道，行也。往来不穷，故阴阳互更。"也就是说，一阴一阳对立面互相转化，往来无穷，这就叫作"道"。"一阴一阳"与"阴阳"不同，"阴阳"指的是气，气是实在可见的，是形而下的。古人认为万物莫非气，气总是阴阳两面，如日月、昼夜、寒暑、阴晴、屈伸、内外、盈亏、隐显等，都是一个事物的两个方面，说阴阳，是表示事物有阴有阳，分阴分阳。而"一阴一阳"，指的是气的流动，对立转化的那个规律，它是形而上的，虚无不可见的，是说明事物处在发展的动态中，一会儿是阴，一会儿是阳；阳转为阴，阴转为阳，阴阳交迭。世间

万物的变化莫不起于"一阴一阳"，这是事物变化的基本规律。

"生生"，是生而又生；"易"，指变易，非《易经》之"易"。荀爽注："阴阳相易，转相生地。"李道平注："阳极生阴，阴极生阳，一消一息，转易相生，故谓之易。""生生"是哲学意义上的"生生"，抽象的"生生"，就是阴阳的"生生"。阴阳"生生"，即阴生阳，阳生阴；阴又生阳，阳又生阴，生生无穷，没有止息；阴阳"生生"，就是一切事物都是对立物的统一和转化，阴阳矛盾的双方能够一消一息，对立转化，相易相生，因而能够推动万物生生不穷。"易"是变易，是变化，是表现为永不停息的阴阳二气生生转换的变易、变化。蓍卦是世界的摹写，蓍是阴阳二数的"生生"，卦是阴阳二画的"生生"，世界是阴阳二气的"生生"；数也好，画也好，气也好，必须分阴分阳，阴阳"生生"不息就是"易"。

"一阴一阳之谓道"，提出了阴阳对立面的统一；"生生之谓易"，提出了阴阳对立面的转化，这两句合起来，就成为一个完整的哲学观点。

2."阴阳不测之谓神"（《系辞》上）

焦循注："通变则阴阳不测，专于阴专于阳则可测变矣。"何楷注："阴阳不测则无在而无不在，必名之为神始尽也。"以上两家以"通变""无在而无不在"解"不测"，深得文意；神，为神妙。这句是说阴阳对立之转化是神妙而不可测的。"一阴一阳"表达的是事物变化的必然性；"阴阳不测"表达的是事物发展变化的偶然性。事物分阴分阳，阴阳交迭是必然的；在一定情况下，阴阳究竟怎样交迭，阴阳孰先孰后、孰强孰弱，却带有偶然性。如果没有"阴阳不测"的偶然性，世界上的事物将分不出千差万别的品类，六十四卦也就不可能形成。必然性就是这样通过偶然性来表现的。

3."易，穷则变，变则通，通则久"（《系辞》下）

这是说，所谓变化规律，是当它发展到穷极的时候就必须变，变则能通达，通达才能长久地发展下去。"穷""变""通"是三个哲学概念。"穷"是指发展到一定程度，达到极限，不能再保持原来的状态。在一卦之中，从初爻开始发展变化，至上爻便达到极限，这就称"穷"；一卦达到"穷"的状态，必然要发生变化。"变"含有量变与质变两个方面：如《系辞传》中的"一阖一辟谓之变"，把阴阳比喻成门，打开就是阳，关上就是阴，一开一关，这就叫作变化，是指量变；又如《系辞传》中的"夫乾，其静也专，其动也直，是以大生焉；夫坤，其静也翕，其动也辟，是以广生焉"，是说乾代表天，阳性，以刚画—为标志。它静的时候是团团的，动的时候是直直的，所以能大生万物；坤代表地，阴性，以柔画– –为标志。它静的时候是合闭的，动的时候是辟开的，所以能广生万物，这也是讲量变。至于质变，如《系辞传》中的"刚柔相推，变在其中矣"，是说在一卦之中由刚画与柔画所代表的阴阳，相互推荡、六九互变，刚柔爻画也就随之而变；又如《系辞传》中的"化而裁之谓之变"，"化"为阴阳对立转化，即阴化为阳，阳化为阴；"裁"为相互制约，是说阴阳对立面的统一与互相转化，又相互制约，这就叫作变。上面两种"变"，都属于质变。而"穷则变，变则通"，这种"变"都是质变。"通"是指质变之后又进入了新的状态，正如《系辞传》所说的"推而行之谓之通"（推行"道"的阴阳对立转化而又互相制约的这种关系去处理事物，就叫作"通"）；"往来不穷谓之通"（反映阴阳的一往一来、一来一往的对立转化无有穷尽，这就叫作由变而通）。"变"与"通"是紧密相连、不可分割的，所以又称"变通"，而"变通莫大乎四时"，是说最能说明"变通"的是一年中的四季交替。

通过《易传》的阐述和分析，我们对卦中所蕴含的哲学思想有了初步的领悟，确实可以看出由一系列的范畴、概念和命题，构成《周易》哲学的完整体系，这是一个关于变化的、唯物的哲学体系。

三、《周易》卦中反映了对立统一的规律

《周易》六十四卦，不仅反映了一个充满千差万别的品类却又和谐统一的世界，而且描摹了一个万物生生不已、永远变化的世界。其变化的形成是分阴分阳、刚柔迭用、一分为二、合二为一的。六十四卦是用它独特的方式描述对立统一规律的。

1. 乾坤代表天地，天地是由太极造分，这是最大的对立面的斗争和统一

在这个对立统一中，乾坤两卦都有创生化育万物的功能，但乾永远居于主导地位，坤永远处于配合乾的次要位置。请看乾坤两卦的卦辞。

乾：元亨利贞。

译文：大通顺，占问有利。

坤：元亨，利牝马之贞。君子有攸往，先迷后得主。利西南得朋，东北丧朋，安贞吉。

译文：大通顺。占问雌马有利。君子有所往，起先迷路，后来得到房主

人的接待。有利于到西南方去，能赚钱；到东北去，会失财。占问安居，吉。

从卦辞上就可以看出，乾是健、是先、是主，是矛盾的主导方面，表达自己的特点，简明扼要，无须顾及其他，四字足够。而坤则不同，坤是顺、是后、是配，是矛盾的次要方面，它必须表明自己的全部价值是如何顺承乾健、以乾为主、为先，以己为配、为后的，文字少了说明不了问题。坤卦中关键的一句卦辞是"利牝马之贞"。牝马是雌马，牡马是雄马；一匹未去势的牡马大约要管束五六十匹牝马。《周易》以牡马与牝马的关系，来比喻乾与坤的关系：乾象牡马应刚健自强，坤象牝马应柔弱顺从。"利牝马之贞"，是说占有问雌马而得到吉利的兆示，是强调坤要守其本分。"君子有攸往，先迷后得主"，是强调坤要时刻注意永远在乾之后而绝不为乾之先。它如果失却了自己的贞正、本分，就要迷路，就要失主。"利西南得朋，东北丧朋"，西南是阴方，代表坤；东北是阳方，代表乾。朋，指朋贝。货币起先用贝，贝十枚一串为朋。是说坤只有安守其位，才能得利；不安其位，就要失利。

乾卦《彖传》：大哉乾元，万物资始，乃统天。

译文：盛大无际的乾阳元始之气啊，万物皆取它为开端，它是天的本原。

坤卦《彖传》：至哉坤元，万物资生，乃顺承天。

译文：至极无限的坤阴元始之气啊，万物皆取它而生成形体，它又总是顺从和承奉天的乾阳之气而运动。

一"大"一"至"，是有区别的。乾象天，天之体大而无边；坤象地，地之体不如天之体大。但坤效法乾，至乾之大而后已。

一"始"一"生"，也说明了乾坤地位的不同。天地合德，共生万物，二者缺一不可。但天是根本，万物从乾那里取得生命的气质；地是顺从，万物从坤那里获得生命的形体。万物有了乾的气质才可能有坤的形体。"资始"是主动的，无条件的；"资生"是被动的，有条件的，所以坤"乃顺承天"。

2.《周易》六十四卦所反映的对立统一，是把对立面的斗争与转化描绘成刚柔（即阴阳）消长的过程

刚柔（阴阳）消长的思想对中国古代及后世思想文化，尤其是医学影响极深。这一思想主要表现在"十二消息卦"上。

刚长则柔消，柔长则刚消，刚柔消长的过程，实质上是刚柔积渐、相互取代的过程。这本是客观的自然过程，但《周易》却赋予它优劣、善恶的人世感情色彩：刚为优、为善，以长为好；柔为劣、为恶，以消为宜。

在六十四卦中，有这样特殊的十二卦：它们的刚爻与柔爻都集中在一头，自初至上，分别排列，不相错杂。由于十二卦恰好与一年中十二个月的数字相应，故《周易》作者认为十二卦的刚柔消长正好反映了天道运行十二个月的消息盈虚，但没有明确地把二者搭配在一起。至三国时期，吴人虞翻明确说出了十二月卦。

复卦	临卦	泰卦	大壮卦	夬卦	乾卦
䷗	䷒	䷊	䷡	䷪	䷀
子	丑	寅	卯	辰	巳
十一月	十二月	一月	二月	三月	四月

姤卦	遁卦	否卦	观卦	剥卦	坤卦
䷫	䷠	䷋	䷓	䷖	䷁
午	未	申	酉	戌	亥
五月	六月	七月	八月	九月	十月

十二消息卦与十二个月的阴阳变化相应，从整体上反映了《周易》具有这样的思想：事物变化发展的过程与天道运行一样，是刚长柔消、柔长刚消、刚柔互相消长的过程；人类社会变化也是如此，刚与柔相互消长，反映了人世间君子与小人的斗争。例如剥卦，五柔在下，一刚在上，刚几乎被柔变尽，柔长而刚消，所以称剥。联系人事，剥是小人得势的时代，小人尽剥君子，而君子要头脑清醒，切勿妄动。

《周易》认为，柔长刚消，必有尽时，刚长柔消的时候必然到来。正如《序卦传》所说："物不可以终尽，'剥'穷上反下，故受之以'复'。"是说事物不可能永远终结，上面剥落完了回来下面再上升，所以继续它的用"复"。"复"，一阳剥尽于上而又复生于下，故曰"剥穷上反下"。崔憬注："夫易穷则有变，物极则反于初。'剥'之为道，不可终尽，故受之于'复'也。"复，为反复，即反归正道。"剥"与"复"为一穷一通，一反一正，一乱一治。继否（三柔三刚）泰（三刚三柔）之后，"剥""复"在六十四卦的链条中又构成了一个发展的循环序列。所以"剥"至极点，刚将复生。

复卦一刚在五柔之下，阴极而阳反。为十一月建子之卦。从天道来看，夏历正十月为阴盛至极，至十一月冬至之时，阴气反生于地。此时虽只一阳，似乎力薄势孤，但这一阳初生、向上，蕴含着勃勃生机，万物将从此萌动茂长，其生生之势不可阻挡。一阳之上，五柔虽众，却必披靡消散，为随之而长的二阳、三阳……所取代。

《复卦·彖传》："反复其道，七日来复，天行也。"是说由姤卦一阳消，遁卦二阳消，否卦三阳消，观卦四阳消，剥卦五阳消，坤卦六阳消至复卦一阳来复，历七变为七日，这"七日"实为"七月"。也就是说，从一阳消退至一阳息生又反归于正道，这七变是一个天道运行的消息盈虚过程。天道，即天地、日月、星辰运行不止，日月盈亏、寒暑往来、四时交迭、昼夜进退等自然现象，它们完全是自然而然的，"七月"必复来，非人力所能为。

《彖传》："复，其见天地之心乎！"《系辞传》说"天地之大德曰生"（天地的大德就是生成万物）。天地之心唯生物不息，空言此心不可见，于复卦则具体可见。当"剥"之时，一阳残存将消尽，其生机几乎息止了，然而一变而复生于下，作为新生的一阳又充满无限生机，由此处即可见天地的本心是使万物生生不息，永无毁灭之时。天地本无心，说"天地之心"，像似天地有心主宰着自己的意向和行为。似心而不是心，实是谁也改变不了的消息盈虚的客观规律。

六十四卦中，几乎每卦都有关于自然规律的认识，不过"天地之心"通过复卦看得更加明显真切罢了。复卦与十一月有关，一年之中，十一月中的冬至时节，阴气极盛，然而就在这极盛的阴气中，阳气开始自地下悄悄萌动而上升，其势微弱，几乎难以察觉。但是《复卦·象传》说："雷在地中，复。先王以至日闭关，商旅不行，后不省方。"复卦卦体下震上坤，震为雷，坤为地，是雷潜于地中之象。雷潜于地为何称"复"？周代历法，按日照的长短，在一年二十四节气中已分出夏至和冬至。夏至天最长，到这一天阳气已发展至极盛，阳极阴生，这是姤卦。冬至天最短，到这一天阴气已发展至极盛，阴极阳生，这就是复卦。现在一阳始生于下，非常微弱，不能奋出地面，所以雷在地中，正是冬至阴极阳复生之时，故称"复"。先王观雷在地中之象，就知道是阳生冬至之日，阳气刚刚复生，很微弱，需要静养以使其壮大，先王于这一天关闭城门，使商旅不得入内。"后"为后王，也闭关自守，不出都门去视察四方，以安静自养。我们的上古先人已经认识到：一阳初动，意味着将大动；万物欲生尚未生，意味着将大生。

通过十二消息卦，我们看到它们用刚柔消长表述对立面的斗争与转化，又用十二个月的变通表述刚柔消长的过程，并且将刚柔与君子之道和小人之道相联系，从而具体领悟《周易》卦中所反映的对立统一的思想。

关于卦中的哲学思想还包含许多方面，如刚柔关系的和谐与否、刚柔的交错，以及事物的一分为二与合二而一等。

第五节 《周易》中的"天人合一"

天人关系，是中国古代哲学智慧研究的一个重大课题，几乎每一个中国古代哲学家和每一部中国古代哲学著作，都以它作为研究对象。所谓天人关系，就是人与大自然的关系。在中国古代哲学史上，对这个问题始终存在两种不同的观点。

一种是最早反映在《周易》中的"天人合一"观点。它强调人与自然统一和谐的一面。孔子的观点与《周易》是一致的，孟子继承并发展了孔子的思想。道家老子从总体上也持"天人合一"的观点。"天人合一"这句话，是由北宋哲学家张载正式提出的。这个观点，对中医学说的影响极大（后面有专论）。

另一种观点是"天人之分"，它强调人与自然的区别，这个观点由荀子提出。他主张"明天人之分"，强调人，并认为人可胜天。

我们阅读汉代一些易学家的论易之书，对所谓"三才"之说印象极深。"三才"之说本源于《易经》，六十四卦的每一卦的六爻重叠结构，都是一种"天人合一"的象征性图式：其中初爻、二爻象征"地"；五爻、上爻象征"天"；中间三爻、四爻象征"人"。这"天""地""人"三才，统一于每个卦体之中。《系辞传》看到了这一奥秘，并加以阐述："六爻之动，三极之道也。"三极，就是三才。道，即一阴一阳对立统一、互相转化这一客观规律。这句是说：六爻刚柔所产生的种种变化，反映了天、地、人宇宙间最根本的客观规律。又说："有天道焉，有人道焉，有地道焉。兼三材（又作'才'）而两之，故六。六者非它也，三材之道也。"这句是说，（《周易》这部书广大无不包括，无不具备），有"天"之道、"人"之道、"地"之道。"道"为一阴一阳，故兼三才而重之，以设六位。六位并不是别的，而是代表着天、地、人一阴一阳之"道"的原理。这里的"天""地"，在哲学思维中指的是人的思维理性所能把握的客观自然界，也就是"天人合一"中的"天"。所以说，六十四卦每一卦的"三才"结构，就是一个"天人合一"的思维模式。在这个模式中，"天人"之间不是相互隔绝的，更不是相互敌对的，而是彼此变通的。这种变通，就是以爻变为符号、运动的阴阳相互转化，建构成"天人合一"的动态结构。

《周易》从以下几方面阐述了天人关系。

1. 《周易》的"天人合一"观，既追求天与人的和谐与统一，同时又肯定天与人的区别

《周易》的特点是：它自身是认识的主体和认识的客体之间的中介，它一头联系着客体，描摹着客体，恰如《系辞传》上所说"《易》与天地准，故能弥纶天地之道"（《易》书是以天地为准则，所以能包罗天地万物的规律）。"夫《易》广矣大矣，以言乎远则不御；以言乎迩则静而正；以言乎天地之间则备矣"（《易》书所包含的道理十分广大，从远处说则没有止境；从近处说则止于一身即可验证；从天地间的事物说则无所不备）。"夫《易》何为者也？夫《易》开物成务，冒天下之道，如斯而已者也"（《易》的作用是什么？它是用来揭示事物内在的道理以判断事体，概括天地间的规律，如此而已）。"是以明于天之道，而察于民之故"（总之，是用《易》来明白天道，细察民事的）。这些论述，都说明《周易》是认识对象的反映，它以描摹客体为务。它的另一头又联系着认识的主体，是主体赖以认识客体的依靠。又恰如《系辞传》上所言："夫《易》，圣人之所以极深而研几也。唯深也，故能通天下之志；唯几也，故能成天下之务；唯神也，故不疾而速，不行而至"（《易》书的产生，是"圣人"穷极了深奥的抽象理论，研究了极其微细的运动变化。唯其穷极了深奥的抽象理论，所以才能开通人的思想；唯其研究了极其微细的运动变化，所以能够判定天下的具体事物；唯其变化之快，所以不急走却迅速，没看到行动却达到了目的）。"圣人"就是这样利用《周易》所揭示的事理，去认识世界。《周易》作为主体与客体之间的中介，就反映了《周易》把"天"和"人"是区别开来的，这正是《周易》明显有别于先秦其他著作的突出之点。

2. 《周易》的"天人合一"观，既肯定天与人的区别，同时又重视天与人的联系

对于天与人的联系，道家也十分重视，但其性质大异于《周易》。道家强调天与人的自然性，意在迫使"有思有为"的人回到自然状态中去，像庄子所主张的那样"万物一体"。《周易》则强调天与人的规律性，无论是天的运动，还是人的活动，都不是或不可任意而为，都是有一定的规律性的。

《豫卦·象传》有这样的话："豫顺以动，故天地如之，而况'建侯行师'乎。天地以顺动，故日月不过，而四时不忒；圣人以顺动，则刑罚清而民服。豫之时义，大矣哉！""豫，安也，乐也。顺理而动则安，动而和顺则乐，豫之义也。"（王申子语）如，从；过，失度；忒，差错；清，犹明。这句话的意思是说，"豫"卦所言的顺其事理而行动，天地的运动都顺从这个客观规律，更何况建侯封国、行师作战一类的事呢。天地顺其固有的规律而运动，所以日月运行不失其常规之法度，四时的循环变化没有差错。"圣人"顺其事物固有的规律而行动，则刑罚清分，万民服从。这说明无论天道还是人事，都须"顺以动"，"豫"的意义重大啊！

"天地以顺动"，指出天地的运动是有一定规律的，而且其动是自然的；"圣人以顺动"，指明了人的活动也是有一定规律的，但人之动是有意识的，非自然的。在遵从"规律性"这一点上，天与人都不可违背。

类似这样的论述，在《周易》中尚有多处，且举几例，以观其义。

《观卦·象传》："观天之神道，而四时不忒；圣人以神道设教，而天下服矣。"神道，即阴阳变化之道。蔡渊注："神者，即《大传》神易之神也。在天则阴阳不测。"忒，差错；设教，设置政教。这句话的意思是说，观视上天的阴阳变化之道，而知春夏秋冬四时运行没有差误，是"天道不言"而以其无差误这一事实使人信服。"圣人"体现天道无差误而去设置政教，不必采用政令、刑罚这类强制性的措施，而应通过自己的行为无差误去行"不言之教"，这样臣下无不受其感化，则天下归服。

《恒卦·象传》："天地之道，恒久而不已也……日月得天而能久照，四时变化而能久成；圣人久于其道，而天下化成。观其所恒，而天地万物之情可见矣。"恒，恒久，是说对立面处于某种中和状态，在一定条件下，可以保持它的相对稳定性。这句话的意思是说，天地客观自然规律，总是处在不停的运动变化之中，有始则有终，有终又有始，终始相因，往复不穷（说明了不变的相对性与变化的绝对性），日月照耀大地，这是恒久不变的，但这个恒久不变的照耀，又是以得天作为它的存在条件的，没有天这个客观条件的存在，日月照耀就不能恒久（强调恒久不变的现实性与相对性）。四时的运转总是处在变化过程之中，日复一日，年复一年，从不停顿，发展无限，万物由此而生生不已（这又强调了变化的绝对性），这种万变之中有不变，变化绝对性与不变相对性的关系，"圣人"经久地掌握和运用它，推行教化，来成就天下人。

《咸卦·彖传》："天地感，而万物化生；圣人感人心，而天下和平。观其所感，而天地万物之情可见矣。"天地感，即阴阳二气感。这句话的意思是，（天气下降，地气上升）天地阴阳二气相感，万物才能变化生成。"圣人"之心与民众之心交感，而天下和平。通过观察自然界和人类社会的这种阴阳二气相感，男女相感和"圣人"与民众相感，看到了万事万物都是由于对立面互相感应，才构成了一个统一体，这就是事物的普遍性情理。

《颐卦·彖传》："天地养万物，圣人养贤以及万民，'颐'之时，大矣哉！"颐，养也。这句话的意思是，养生的正道，就是适时而有节，如天地养万物，当寒则寒，当暑则暑，万物养得其正而生生不息；如果当寒而暑，当暑而寒，天地就不能生养万物。治国亦如此。"圣人"君主一人，岂能养万民之生，主要得依靠培养"贤人"，通过他们去进行治理，天下才能得其所养。"颐"的注重及时，重大啊！

从上面引文中可以看出：《周易》"天人合一"的观点是，天有怎样的规律，人也有怎样的规律。天恒久，人也恒久；天地感，人也感；天地养万物，"圣人"养万民。人的规律与天的规律，具有相同的客观性。

这里有一点值得注意，在学术界也颇有争议，就是《周易》谈及天人关系时，往往用"圣人"，很少称"人"。我认为，不必过分地把"圣人"的含义复杂化，所谓"圣人"就是指当时那些既仁且智又居最高势位的人，或在道德修养上高于一般人，或在认识水平上超过一般人，或在社会地位上高于一般人，总之，具有当时的"人"的代表性。

3. 《周易》全书强调，作为认识主体的"人"是有意识的，作为客体的"天"是无意识的

这个观点，通过《系辞传》，得到了比较充分的表现。

"子曰：'书不尽言，言不尽意。'然则圣人之意，其不可见乎？子曰：'圣人立象以尽意，设卦以尽情伪，系辞焉以尽其言，变而通之以尽利，鼓之舞之以尽神'。"（《系辞》上）情，情实；伪，虚伪。这句话的意思是，孔子说：文字不能完全表达语言，语言也不能完全表达思想。如此说"圣人"的思想认识，岂不是见不到了吗？孔子回答说：正因为语言、文字不能完全表达人的思想，"圣人"确定用形象的东西来表达他的思想，设计出卦来反映他

认识的虚虚实实，再在卦下系上文字说明来作为完全尽意的话，加以变通来得到全部好处，从而使百姓受到鼓舞而不倦于事业，这就收到了阴阳变化不测的神妙的作用。

"圣人有以见天下之赜，而拟诸其形容，象其物宜，是故谓之象。圣人有以见天下之动，而观其会通，以行其典礼，系辞焉以断其吉凶，是故谓之爻。言天下之至赜而不可恶也；言天下之至动而不可乱也。"（《系辞》上）赜，杂乱；拟，比类；会，阴阳会合；通，乾坤交通；典，典常；礼，同"理"；言，语助词；恶，厌。这句话的意思是说，"圣人"看到天下事物最复杂，从而（用卦爻）来比拟它的形态，象征它的事物的所宜，所以叫作象。"圣人"有了用（卦爻）来看到天下事物的变动，从而观察它的会合交通，在万变之中却有其不变的常理，把它提炼成典章制度加以推行，在卦爻下边系上卦辞爻辞来断定事物的吉凶，所以叫作爻。虽然天下事物最复杂，有了卦象的条理分类之后，就不至于厌烦了；虽然天下事物极为变动，有了爻和爻辞的说明之后，就不至于盲目乱动了。

由此看来，"圣人"（作为认识主体的"人"的代表）有思有意，通过立象、设卦、系辞、变通和鼓舞，把"思"与"意"表达出来，说明"人"是有"意识"的。至于说明作为认识客体的"天"是无"意识"的，请看以下文字。

"《易》无思也，无为也，寂然不动，感而遂通天下之故。"（《系辞》上）感，动；故，事。这句话的意思是说，《易》书本是没有思虑的，没有作为的，寂静不动的，但当触动它（即行筮法）之后，却能通晓天下万事万物。

"《易》与天地准，故能弥纶天地之道……与天地相似，故不违。"（《系辞》上）弥，大；纶，缠裹；相似，等同。这句话的意思是说，《易》书是以天地为准则，所以能包罗天地万物的规律……而《易》所讲的阴阳变化与天地是等同的，所以它不违背天地阴阳变化的规律。

天地无思无为，自然而然，"圣人"有思有为，却主动设计，《周易》肯定了"人"的主本性。先秦道家，老庄者流，重天而轻人，视人仅仅是自然的一部分，失却了主体的意义；《周易》在天人关系中，则重天更重人，强调人是认识的对象，更是认识的主体。此外，《周易》也与荀子不同，不言胜天的问题。它认为天与人本来就是统一和谐的，人的任务是从实践和认识这两个方面，来实现这种统一与和谐。

4. 《周易》"天人合一"，是"合"于"生"

在《易经》六十四卦"吉凶观"的基础上，《易传》衍生出了关于人的"生死观"，这就使卜筮中的"天人合一"发展到了先秦哲学的"天人合一"的智慧高度。卜筮以人之生为吉，以人之死为凶，其思维与情感的流向总是趋吉避凶；而当发展为哲学的"生死观"时，《周易》则突出表现为"重生忌死"。在《易传》中，处处谈"生"："大哉乾'元'，万物资始""至哉坤'元'，万物资生"（以上出于乾、坤二卦《彖传》）；"乾道成男，坤道成女""乾知大始，坤作成物""生生之谓易""天地之大德曰生"。（《系辞》）而仅有一处谈及"死"："原始反终，故知死生之说"（《系辞》上），是说推原万事万物（人亦在其中）的开始，故知它的所以生，返求万事万物所以终，故知它的所以死，因此认识到生死之说不外乎阴阳变化的一合一离。由此看来，《周易》在生死观上，重视"生"而轻视"死"。

《周易》把关于"生"的思想，与"天人合一"观对接在一起，认为"天人合一"，就"合"于"生"。"天"下生为"人"；"人"上应于"天"。天，人格化、人情化；而人，天则化、天道化。《周易》以"生"为内容的"天人合一"观，是与其生殖崇拜思想密切相关的。

尽管现代易学家不同意阴爻、阳爻象征男女生殖器的观点，但不等于说《易传》中没有生殖崇拜的思想。前文已多次提到《易》之经文讲占筮，其中蕴藏着哲学；而《易》之传文已经从占筮的水平升华到哲学的高度，并且《易经》与《易传》既不可等同看待，又不可截然分开。

乾、坤两卦，为《易经》上经之首卦、二卦。《说卦传》："乾为天、为父。"又云："坤为地、为母。"《序卦传》："有天地然后有万物，有万物然后有男女，有男女然后有夫妇，有夫妇然后有父子。"《易传》认为，人的生殖繁衍，是宇宙间的原初与大事，并直言不讳、庄严纯洁地加以叙述。这还不算，还在乾、坤两卦的《彖传》中，将乾、坤两卦象征男女生殖，发出由衷的赞叹："大哉乾'元'""至哉坤'元'"！直探万物（特别是人）的生命本源。从生殖繁衍的角度，"乾元"与"坤元"是一对朴素的性生理学的基本因素，而这刚健的乾与柔顺的坤又各具有作为生命之"元"的潜能与亲合力。生命之"元"，非是常"物"，乃是那生生不息的精气，是宇宙间所有生命形态中最原初、最高级的生命的潜核，其功能在于延续人类群体及万物生命，本有各向异性亲合的"动"势，正是《易传》以其独特的哲学目光，首先审视到这"大"与"至"的生殖之"元",由此涵渗着其重"生"的哲学思想。

"乾元"与"坤元"彼此亲合,自然相感,必然驱使两性走向自然结合。《系辞传》(下)说:"天地絪缊,万物化醇;男女构精,万物化生。"絪缊,指气盛而交融。构精,指形体交合。这句话是说,天地阴阳二气交融在一起,最后凝聚变化,形成万物的形体;男女或动物两性形体交合,万类生化。处于"絪缊"状态的"乾元"与"坤元",通过"构精",而成为性别各异的生命个体,这就是《易传》中所谓的"乾道成男,坤道成女"。首先,只有两性相感,男女"构精",才能产生生命。有人认为,《易》下经第一卦"咸"(即感),是一首对"乾元""坤元"自然相感的壮丽的"赞美诗"。因为"感"字去掉"心",成为"咸",以象征无心的感应,这是异性间自然的、必然的现象。咸☱☶,下艮上兑,象征两性相感。清代易家陈梦雷说:"兑,少女;艮,少男也。男女相感之深,莫如少者。"《系辞传》(上)对此描述可谓"直言不讳":"夫乾,其静也专,其动也直,是以大生焉。夫坤,其静也翕,其动也辟,是以广生焉。"专,通"抟",团也;翕,闭;辟,开。这句话的意思是,乾,它代表天,阳性,以刚画"—"为标志。它静的时候是团团的,动的时候是直直的,所以能大生万物。乾天阳性的刚画"—",深求则无止境,近说切于人身,即可领会其意。坤,它代表地,阴性,以柔画"- -"为标志。它静的时候是合闭的,动的时候是辟开的,所以能广生万物。坤地阴性柔画"- -",深求则无止境,近说切于人身,亦即可领会其意。乾、坤的自然相感,呈现着生命的"动"态之"美",而生命的"静"态,则意味着"乾元""坤元"有待于进入生命相感的历程。其次,男女相感相合,又意味着已经成熟的生命个体,在新的生命意义上又回归于生命"絪缊"的原初状态。"人"的生命历程的新起点,是因为有男女两性通过"构精"而出现人生原初的"大和"境界。这就是《易传》重"生"的哲学意蕴。

《易传》关于"生"的哲学智慧的伟大之处不仅在此,还在于它认为自然天地所以能生万物,是因为天地亦如男女一样,在"絪缊"状态中相感、相交、相合的结果。这一思想在泰卦中得到了充分的反映。

泰卦卦体下乾上坤☷☰,泰者,通也。泰卦卦义之所以训为"通",正如《系辞传》所说:"易,穷则变,变则通,通则久。"即由于能变才能通。讲变通之理最大莫过于天地变化。就天地说,天高在上,地卑在下,是截然对立的,但是《泰卦·象传》说:"天地交,泰。"泰卦乾天在上而来居于下,坤地在下而往居于上，这一往一来交换位置，就体现着天地阴阳二气的交合，对立面相反相成而达到了统一，从而使万物生生不息，所以称"泰"。

这种"天地交，泰"的思想，在许多卦中得到了绝妙的解说，如贲卦：

贲卦卦体下离上艮（䷕），其下离卦，象征火，这里的火可以指太阳，太阳在天，天为乾。离卦本是乾体（☰），由于坤（☷）的一个柔爻来交于乾二而成离（☲）。其上艮卦，象征山，山属地，地为坤，艮卦本是坤体（☷），由于乾（☰）的一个刚爻来交于坤三而成艮（☶）。

乾坤为天地，天地又是男女，男女又是乾坤，这就是"天人合一"。

这种哲学智慧，就其思维的品格，直率地说，就是从男女的交合去比附天地的"化育"；就是将"人"纳入"天地"运行发展的整体动态大系统之中，仍然是从人的生殖角度来理解"天人合一"的关系和境界的。

第四章　医易相关之历史沿革

古今易学发展的历史，为我们研究医易相关问题奠定了基础。

第一节　《周易》医易相关的本源

说到"医易相关"，必须追本溯源。医与易的最早结合，始见于《周易》之经文。在六十四卦之中，直接或间接涉及医理的卦竟达 39 个之多，它们分别是：乾、坤、屯、蒙、需、讼、师、小畜、履、泰、否、豫、蛊、噬嗑、剥、复、无妄、颐、大过、咸、遁、大壮、明夷、睽、解、损、夬、姤、困、井、鼎、艮、渐、归妹、丰、兑、涣、既济、未济。这就说明，在《易经》成书的漫长岁月中，直到西周初年《易经》正式问世，医学方面的内容一直与《易经》有着密切的联系。到战国时期，《易传》成书，在《系辞传》《说卦传》《象传》和《彖传》中，对医学问题也有所论述，充分体现了医易相关，证实了医易同源的观点。《周易》的经、传中，涉及一系列与医学有关的问题，总括起来有以下几个方面。

1. 乾卦内涵，包含了天象与医学。人与天地是一个统一的整体，天地间的一切变化都会在人体中得到反映，这是"天人相应"思想在原始医学中的萌芽。

2. 坤卦内涵，包含了环境与医学。地理环境、地理气候对人的生命诞生和成长有着至关重要的影响，这是环境与医学的思想在原始医学中的萌芽。

3. 在《易经》的卦、爻辞中，有许多内容涉及人体的各个部位，这表现出人体的整体观在原始医学中已经萌芽。

4. 上古时代，医药条件很差，为了生存，我们的祖先十分重视预防与养生，这表现出朴素的预防养生思想。

5. 《易经》中也偶涉人体的某些部位，反映了我们的祖先对人体解剖部位的初步认识，还记载了 12 种不同的生理功能。

6. 《易经》中对饮食与健康也有论述，涉及节制饮食、食物问题、饮水问题等。

7. 《易经》中记载了结婚嫁娶的场面，论述了生育的机理，涉及了"久婚不育"和"孕而不育"等问题。

8. 《易经》中记载了某些疾病、药物，阴阳对立统一的思想，成为中医学理论的思想渊源。

这些都是《周易》经、传中原始医学思想的例证，虽属偶涉，不成系统，但其中反映出的有关医学的思想观点非常可贵（见第七章）。

第二节　先秦援易入医显端倪

《周易》对中医理论的影响，究竟始于何时、何书？这是一个很有学术价值的问题。

中医界有人说，在两汉以前的医学著作中，尚未发现易学对医学的直接影响，并举出淳于意的"诊籍"、扁鹊的《难经》，以及《神农本草经》作为证明。其实大谬不然，《黄帝内经》就是跨秦汉两代而成书的，对此，学术界已无异议；何况还有一部《阴阳大论》。这部医籍在张仲景的《伤寒论》序言中曾提到："感往昔之沦丧，伤横夭而莫救，乃勤求古训，博采众方，撰用《素问》《九卷》《八十一难》《阴阳大论》《胎胪药录》，并平脉辨证，为《伤寒杂病论》，合十六卷。"这里提到一系列的医药书籍：《九卷》，即《灵枢》，与《素问》合称《黄帝内经》，这在班固的《汉书·艺文志》的《方技略》中有明文记载："《黄帝内经》十八卷……"至于《八十一难》班固虽未记入史书，但书今尚存，且知其成书于东汉以前（一说在秦汉之际）。唯《阴阳大论》《胎胪药录》，由于其书早佚，除在《伤寒论》序中提及之外，罕见于其他文献，注释者们的注释亦较为含混，只云"古医经名，今佚"。我读刘渡舟 1991 年主编的《伤寒论校注》（人民卫生出版社 1991 年 6 月版），以明万历赵开美的《仲景全书》中的《伤寒论》为底本，不似其他许多版本，大都只取其中三阴三阳篇进行注释阐发，而将辨脉法、平脉法、伤寒例、辨痉湿暍脉并治及诸可诸不可等篇均予删去。今刘氏主编的《伤寒论校注》乃《仲景全书》中的全本《伤寒论》。在卷第二伤寒例第三中，张仲景搜采了《阴阳大论》中比较完整的一段文字。从这段文字中可以清晰地看出《周易》的"天人合一"思想和阴阳消长思想（见第九章）。

对于《阴阳大论》，学术界有的人认为是独立的医著，有的人认为是《素问·阴阳应象大论》的前身，无论哪种看法，都不影响它是秦汉之际的医籍。由此可见，援"易"入医，在先秦时代的医籍中就显露端倪了。

这里还有一部书需要提及，那就是早于《内经》的《太始天元册》。这是一部已佚的古代天文学方面的文献，其中部分文字，被《素问·天元纪大论》所引用，从而得以保存。由于这段文字是运用"易"理来解释万物的生生化化和品类万类的情况，又被《内经》作为运气学说的理论基础，自然也应视为最早的医籍之一："……《太始天元册》，文曰：太虚寥廓，肇基化元，万物资始，五运终天、布气真灵，揔统坤元，九星悬朗，七曜周旋，曰阴曰阳，曰柔曰刚，幽显既位，寒暑弛张，生生化化，品物咸章。"其中有些句子，直接来自《周易》乾、坤两卦的《彖传》："大哉乾元，万物资始，乃统天，云行雨施，品物流行"；"至哉坤元，万物资生，乃顺承天，坤厚载物，德合无疆，含弘光大，品物咸亨。"

《周易》的思想，表现在《阴阳大论》《太始天元册》中，就今仅存的文献而论，尚不完备系统，与它对《黄帝内经》的影响相比只可算作"初露端倪"而已。

第三节 《内经》医易结合的开山

西汉初年问世的《黄帝内经》，是目前中医学的第一部经典，就成书过程而论，它是一部跨时代的作品。这部书不仅是中医理论的开山之作，也是医易结合的开山之作。《周易》对中医理论有着至远、至广、至深的影响，它是中医理论的渊薮，中医基础理论可以说是《周易》思想的化身，《周易》的许多观点，在《黄帝内经》（以下简称《内经》）中得到了系统而充分的体现。

在《内经》成书的数百年中，一代又一代、一批又一批没有留下姓名和生平事迹的古代医学家们，从《周易》中汲取精华（当然也从《尚书》《左传》《老子》《论语》《庄子》及阴阳家的著作中吸取营养），融"易"理于医理之中。主要表现在以下几个方面。

1.《内经》的宇宙观受《周易》的启导，对于宇宙本源和万物生成的认识与《周易》的观点是一致的（见第八章）。

2.《内经》吸取了《周易》阴阳对立统一的观点，将阴阳哲学运用于医学领域，使之成为中医学的理论基石，从而形成了体系完整、独具特色的中医阴阳学说。其主要内容包括：①阴阳为岐黄医学之本。②阴阳是相对的。③阴阳是互根的。④阴阳是交感、升降的。⑤阴阳是彼此消长、相互转化的。⑥阴阳是协调中和的（见第八章）。

3.《内经》吸取了《周易》思维方法的特点，形成了熔抽象思维和形象思维于一炉的中医思维模式：①"天人合一"、主客体同构的致思倾向。由天之阴阳五行来推演人的阴阳五行；强调人体与外界自然环境的统一与和谐。②取象比类的思维格局。《内经》运用《周易》的这种思维格局，通过模拟、比类来阐述人体的脏腑和生命现象（见第八章）。

整部《内经》中，虽然直接引用《周易》原文的地方并不太多，但《周易》的思想俯拾皆是。《内经》作者的高妙之处，在于裁化《周易》的语言，融汇《周易》的思想实质，从而把"易"理渗透到医理之中。

第四节　汉代医易相关结硕果

汉代的易学有一个特点，即是易学家们将《周易》与自然科学相结合，这种趋势必然影响到医学界。《黄帝内经》已是医易结合的典范，汉代医家继承了这种传统，继续运用"易"理来阐述医理。在汉代，医易专论虽然不多，但从医籍中可以清楚地看到《周易》对一些名医的影响。

中医界有这样一种观点：即认为张仲景的不朽医著《伤寒论》，是在《内经》的影响下写成的，与《周易》无关。这是片面的、错误的。对《伤寒论》进行认真研究后可以发现，尽管全书中没有《周易》原文（这一点与《内经》一样），但却可看到卦爻与卦名，自始至终，无不体现着《周易》的思想，特别是六经辨证体系的形成，《周易》卦的六位、阴阳、变化等，起了决定性的作用。《周易》的六位，是确立《伤寒论》六经的基础；《周易》的变化，是《伤寒论》辨证论治的先导；《周易》的阴阳学说，是《伤寒论》整部医书的理论基石。

通观全书，《伤寒论》与《周易》的关系，主要反映在以下几个方面。

1.《伤寒论》中的阴阳对立统一思想。

2.《伤寒论》中的阴阳中和思想。

3.《伤寒论》中的阴阳互根思想。

4.《伤寒论》中的"天人合一"思想。

5.《伤寒论》中的阴阳消长思想。

6.《伤寒论》与《周易》的循环观。

7.《伤寒论》中六经辨证的理论体系和辨证方法，是在《周易》与《内经》的直接影响下形成的（见第九章）。

通过以上七个方面，我们可以清楚地看到，《周易》对《伤寒论》的影响所涉及的方面，与《周易》对《黄帝内经》的影响所涉及的方面有着惊人的相似之处。医易同源，医易相关，确实是一个连续发展的历史过程，大医家对运用"易"理来指导医学，历来都是十分重视的，这在张仲景及其伟大著述《伤寒论》中又一次得到了充分有力的证实。《伤寒论》可以说是汉代医易结合的硕果。

第五节　魏晋医易相关仅一般

魏晋时代，医书存世者不多，可考者唯有《中藏经》。旧题汉华佗著，实为六朝人所著。其中也渗透了《周易》的思想，可惜文字不多，只是用"火来坎户，水到离扃"的坎离卦象的变化来论证阴阳水火升降之理。

第六节　隋唐医易相关谱新篇

至隋唐，随着医学的发展和医籍的增多，医易相关呈现出一种新的上升趋势。

隋代巢元方的《诸病源候论》——中医学第一部病因病机学专著，将《周易》的思想，融汇于书中。

1. 以《周易》的阴阳消长盛衰规律分析时气病

《诸病源候论·时气病诸候》中，阐述了阳气盛衰对病情发展的影响："从春分以后至秋分节前，天有暴寒者，皆为时行寒疫也；一名时行伤寒。此是节候有寒伤于人，非触冒之过也。若三月、四月有暴寒，其时阳气尚弱，为寒所折，病热犹小轻也；五月、六月，阳气已盛，为寒所折，病热则重也；七月、八月，阳气已衰，为寒所折，病热亦小微也。"

2. 吸取《周易》的阴阳观念，分析、认识人体的生理与病理现象

在生理方面，《诸病源候论·诸病诸候》云："人禀阴阳而生，含二气而长。"《诸病源候论·妇人妊娠病诸候上》云："阴阳和调，二气相感，阳施阴化，是为有娠。"这与《说卦传》所说的"乾以君之，坤以藏之"何等相似。在病理方面，《诸病源候论·劳虚病诸候》云："阴阳不利，邪气乘之。""虚劳而热者，是阴气不足，阳气有余，故内外生于热，非邪气从外来乘也。""劳伤则气血虚，使阴阳不和，互有胜弱故也。阳胜则热，阴胜则寒，阴阳相乘，故发寒热。""阴阳不守，脏腑俱衰。"这些论述完全是运用《周易》的阴阳理论，特别是"中和观"，来分析虚劳病诸候的病理现象的。

3. 用《周易》八卦配合方位表示邪气的阴阳刚柔

《诸病源候论·风病诸候下》说："西北方乾为老公，名曰金风……此风奄奄忽忽，不觉得时，已经七年，眉睫堕落；东方震为长男，名曰青风……东北方艮为少男，名曰石风……北方坎为中男，名曰水风……西南方为老母，名曰穴风……东南方巽为长女，名曰角风……南方离为中女，名曰赤风……西方兑为少女，名曰淫风……其状似疾，此风已经百日，体内蒸热，眉发堕落。"这是源于《说卦传》中的乾为父、坤为母、震为长男、巽为长女、坎为中男、离为中女、艮为少男、兑为少女的类比。

4. 吸收了《周易》"天人合一"的思想

《诸病源候论·妇人将产病诸候》说："人处三才之间，禀五行之气，阳施阴化，方能有子。"《诸病源候论·妇人杂病诸候》说："月初出时，日入时，向月正立，不息八通，仰头吸月光精入咽之，令人阴气长……阴气长，益精脑髓。"

巢元方注重医易的结合，反映出隋代医家在医易相关研究中所取得的成果。

唐初著名医家孙思邈，十分重视医易关系，"不知《易》，不足以言大医"的名言，1300年来，一直为医家所尊崇。他在《大医习业》中，明确提出"凡欲为大医，必须谙《素问》《甲乙》《黄帝针经》……又须妙解《周易》六壬，并须精熟，如此乃得为大医。若不尔者，如无目夜游，动辄颠殒"，以教诲后学。在其巨著《备急千金要方》和《千金翼方》中，可以体会到医理与"易"理的融会贯通，不少篇章渗透了"易"为医之体、医为"易"之用的思想。遗憾的是，除有少量有关论述之外，如《千金要方》中说："夫天布五行，以植万类，人禀五常，以为五脏，经络腑腧，阴阳会通，玄冥幽微，变化难极，《易》曰：'非天下之至赜，其孰能与于此'？""夫二仪之内，阴阳之中，唯人最贵，人者，禀天地中和之气。"这位伟大而长寿的医家，没有为后世留下一两篇医易专论，实在是一大憾事！

唐代中期，医家王冰在整理研究《黄帝内经》的过程中，深谙医易相关之奥妙，在不少地方，他直接引用《周易》原文来诠释《素问》，实为以《易》解医之嚆矢。

如《素问·阴阳应象大论》云："阴阳者，天地之道也。"王冰注："谓变化生成之道也。《老子》曰：'万物负阴而抱阳，冲气以为和'；《易·系辞》曰：'一阴一阳之谓道'，此之谓也。"

又云："神明之府也。"王冰注："府，宫府也。言所以生杀变化之多端者何哉？以神明居其中也。下文曰：天地之动静，神明为之纲纪，故《易·系辞》曰：'阴阳不测之谓神'，亦谓居其中也。"

《素问·三部九候论》云："九候之脉，皆沉细悬绝者为阴，主冬，故以夜半死。盛躁喘数者为阳，主夏，故以日中死。"王冰注："位无常居，物极则反也。乾坤之义，阴极则龙战于野，阳极则亢龙有悔，是以阴阳极脉，死于夜半日中也。"

《素问·天元纪大论》云："故阳中有阴，阴中有阳。"王冰注："阴阳之气，极则过亢，故各兼之。故《阴阳应象大论》曰：'寒极生热，热极生寒'，又曰：'重阴必阳，重阳必阴'。言气极则变也。故阳中兼阴，阴中兼阳。《易》之卦，离中虚，坎中实，此其义象也。"

类似引《易》的注文不下20条，涉及乾卦、坤卦、离卦、否卦、坎卦、泰卦及《系辞传》《说卦传》等，充分体现了王冰对《周易》的研究颇为精深，深得其要，并应用"易"理、发展医理颇有成就，反映了唐代医易相关研究的成果与水平（见第十章）。

第七节　宋代医易相关无显绩

宋代是中国古代哲学思想发展史上一个极为重要的时期，也是易学发展最为繁荣和重要的时期之一。两宋时期，不仅易学派别繁多，而且当时著名的理学家如周敦颐、邵雍、张载、程颢、程颐和朱熹等人都借《周易》以立言，为《周易》作过传注。

然而，历史却给我们留下了一个难以理解的事实，即易学发展和繁荣，而对医学的影响却是甚微的。宋代前期，由于社会比较稳定，因而经济有了较大的发展，科学技术也取得了突出的进步。著名科学家沈括在所著的《梦溪笔谈》一书中，全面反映了当时天文、历法、地理、地质、数学、物理、化学、医学、生物、历史、考古等多方面的科学成就。宋代加强了医事管理，改进了体制，设立了翰林医官院，把医药行政和医学教育分立起来，重视医药人才的培养。由于革新了印刷技术，医学著作大量增加。一方面是国家系统校订、刊行了大批医书；另一方面是医家个人进行了许多研究和著述，同时还涌现了一批著名医家。遗憾的是，有关医易相关的内容，在宋代医籍中实属凤毛麟角。这一时期，对《伤寒论》的研究十分盛行，我们从伤寒学派的代表人物庞安时和朱弘的著作中，多少可以偶见一些医易相关的文字。

庞安时在《伤寒总病论》卷一中说："若阴独盛而阳气暴绝，必四脚逆冷，脐筑腠痛，身疼如被杖，面青，或吐，或利，脉细欲绝，名曰阴毒也。须急灸脐下，服以辛热之药，令阳气复生，濈然汗出而解。若阳独盛而阴气暴绝，必发躁，狂走妄言，面赤咽痛，身斑斑如锦纹，或下利赤黄，脉洪实或滑促，名曰阳毒也。宜用针泄热，服以苦酢之药，令阴气复生，濈然汗出而解也。"

卷五中说："天行之病，大则流毒天下，次则一方，次则一乡，次则偏著一家，悉由气运郁发，有胜有伏，迁正退位，或有先后。天地九室相形，故令升之不前，降之不下，则天地不交，万物不安，必偏有宫分，受斯害气……且人命有遭逢，时有否泰，故能偏著一家。"

朱弘在《活人书》中，运用了《周易》的阴阳学说，他强调，表里虚实阴阳是伤寒辨证的大纲，尤其是阴阳两纲最为重要。

他在卷第四中说："治伤寒须识阴阳二证"，并明确指出各种脉证一般的阴阳表里性质："阳行也速，阴行也缓……阳候多语，阴证无声；阳病则旦静，阴病则夜宁；阳虚则暮乱，阴虚则夜争。阴阳消息，证状各异。然而物极则反，寒暑之变，重阳必阴，重阴必阳，阴证似阳，阳证似阴，阴盛格阳，似是而非，若同而异。"

卷第二说："况伤寒尤要辨表里，脉浮为在表，脉沉为在里；阳动则有汗，阴动则发热；得汗而脉静者生，汗已而脉躁者死；阴病阳脉则不成，阳病阴脉则不永。"朱氏将常见的主要脉象，按阴阳表里进行分类，所谓"七表阳也"，即"浮芤滑实弦紧洪，属于表"；"八里阴也"，即"迟缓微涩沉伏濡弱，属于里"。他的这种分类，成为后世论脉象纲领的先驱。

论及宋代的医易相关，林亿不可不提。由林亿等人校注的《素问》，是宋代最有代表性的校注本。在校注中，林亿引《周易》释《内经》凡三次，其中一次是指出王冰引用《周易》原文出现的失误。

① 《素问·四气周神大论》云："阳气者闭塞，地气者冒明。"

王冰注："阳谓天气，亦风热也。地气谓湿，亦云雾也……取类者，在天则日月不光，在人则两目藏曜也。《灵枢经》曰：'天有日月，人有眼目。'《易》曰：'丧明于易'。"

林亿《新校正》："《易》无此文，岂误记'丧羊'为'丧明'耶？"

王冰确实误记了《周易》之文。大壮卦六五"爻辞"："丧羊于易，无悔。"大壮卦（䷡）的九三、九四两爻皆取羊为象，以代表阳刚，至六五而为柔爻，阳刚不见了，故称"丧羊"。"易"字，谓疆场也，即指六五爻为一卦，刚爻与柔爻的分界线。王冰本想引"丧羊于易"来解释天的清阳之气闭塞了，地的浊阴之气则上冒而昏蒙，有如"大壮"卦的六五之位出现的情况一样，代表阳刚的九三、九四两爻不见了，丧于六五之位——刚爻与柔爻的分界线上。林亿只纠正了引文的失误，并未深解其含义，这是美中之不足。

② 《素问·阴阳应象大论》云："阳生阴长，阳杀阴藏。"

王冰注："明前天地杀生之殊用也。神农曰：'天以阳生阴长，地以阳杀阴藏'。"

《新校正》云："详阴长阳杀之义，或者疑之。按《周易》八卦布四方之义，则可见矣。坤者阴也，位西南隅，时在六月、七月之交，万物之所盛长也。安谓阴无长之理？乾者阳也，位戌亥之分，时在九月、十月之交，万物之所收杀也，孰谓阳无杀之理？以是明之，阴长阳杀之理可见矣。"

《内经》认为，阳可主杀，阴可主长，泛指天地之阴阳而言。王冰则认为天之阳主生而地之阳主杀，地之阴主藏而天之阴主生，与《内经》之意有别。林亿则以"《周易》八卦布四方之义"来论证《内经》"阳杀阴藏"同样是合理的。这"八卦布四方之义"本于宋代易家邵雍的"先天八卦方位图"。明张介宾对这句话有精辟的解释："阳之和者为发生，阴之和者为成实，故曰阳生阴长；阳之亢者为焦枯，阴之凝者为固闭，故曰阳杀阴藏。"这与《内经》此句的上文"生杀之本始"句联系起来理解，总的是说万物生长和杀藏的变化，都离不开阴阳两个方面的相互作用。

③《素问·六微旨大论》云："岐伯曰：出入废则神机化灭，升降息则气立孤危。"

《新校正》云："按《易》云：'本乎天者亲上，本乎地者亲下。'《周礼》：《大宗伯》有'天产地产。'《大司徒》云：'动物植物'，即此'神机''立气'之谓也。"

林亿所引，出自《周易》乾卦《文言传》："子曰：'同声相应，同气相求；水流湿，火就燥；云从龙，风从虎。圣人作而万物觌。本乎天者亲上，本乎地者亲下，则各从其类也。'"

意思是：孔子解释"九五"的"爻辞"说："声调相同，产生共鸣；气息相同，相互吸引。水往低湿处流，火往干燥处烧；云跟随龙，风跟随虎。圣人的作为是使万物自然而然地感应，真情得以显露。本受气于天者是动物，含灵之属；天体运动，含灵之物亦运动，是亲附上。本受气于地者是植物，无识之属；地体凝滞，植物亦不移动，是亲附于下。这就是万物各依其类别，相互聚合的自然法则。"

林亿引《文言传》这段话的目的，主要在于论述大气运动的重要作用："（大气）内外出入的运动遭到破坏，生命的活动就要熄灭；上下升降的运动停止，自然界的各种事物也都不能存在"。因为正如《文言传》所言：本受气于天的是动物，为含灵之属；本受气于地的是植物，是无识之属。本于天者亲附于上，本于地者亲附于下，这是万物各依其类，相互聚合的自然法则。

至于"神机""气立"，是说凡是有生命的血肉之体（即人与动物），生气根于身体之内，以神为活动的主宰，称为"神机"；无生命的金石草木之类的物体，生气根于外，借气以成立，故曰"气立"。《素问·五常政大论》说"根于中者，命曰神机，神去则机息；根于外者，命曰气立，气止则化绝"，就是这个意思。

通过上述引证分析，我以为，宋代在医易相关方面的成果无甚显绩，与宋代理学和易学发展繁荣的学术局面相比，实在不能相称，只好让后人发"遗憾"之类的感慨了。

从先秦至宋，历代医家研究医易的情况大致如此：或将"易"理融于医著之中，或散见于医论之中，毋言完整的论文，即使是章节性的短文，亦属罕见，这大概只能归咎于历史了。是否可以这样结论：除《内经》和《伤寒论》之外，其他医家、医著有关医易的研究与运用均不够系统完整，评价不可过高，赞誉不可过分。

自金元之后，在继承前人成就的基础上，医易的相关研究有了进一步的发展，出现了一个新的局面。这主要表现在从金元开始，至明清，许多医家在其著述中，或有章节性的医易短论，或有完整的医易论文，还有一些专门的医易著作。至明代形成了一个以张介宾为代表的"医易学派"，并建立了以义理和象数为基础的"医易学"。

第八节　金元医易相关发幽微

金元时代，医易相关研究的成果要超过宋代。在著名的"金元四大家"中，刘完素、李杲、朱震亨三家都有医易论文，所涉及的方面比较广泛，在很大程度上阐发了医易相关之幽微。

一、刘完素以"易"理发"火热论"之幽微

刘完素在其所著《素问玄机原病式·序》中说："自古如祖圣伏羲画卦，非圣人孰能明其意二万余言……后《易》为推究，所习者众，而注说者多。

其间或所见不同而互有得失者，未及于圣，窃窥道教故也。易教本于五行八卦，儒教存乎三纲五常，医教要乎五运六气，其门三，其道一，故相须以用而无相失，盖本教一而已矣。若忘其根本，以求其华实之茂者，未之有也。"阐述了医易一理、相须为用的道理。

刘氏首创"火热论"，认为伤寒临床各种证候的出现多与火热有关，其理论即渊薮于《周易》"乾阳离火"，受《易传》"燥万物者，莫熯（hàn）乎火"的启发，结合临证实际，认识到六气均能化火，火热病极为广泛，从而提出"六气皆从火化"的思想，为其"火热论"奠定了基础。他又在《周易》"乾刚坤柔""损刚益柔"及《素问》"抑阳扶阴"的影响下，主张"降心火、益肾水"。刘氏医易相关的学术成就，为中医温热学派的崛起及寒凉学派的形成开了先河（刘完素的医易论，详见《古代名医解周易》第三章）。

二、李杲以"易"理发"脾胃升降"学说及药性之幽微

李杲在其所著《脾胃论》中，师承张元素"脏腑议病"的观点，另辟蹊径，以《周易》十二消息卦中的思想为指导，阐发《素问》"土者生万物"的理论，创立了"脾胃升降"学说。

李杲认为，自然界的一切事物都时刻不停地处于运动之中，升降浮沉的变化是其主要的运动表现形式，这种变化决定了"天地阴阳生杀之理"。一年之中，四季以春为首，春夏地气升浮而生长，万物由萌发而繁茂；时至秋冬，则天气沉降而杀藏，万物凋落而收藏。一年之气的升降，唯长夏土气居于中央，为浮沉变化的枢纽。以此天地阴阳消长生杀之理推及人身，则人身精气的升降运动，亦赖脾胃居于中央以为枢纽。

李杲运用"易"理，阐述药理，论述精当，亦可说独辟蹊径之论，是难能可贵的（李杲以"易"论药录，详见《古代名医解周易》第三章）。

三、朱震亨以"易"理发"相火论"之幽微

朱震亨既是医家，又是继承朱熹之学的理学家。他融汇了刘完素、张从正、李杲的学术思想，力倡在"相火论"基础上的"阳常有余，阴常不足"的学说，并在医理之中贯穿了《周易》的"太极动而生阳，静而生阴""吉凶悔吝皆生乎动"，以及"动而中节"等思想。

在元代学者戴良所著《丹溪翁传》中有一段极好的文字，充分说明了朱震亨深通"易"理，十分注重医易相关之研究。

"数年之间，声闻顿著。翁不自满足，益以三家之说推广之……乃以三家之论，去其短而用其长，又复参之以太极之理，《易》《礼记》《通书》《正蒙》诸书之义，贯穿《内经》之言，以寻其指归。而谓《内经》之言，盖与太极动而生阳，五性感动之说有合；其言阴道虚，则又与《礼记》之养阴意同。因作《相火》及《阳有余阴不足》二论，以发挥之"。

在其所著的《格致余论》一书中，《相火论》和《阳有余阴不足论》是医易相关的代表，也是朱震亨理论的中心。

在《相火论》中，他充分综合了《内经》以来各家学说有关相火的见解，又将"易"理用于医理之中，深入探讨内在火热的病机。朱氏认为，事物的生存离不开动与静，但其中"动"是主要的、基本的。自然界产生万物、人体维持生命，均以"动"为常。而"动"的产生，正是由于相火的作用，所谓"天主生物，故恒于动；人有此生，亦恒于动。其所以恒于动，皆相火之为也"。他十分重视相火对维持生命的重要作用："天非此火不能生物，人非此火不能有生。"除"动"之外，相火的"静"也是必要的。如果"动"而无"静"，是为"妄动"。因此，相火有正常与异常两种不同的含义。相火之常为生理，它"裨补造化，以为生生不息"；相火之变为病理，"其害甚大，其变甚速，其势甚彰，其死甚暴"；"相火妄动"；"煎熬真阴"。这一理论既补充了刘完素的"火热论"，也发展了李杲的"阴火"说。

在《阳有余阴不足论》中，朱震亨认为，即使在正常生理状态下，人体也存在着"阳常有余，阴常不足""气常有余，血常不足"的情况，这是人体阴阳的基本特点。他运用《周易》"天人相应"的思想，通过分析天地、日月阴阳的状况，并以此观察人身生命的发展过程，得出了上面这个结论。

以天地、日月而论，天、日为阳，地、月为阴。因为天大于地，"人受天地之气以生，天之阳气为气，地之阴气为血，故气常有余，血常不足"；因为日明于月，"人身之阴气，其消长视月之盈缺"，其说本于汉易"纳甲之说"。由此可见阳常有余，阴常不足。以人身而言，在人的生、长、壮、老的生命过程中，朱震亨分析了人体阴阳盈虚的情况，认为阴气难成而易亏，从而得出"阳常有余，阴常不足"的结论。

此外，在《格致余论》中，朱震亨运用"易"理撰写专论，对养生、生育、房事等问题做了透辟的论述（有关朱震亨的医易论，详见《古代名医解周易》第三章）。

第九节 明代医易相关成学说

从医易相关研究的角度来看，明代堪称硕果累累，著述颇丰，涌现了以孙一奎、赵献可、张介宾为代表的医易汇通大家。宋以前，中医理论的体系是以阴阳五行为架构的；到了明代，在宋明理学、易学的影响下，特别是在宋代首先流行起来的象数派的图书易学，形成了很有影响的学术思潮，其中周敦颐所著的《太极图》影响至深，医学家们受其影响，将太极理论运用于人体，从而产生了中医的"命门学说"。医学家从"易有太极"之说，转向生命起源的探讨，人体之中存在阴阳，那么产生阴阳的根源在哪里？人体中有脏腑、经络的存在，那么脏腑、经络又是如何产生的呢？"命门学说"开拓了中医理论的新领域，是医易结合所取得的一个划时代的成就。在经历了两千多年的漫长发展后，至明代，才形成了比较系统、完整的"医易学说"。

一、孙一奎以"易"理论命门动气

作为医家，孙一奎不但医理精深，医术精湛，更是精通"易"理。这为他运用"易"理创命门学说打下了坚实的基础。他与人论《易》，"为究乾坤之元，探有无之极，若悬河泻水而莫可底止"；"孙君之于医，亦可谓一以贯之矣"（史孟麟《赤水玄珠》序）。他彻悟《周易》的"阴阳变化之道"，"故能虚实实虚，虚实实虚故知变，知变则知常，知常然后生死人"（丁元荐《赤水玄珠》序）。其友人陈履祥赞曰，"东宿（孙一奎之号）之于《易》也，深乎……东宿之书，以随证用药终焉，其又得太极生生之用矣"（《医旨绪余》后序）！

孙一奎的命门说颇具独到之见，其胎息于《难经》中的有关论述，同时又受到《周易》哲学思想的影响。《难经》对"命门"的论述是："肾有两者，非皆肾也；其左者为肾，右者为命门。命门者，诸精神之所舍，原气之所系也，故男子以藏精，女子以系胞。"《周易》则论述太极和阴阳二气动、静变化而生成万物。

1. 孙一奎提出，人身的太阴就是两肾间的命门原气，即动气。他说："夫二五之精，妙合而凝，男女未判，而先生二肾，如豆子果实，出土时两瓣分开，而中间所生之根蒂，内含一点真气，以为生生不息之机。命曰动气，又曰原气。禀于有生之初，从无而有。此原气者，即太极之本体也。"他又指出，由于原气属阳，阳动则生；两肾属阴，阴静则化，从而生化成其他脏腑；命门乃两肾中动气……乃造化之枢纽，阴阳之根蒂，即先天之太极，五行由此而生，脏腑以继而成。这是孙一奎对医易结合的一大贡献。

他还形象地阐述了命门的属性，命门有如坎卦，一阳陷入二阴之中，是"坎中之阳"，是生命之本始，从而一反命门属相火的传统说法。

2. 孙一奎认为，命门动气是生生不息之根。人之所以生存，是"赖此动气以为生生不息之根，有是动则生，无是动则呼吸绝而物化矣"。他指出，若从根本来说，呼吸的原动力就是肾间动气，即先天之气。他说："呼吸者，即先天太极之动静，人之一身之原气也。有生之初，就有此气。默运于中，流运不息，然后脏腑得所司而行焉。"孙一奎的命门"动气为生生不息之根"的观点，不仅有广泛的生理意义，而且对呼吸功能来说尤为重要。

孙一奎有关医易的论述文章较多，内容丰富，且颇有建树，成就显著。(孙一奎的医易论，详见《古代名医解周易》第四章)。

二、赵献可以"易"理发挥命门学说

赵献可也是一位擅长将"易"理运用于医学的名家。他的家乡浙江《鄞县志》称其"尤善于《易》而精于医"。

随着明代医家对命门研究的日渐深化，不少人对《难经》的左肾、右命门之说抱有疑义，而且对命门在人身的重要作用，展开了深入的研究。赵献可以其卓识高见，独树一帜。

1. 赵献可提出：命门有位无形，为人身"真君真主"

他说"命门无形之火，在两肾有形之中"，亦即"两肾间动气"，明确指出命门无形却有位。在两肾之中，属火；而两肾有形，其左为阴水、右为阳水，属水。"命门即在两肾各一寸五分之间，当一身之中。《易》所谓一阳陷于二阴之中，《内经》曰'七节之旁，有小心是也'，名曰'命门'，是为真君、真主，乃一身之'太极'，无形可见。两肾之中，是其安宅也"。这段论述，清晰地阐明了两肾和命门的属性和位置，又指出了两者之间关系。

赵献可从"易"理出发，分别以水、火两个概念来阐述命门与两肾的生理功能。《易》说"一阳陷于二阴之中"，形成坎卦。坎为水，水中有阳方能化气而产生生命。坎为"水气潜行地中，为万物受命根本"。同理，命门在两肾中间构成坎卦，两肾由于命火的作用，才能化气而有生命，所以命门与肾是人生受命的根本。赵献可说："命门无形之火，在两肾有形之中，为黄庭，故曰五脏之真，惟肾为根。"清楚地指出了命门与肾既须区分又不可截然分开的密切关系，而命门始终处于发挥主导作用的位置。

2. 赵献可强调命门对先、后天的作用

《周易》认为，"太极"为无形的一元之气，太极动而生阳，静而生阴，然后分出先天无形的元阴、元阳。后来哲学家又提出无形的元阴、元阳，化生后天有形的阴阳。赵献可把人身命门比喻成"一身之太极"，而命门的形成又必须依存于两肾，即"两肾在人身中合成一太极"。而命门为"主宰先天之体"，有"流行后天之用"。所谓的"主宰先天之体"，是说人身先天无形的水、火之气，即真水与相火，由命门所主宰；所谓"流行后天之用"，是说在命门的作用下，无形的真水与相火周流于全身。相火禀命于命门，真水随相火流行，说明阴阳水火同出一根，周流不息，相偶不离，这是人体健康的根本保证。对命门的先、后天作用，赵献可一语以蔽之曰："盖火为阳气之根，水为阴气之根，而水火之总根，两肾间动气是也。"

3. 除对命门学说的发挥之外，赵献可的《阴阳论》和《相火龙雷论》亦是阐述医易相关的重要著作

在《阴阳论》中，通过对乾、坤两卦的分析，他提出了"阳统乎阴，天包乎地，血随乎气"的观点；运用复卦"七日来复"、既济卦"繻有衣袽"之备的思想，来强调治病要"防未然而治未病"；通过泰、否两卦中阴阳交感关系变化的分析，阐述人体阴阳升降之理；结合临床实际，精辟地论述了阴阳转化和阴阳互根之妙用。

在《相火龙雷论》中，他独出高论："世人皆曰降火，而予独以地黄汤滋养水中之火；世人皆曰灭火，而予独以桂附温补天真之火。"并通过震、复、随、颐等卦中所含医理的分析，说明"相火不药自伏"的道理。（有关赵献可

的医易论，详见《古代名医解周易》第四章）

三、张介宾集众家之大成创"医易学说"

张介宾在继承前代和同代医家研究医易成果的基础上，撰写了《医易义》《大宝论》《真阴论》《太极图论》及《阴阳体象》等一系列医易专著，创立了"医易学说"，对医学与"易"学的结合做出了杰出贡献。

张氏的"医易学说"第十二章有专门论述，这里仅述其梗概。

1. 张介宾的"医易学说"，以宋元易学为基础，高屋建瓴，形成体系。

2. 张介宾"医易学说"的中心理论是"阴阳太极"说，主要包括两大内容：一是用"太极"之理，阐述"命门学说"；二是"以阴阳者一分为二"的思想，强调人体精气的阴阳一体。

3. 张介宾以"易"论医内涵丰富。

4. 大量运用图书易学解释医理，是张介宾"医易学说"的一大特色。

通观张氏的"医易学说"可以清晰地看到，他是将《周易》的思想理论和宋代易学大师们的成果，全面而系统地与中医学说紧密结合，既富有鲜明的时代特色，又富有大胆的创新精神，从而把医易学的研究提高到一个新的历史水平。

第十节　清代医易专著遗后学

清代易学的发展，与其思想文化发展的主流是同步的。明末清初，由于社会动荡，阶级矛盾和民族矛盾极为激烈，所以思想界很活跃，出现了许多具有唯物主义思想的学者。康熙中叶以后，清朝统治已趋稳定，民族矛盾逐渐缓和，在统治者的压制与拉拢相结合的策略下，清初思想界生动活泼的局面被扼杀。康熙对士人诱以功名利禄，将他们的聪明智慧引向编纂书籍，整理和诠释古代经典，从 18 世纪中叶至 19 世纪初，形成了以"汉学"为中心的学术盛行的"乾、嘉时期"。"汉学"是清代最具代表性的学术主潮，汉易是清代易学的主流。清代的汉易，主要是用文献学、考据学的方法去治《易》。

清代的医易学并未完全受"汉学"主潮的影响而面向文献与考据，而是结合医理与应用，提出新解与创见。清代医家，其重视医易相关者比较普遍，因此，有关医易方面的论述也比较多，并且出现了邵同珍的《医易一理》和唐宗海的《医易通说》这样一批医易专著，充分体现了清代医易学的成就。中医界有的学者认为："在清代，无论是医学家，还是专门以研究《周易》名家的惠氏父子及焦循，都不再去关心医与《易》的关系了。"这种观点，值得商榷。

一、叶天士"扶正重视先天、后天"

清代前期的名医叶天士，虽平生著作甚少，但在其治疗法则中可以看到医易结合的成就，主要体现在"扶正重视先、后二天"，强调"中下兼顾"的思想。对于培补先天，叶氏强调"肾阳静而望藏"，抓住肾主静主藏的特点；对补益后天，叶氏认为"脾阳宜动则运，温补极是而守中及腻滞皆非"；"脾阳不主默运，胃腑不主宣达，流脾降胃，令其升降为要"；对先、后二天的关系，则强调"脾阳宜动，动则能运；肾阳宜静，静则能藏"，以及"肾阳自下涵蒸，而脾阳始能运筹"。补后天时，重视培养先天；益先天则又重视培后天，中下兼顾，脾肾两补，注意刚柔、动静、升降诸方面的关系。

二、何梦瑶以卦象阐述医理

何梦瑶在其《医碥》中，运用卦象对命门、心肾、水火、精神的关系及气血同根于肾等理论问题作了阐述。他在继承总结明代孙一奎、赵献可和张介宾命门学说的基础上，提出了"两肾为水，命门之火寓焉，一阳藏于二阴之中，于卦为坎"的观点（《医碥·水火说》），以坎卦中之二阴爻释肾水，一阳爻释命门，即用阳寓阴中之象，释命门为水中之火。并对命门的功能做了进一步的说明："肾水为坎中之阳所蒸，则气上腾……"（《医碥·气》）。这种认识，由于更为抽象概括，从而摆脱了解剖部位的局限，也就更加符合中医的思维方式。至于心肾与水火的关系，由于心属火居上，于卦为离；肾属水居下，于卦为坎；火性本上炎，水性本下润，离在上，坎在下，两者本不能自然相交。那么，肾水究竟是如何"上承"的呢？何氏认为，肾水是在命门之火（肾阳）的蒸腾作用下而上承的（《医碥·气》）；心火得肾水之滋润，受制而下降："火性本上炎而外现，得水以制之，则离交于坎，龙潜于

神奇三学易·道·医

渊，内蕴而为神明，下济而成交泰"（《医碥·发热》）。这样，通过肾阳蒸腾，肾水上承，济心阴以制心火，心火下降，以助肾阳的过程，离上坎下便能够交流。不仅坎中之阴可上济心阴，而且坎中之阳亦可上助心火。何氏认为"火根于肾而属于心"。"肾于卦为坎，于令为冬，于位为北，本水之宅也，而阳根于阴，则火生焉，下潜而上升；心于卦为离，于令为夏，于位为南，则火之宅也，至其宅而后旺，故从其旺而属之心也"（《医碥·水火说》）。对于心肾与精神的关系，由于心藏神，肾藏志，关系十分密切，所以何氏认为："心之神下交则肾有所主而志定，即坎中之一阳也；肾之精上奉则心有所溢而神安，即离中之一阴也"（《医碥·恐》）。精为离中一阴，能滋神；神为坎中一阳，能定志，精与神互根互用，不可分离。对于气血，医家多以二者同源于水谷精微为据，何氏则提出"血即天一之水，气为坎中之阳，同根于肾"的观点（《医碥·气》）。天一之水属肾，肾于卦为坎，坎中之阳为气，坎中之阴为血，这样，气血便同根于肾。

三、章楠著《论易理》驳景岳

章楠在其著述的《医门棒喝》一书中，有不少论述医易的内容，其中《论易理》是其代表作。这篇文章，主要针对张介宾在《医易义》中提出的"扶阳抑阴"之论予以批驳。章氏认为，"扶阳抑阴"是儒家治世之言，非《易》之实理；读经先须明理，"执中无权，犹执一也"；他强调若论医理，则阴阳不可稍偏，"阴平阳秘，精神乃治"。总之，对于究竟如何理解"易"理与医理中阴阳的概念和关系，章氏提出了自己的看法。

此外，余国佩在其《医理自序》中也论述了医易之关系："医理一如'易'理，'易'之吉凶悔吝在人为，犹人之疾病生死由于自作，趋避之方，原可自择。"书中余氏强调："易"之用在于阐明对待之常及变化的规律；而医之用则为燮理阴阳、替天行道的手段。以"易"理讲医理，在于运用阴阳两大纲领，在临证时可以提纲挈领，执简而驭繁。晚清的石寿棠在其所著的《医原》中，运用"易"理，对病因、辨证、治法、用药等诸多方面详悉阐述，颇多精义，尤其突出了阳燥阴湿为病因之纲，亦属创见。

除了上面提到的这些医家之外，清末的邵同珍、唐宗海及其医易专著，成为清代医易相关研究的代表。

四、邵同珍著《医易一理》补前人所未及

邵同珍家本儒士，世习岐黄，曾为刺史，后弃官为医，既精于医，又邃于《易》。友人称其"少读《易》，长工医，晚年神而明之作《医易一理》一卷，将人之全体配合八卦，绘图贴说，简而明，精而当，补前人所未及"。

在谈到这本书的写作意图时他说道：在"读书之暇，兼肄《灵》《素》《金匮》《千金》诸书，于医学源流稍窥门径，唯古人所论脏腑形象，蓄疑已久，后见《医林改错》，又疑人亡气散，血脉不行，其脏腑形象未必仍如生前，遍览诸书，惜无有发明此义者，今年逾七旬……无所事事，辄取周（敦颐）、邵（雍）诸子、《参同契》诸道书，泊各医家著述，旁参互证，始于脏腑疑图涣然冰释，然后知医之理即《易》之理，《易》之用即医之用，贯通附比，不爽纤毫。今言造化，阴阳也；太极、两仪，阴阳所由分也；四象，阴阳之太、少也；八卦，阴阳之上中下也。譬之人身脏腑、五官呼吸、生育，皆应深求其当然之理，所谓'乾道变化，各正性命'也。余故于内景之与《周易》相配合者，分别图说：一图以脾胃为太极者，明其体，言主宰之理，先天也；一图以中宫为太极者，明其用，言流行之气，后天也。名曰《医易一理》。"

通览全书，乃是以脾胃为太极言其体，以中宫为太极言其用，作为总纲；以人身脑气、血脉、藏象，作为分目。设有人身脑气血脉根源藏象论（包括脑脏论、心脏论、肺脏论、肾脏论、脾脏论、胃腑论、小肠腑论、大肠腑论、膀胱论、悬雍咽喉会厌论）、目视耳听论、鼻嗅并呼吸舌味声音论、气血论、明理论、阴阳论、先天神气论等，运用"易"理，阐述医理，突出强调人身五脏六腑是一个不可分割的整体，对声音、视听、呼吸、嗅味也很重视。书中有图四幅，是邵同珍在继承图书易学的基础上，融"易"于医，大胆创新，匠心独运，绘制而成的，为前代诸家之所无。图后又翼以说，以"易"之理解医之理，图文配合，相得益彰。（详见《古代名医解周易》第五章）

特别值得一提的是，该书光绪丁酉年（1897年）刊印以来，传本甚少（此次属近百年来首次注释排印）。

五、唐宗海著《医易通说》，自成体系

唐宗海为晚清著名医家，早年学文，精通经学，光绪己丑年举进士，中

年酷爱医学，寝馈不辍。唐氏提出"中西汇通"，主张"好古而不迷信古人，博学而能取长舍短"，受当时西方医学的影响，并从保存和发扬我国传统医学的愿望出发，力图以西医知识来解释中医的基本理论，提出"损益于古今""参酌乎中外"，以求实现他的"中西汇通"的理想，曾著《中西汇通医书五种》。晚年致力于医易的研究，称"惟于'易道'，见有合于医理者，必引申之，为医学探源，为《易》学引绪"，著《医易通说》两卷。

唐氏的医易思想，先见于所著的《血证论》一书，体现在其所论气血水火的关系之中。在《阴阳水火气血论》中他说："人之一身，不外阴阳。而'阴阳'二字，即是水火。'水火'二字，即是气血。水即化气，火即化血。"

水化气者，"气著于物，复还为水，是明验也"。气在人身，"如《易》之坎卦，一阳生于水中，而为生气之根。气既生，则随太阳经脉为布护于外，是为卫气；上交于肺，是为呼吸。五脏六腑，息以相顺，止此一气而已"，这是言其生理之常。至于生理与病理之间，其变化是密切相关的："然气生于水，即能化水；水化于气，亦能病气。气之所至，水亦无不至焉……总之，气与水本属一家，治气即治水，治水即是治气"。掌握了这个道理，也就掌握了调气的关键。

火化血者，"血色，火赤之色也。火者，心之所生，化生血液，以濡周身。火为阳，而生血之阴，即赖阴血以养火。故火不上炎，而血液下注，内藏于肝，寄居血海，由冲、任、带三脉行达周身，以温养肢体……血下注于血海之中，心火随之下济，故血盛而火不亢烈"，是为生理之常，男子无病，女子受胎。"如或血虚，则肝失所藏，木旺而愈动火，心失所养；火旺而益伤血，是血病即火病矣……血与火原一家，知此乃可与言调血矣"。掌握了火即化血的道理，也就掌握了调血的关键。

至于水火气血之间的相互关系，"固是对子，然亦相互维系"，一阴一阳，相依而行。"运血者即是气，守气者即是血。气为阳，气盛即为火盛；血为阴，血虚即是水虚，一而二，二而一者也。人必深明此理，而后治血理气，调阴和阳，可以左右逢源"。又说："水火二脏，皆系先天。人之初胎，以先天生后天；人之既育，以后天生先天，故水火两脏，全赖于脾。食气入胃，脾经化汁，上奉心火，心火得之，变化而赤，是之谓血。"因此，治血证者，必以治脾为主，这是关键之所在。

《医易通说》是一部阐述医易相关的专著，其内容比较系统全面，堪称医易佳作。通览全书，比较深刻地体现了唐宗海在学术上不执一、不泥古、善思辨、有创见的特点，其中亦不乏中西汇通的思想。唐氏阐述"易"理，不因袭拘泥前人之说，常常提出自己独特的见解，不仅给人以启迪，而且使人耳目一新。该书分上、下两卷，上卷重点对《周易》的基本理论进行简明概括的论述，内容包括"河图"与"洛书"之考辨、全书之总纲、太极、两仪、四象、先天八卦、天干、地支和花甲；下卷重点论述医易相关，内容包括后天八卦、八卦方位、八卦取象、人身八卦、重卦、六子、辟卦、月候、交易、变易、不易、互卦、爻位、序卦、杂卦和引申等。其中着重论述人身八卦，比较详尽地阐明了《周易》八卦与人身八卦的理论及人体各个器官的生理功能；详细地分析了心肾与坎离的关系，尤其侧重从生理、病理和治疗方面加以论述，如对坎卦（肾），侧重论述肾与耳的治疗关系和滋阴潜阳在坎卦中的应用；对离卦（心），提出了心与目（眼）的治疗关系和抑制离阳的治则。唐氏极为推崇"交易"，认为"交易者，八卦相交而化成也。有如乾坤两卦，乾天在上，而不下交于坤，则为天地否。否者，阴阳不通也。必天气下降，地气上腾，则天地交泰，万物亨通。人之初胎，秉受父母之气，乾男本在上，坤女本在下，及其交媾成胎，则乾阳下交，坤阴上交，合为泰卦，是以生人"。在"交易"中，唐氏尤其突出坎离交泰，认为它体现了"易"的"交易"原理："惟其乾坤相交，是以化成坎离，乾得坤阴而成离，坤得乾阳而成坎。坎在人为肾，良由己身阴阳交泰，是以水火既济，为无病也。""天地定位以后，乾坤之功用寄于坎离。凡天地间物，皆是坎离相交而生。"

此外，在书中还对"河图"当为九数、"洛书"当为十数，做了认真的考辨；对辰为天门、戌为地户，做了有据的改定；对七色与八卦方位之关系、先天八卦与后天八卦之关系做了独到的阐述；运用"易"理，对许多药物药性，做了透辟的详析；诸如此类，均见其学识之通博，独立思考之功力。文中所论，多言前人所未言，发前人所未发，在医易史上，可算得一部难得的专著。（详见《古代名医解周易》第五章）

第十一节　民国医易研究转低潮

在第一章的第六部分我们讲到了现代易学的发展概况，曾出现过四次高潮，其中第一次是在民国时期，即 20 年代末 30 年代初，主要围绕关于《周易》作者和成书年代问题进行讨论。这次讨论，从总的方面来说，古史辨派学者们的许多基本观点（主要针对《周易》的作者及成书年代），在后来几十年来，经过易学家们的不断修正与补充，而成为学术界对《周易》的共识。由于受当时欧美文化思潮的冲击，中国传统文化遭到贬斥，西方文化被视为科学，国学被视为封建糟粕。古史辨派的学者们以"新史学"相标榜来研究易学，以传统学术观点为鹄的，将易学从尊为经学的一端，走向以贬低、否定《周易》为目的而治《易》的另一端，表现了民族虚无主义的易学倾向。

这种潮流也必然对中医界产生不良影响，此时，余云岫等人在中医领域掀起民族虚无主义思潮，诬蔑中医不科学，主张废医存药，并于 1927 年狂妄提出"废止旧医以扫除医事卫生之障碍案"，此案得到国民党政府的支持，从而成为一股反对中医的逆流。

易学界与中医界这两股民族虚无主义的思潮，必然导致对医易学发展形成很大的阻碍，使民国时期的医易研究转向低潮。但是有一位医家必需提及，这就是兼通中西文化、捍卫中医事业、反对逆流斗争的中坚人物——恽树珏。他一生著作颇丰，其中在《群经见智录》一书中，论述了医与《易》的关系，成为民国医家中研究医易的代表人物之一。

《内经》与《易经》医道通天论、医道通《易》道、医易同源论，前人早已多有论述，恽树珏则阐述了自己的独特见解，他认为，《易经》无神秘，与《内经》有着密切的关系。如果欲通晓"奇恒之道在于'一'"的全部含义，则非求之于《易经》不可。恽氏认为，《素问·玉版论要》中的"揆度奇恒，道在于一，神转不回，回则不转，乃失其机"是《内经》的总提纲，能够于此了了，则《内经》的全部精神亦便了了。

在《群经见智录·内经之总提纲》一文中，他说，岐伯所言的"奇恒"，是"'奇'对于'恒'言。恒，常也；奇，非常也。不病，人之常也；病，人之非常也。即'奇'，病也；'恒'，不病也。'揆度奇恒'，审察其人病与不病。岐伯曰：'奇恒者，言奇病也。'盖谓奇恒之法，乃揆度不循常规而病之法，因不言循常规而不病者。深一层言之，其又虽有病，苟循常规，病无害也；其人虽无病，苟不循常规，大病且来，预测之而不爽也。何以知其循常规或不循常规，曰：此所谓奇恒也，当有事于揆度，故曰'奇恒事也，

· 89 ·

第四章 医易相关之历史沿革

揆度事也'"。

至于"道在于'一','一'指'天'"（大自然）。即"善言人者，必有验于天……使吾身脏腑之气，与天地运行之气，合而为'一'也。能'一'者不病，不能'一'则病。"他认为这个"一"，为《内经》全书"总纲之总纲"。

这里，恽氏紧紧把握"奇恒之道在于一"，是突出了《周易》中"天人合一"的思想。至于讲"转"与"回"，认为"转为恒，回为奇"，则是强调"常"与"变"之关系，是颇有见地的。

在《群经见智录·易之基础在四时》一文中，他提出了"少、壮、老、病、已、生、长、化、收、藏"十字为《周易》之精义的观点，并阐述了它们之间与四时的相互关系："《内经》常言，'少、壮、老、病、已、生、长、化、收、藏'此十字即《易》之精义。含生之论，无论动植，莫不有少、壮、老、病、已、生、长、化、收、藏。而尤妙者，在生则必长，少则必壮，壮则必老，老则必已。已者自已，生者自生，万汇纷纭，绝无一刻介息。毕竟孰为之？孰会致此？则时序为之也。夏暖秋必凉，冬寒春必温，假使无温凉寒暑之变化，则无生老病死之变化。自今日言之，南北极终年积雪，动植不生，殆近于无变化者。古人虽不知有南北极，然早已动明此理，故《内经》全书言四时，其著者如'彼春之暖，为夏之暑，彼秋之忿，为冬之怒'。如敷和、升明、备化、审平、静顺各纪之类。《易经》则曰：'法象莫大乎天地，变通莫大乎四时'，知万事万物，无不变化，故书名曰'易'。知万事万物之变化，由于四时寒暑；四时寒暑之变化，由于日月运行。欲万物不变，非四时不行不可；欲四时不行，非日月不运不可。故曰：'易不可见，则乾坤或几乎息矣'；'乾坤毁，则无以见易'。四时为基础，《内经》与《易经》同建于此基础之上者也。"

面对学术界和中医界卷起的民族虚无主义逆流，恽树珏以其对中医学和传统文化的正确态度，大胆地、颇有学术见地地阐明自己对中医学和《易经》的观点，在当时和中医发展史上都是难能可贵的！

第十二节　现代医易研究展新局

谈到现代易学所出现的四次热潮，除第一次出现在民国时期之外，其余都出现在 20 世纪 60 年代以后的大陆与台湾（见第一章第六节），这里重点谈谈第四次易学热潮及由此而带来的医易相关研究情况。

20 世纪 70 年代末 80 年代初，国内外兴起了一股研究《周易》的热潮，《周易》的学术研究跨出了国门，走向了世界。这股亘古未有的《周易》热，至今方兴未艾。其特点是：治《易》的学术队伍空前扩大；新著出版和旧著重版的《易学》著作接近百种；各类报刊发表的研究《周易》的论文有数百篇；国内外先后成立了有关《周易》的研究会，并创办了研究刊物；1984 年在武汉、1987 年在济南山东大学举行了规模空前的《周易》学术讨论会，并且成立了"中国《周易》研究会"；山东大学《周易》研究中心创办了《周易研究》杂志；1980 年台湾创办了《中华易学》月刊，并成立了《易经》学会；1984 年汉城举行了首届国际易学大会；1985 年台北举行了第二届国际易学大会，成立了国际《易经》学会，并创办了《国际易经季刊》，所有这些，显示了以多学科交叉研究《周易》的新势头，使"易学"在当今世界文化史上享有崇高的地位。

与此同时，医易相关研究也出现了一个前所未有的新局面：1986 年 12 月，在南京召开了第一次医易研讨会，50 多人参加会议，会后有油印《医易新探》三集问世，共收论文 25 篇。会议期间，举办了医易学习班。1989 年 10 月，在贵阳召开了"医易相关研究贵阳国际学术讨论会"，首次吸引了美国、苏联、日本的一些研究者参加研讨，为医易研究走向世界迈出了第一步；出席大会的有 180 人，会后将论文汇集成两册，名曰《医易相关研究贵阳国际学术讨论会会议论文》。1990 年 11 月，在山东泰安又召开了一次"国际周易与中医学思想研讨会"，并将优秀论文汇集成《中华易医荟萃》一书，由齐鲁书社正式出版。论文所涉及的专题有：①医易思维模式。②医易相通。③中医与古代儒和道家的哲学之关系。④《周易》与中医基础理论。⑤《周易》与中医临床。⑥《周易》与运气、养生。⑦医易发展史。⑧医易学的现代研究。

同时，一批研究医易的专著相继问世，其中有邹学熹的《易学与医学》《易学十讲》，何少初的《古代名医解周易》《神奇三学易·道·医》，杨力的《周易与中医学》，黄自元的《中国医学与〈周易〉原理》等，比较系统全面地反映了当代医易学的研究成果。停滞了 70 多年的医易研究，重新在中医界、学术界受到重视，引起了人们极大的关注。可以这样说，参与医易研究的队伍，无论从人员还是从规模都是空前的。

作为一名医易研究者，面对易学与医易学领域中出现的某些伪科学，甚至宣扬封建迷信的现象，不得不有"杞人忧天"之虞！由于某些人的不良影响，为《周易》和医易研究蒙上了一层阴影，这不能不引起真正从事学术研究者的重视。把握医易研究的正确方向，不使之陷入旁门左道，是万千医易研究者、爱好者义不容辞的责任。

随着现代科学技术的发展，随着多学科人才的参与，可以断言，医易相关研究将以空前的规模、空前的深度与广度、空前的专题范围，展示它新的生命和学术成就。

第五章 《周易》与黄老之学

"黄老",即黄帝与老子。道家以黄、老为祖,所以也称道家为"黄老"。其实,道家的创始人是老子,而与黄帝无涉。本章所谓的"黄老之学",就是指道家的思想学说。渊源于《易经》的道家学派,是整个易学体系中的一个重要流派,其哲学思想对中医学的形成与发展影响甚为深远。

有人持这样的观点:"如果要问什么与中国医理关系最密切的话,道家方术思想对医理影响的重大,是远超过易学的。"(南怀瑾《东方神秘学》)其理由是:在秦汉以前,春秋战国时代,道家有所谓"方士"之流,他们讲求修养炼丹。这些丹道派思想的发展,是由《易经》的原理演绎出来的;到了汉代以后,中医的哲学思想也经过演变,外加道家的影响,而使得医理以《易经》的道理来诠释了。也就是说,透过间接的关系,中国医理的哲学思想却建立在《易理》的基础上了。因而得出这样的结论:"易学与医理之间,只是形而上的哲理关系,至于形而下的法则方面的运用,却是大有问题的。"

我对"易学与道家,谁对中医学的影响大"这一问题,持"中庸"之道;本书是专论医与易、道之关系的,《易》对医的影响如何,就不必赘述了;至于道家思想学说,肯定是对中医学有重大影响,本章也将要有所涉及,但系统论述医与道之源流的著作,至今尚未拜读,这样一个内容繁复的问题,当然不是一两句就可以概括并做出结论的。我们期待在不久的将来,会有系统的论医与道的专著问世。

第一节 老庄易学与孔子《易传》的异同

黄老之学的代表人物是老子与庄子,代表著作是《老子》和《庄子》。老子,即老聃。春秋战国时楚国人,事迹不详。《老子》成书于战国时期,又称《道德经》,为老子所著。庄子,名周,战国时宋国人,他是老子以外的道家重要代表人物。他们的思想，合称老庄学说。在中国思想发展史上，他们的影响无论是积极的抑或消极的，都极为深远。

老庄的易学思想，学术界有的称之为"道家《易经》"，不像孔子的易学思想那样，形成了《易传》那样的专著，它主要反映在《老子》一书中。至于《庄子》一书，言《易》者凡二见，但有些论述、观点也反映在《庄子》一书中。而孔子的易学思想则比较系统，且集中体现在《易传》之中。这一情况，说明儒道两家是从不同的角度去研究《易经》，对《易经》的理解和阐发自然有异有同。

据《史记·老子韩非列传》载，老子年长于孔子，孔子曾向他问礼，《庄子·天运》载："孔子谓老聃曰：'丘治《诗》《书》《礼》《乐》《易》《春秋》六经，自以为久矣，孰（同熟）知其故矣'。"这里又记载了孔子与老子交流治学的情况，其中可以看出，孔子治《易》，非一日之功。

一、道家与《易传》对宇宙的生成观点不同

关于宇宙的本始这一基本问题，《老子》与《易传·系辞传》的观点是根本对立的。

《老子》第四十二章说："道生一，一生二，二生三，三生万物。万物负阴而抱阳，冲气以为和。"

第四十章又说："天下万物生于有，有生于无。"

《系辞传》却这样说："易有太极，是生两仪；两仪生四象；四象生八卦；八卦定吉凶；吉凶生大业。"

下面我们对这三段话中有关词语的哲学内涵进行分析。

"**道**"，是《老子》（也是道家）的核心体系，它认为，"道"是宇宙的本体，万物之本源。

请看《老子》是怎样描述（或论述）"道"的。

第十四章中，是这样描述"太初之'道'"的："视之不见，名曰夷；听之不闻，名曰希；抟之不得，名曰微。此三者，不可致诘，故混而为一。其上不曒，在下不昧，绳绳不可名，复归于无物。是谓无状之状，无物之象，是谓惚恍。迎之不见其首，随之不见其后。执古之道，以御今之有。能知古始，是谓道已。"这段话的意思是：看不见的叫作"夷"；听不见的叫作"希"；摸不着的叫作"微"。"道"既然看不见、听不到、摸不着，又从何去

研究它的形象呢？所以它是混沌一体的。这个混沌一体的"道"，按高处说，它并不显得光亮；按低处说，它也不显得昏暗。只不过是那样的幽微深处而又不可名状，到最后还是归于无物。这叫没有形状的"形状"，没有物体的"形象"，也可称它为恍惚不定的状态。你想迎着它，却看不到它；想随着它，也望不见它。秉执着这亘古就存在的"道"，就可以驾驭万事万物；能够了解这亘古就存在的"道"，就知道"道"的规律了。

第二十五章云："有物混成，先天地生，寂兮寥兮，独立不改，周行而不殆，可以为天下母。吾不知其名，字之曰道，强为之名曰大。大曰逝，逝曰远，远曰返。故道大，天大，地大，王亦大。域中有四大，而人居一焉。人法地，地法天，天法道，道法自然。"这段话的意思是：在天地存在以前，就有一个东西浑然而成。它无形、无体、无声；既看不见，又听不到，摸不着，它不生不灭，独立长存，而永不改变；周行天下，不觉倦怠，而无所不在。世上的一切事物，莫不靠它才能生生不息。它可说是万物的母亲。这样玄妙的东西，我实在不知道它的名字是什么。不得已，只好叫它作"道"。如果要勉强给它起个名字，也只能称它为"大"。大到没有极限，便不会消逝；没有消逝，才称得上远；虽然远，却仍然自远而返。所以说，"道"是最大的；其次是天；再则为地；次则为王。宇宙有四大，而人是其中之一。人为地所承载，因此人当效法"地"；地为天所覆盖，因此地当效法"天"；天为道所包涵，因此天当效法"道"；道以自然为归宿，因此道当效法"自然"。

第二十一章云："'道'之为物，惟恍惟惚。惚兮恍兮，其中有象。恍兮惚兮，其中有物。窈兮冥兮，其中有精。其精甚真，其中有信。自古及今，其名不去，以阅众甫。吾何以知众甫之状哉？以此。"这段话的意思是："道"是什么样子呢？"道"这个东西是恍恍惚惚的，说无又有，说实又虚，既看不清，又摸不到。可是，在这恍惚之中，它又具备了宇宙的形象。在这恍惚之中，它又涵盖了天地万物，它是那么深远而幽昧，可是其中却具有一切生命物质的原质与原理。这原质与原理是非常真实可信的。从古迄今，"道"一直存在，它的名字永远不能消去。依靠它，才能认识万物的本始，因为它一直在从事创造万物的活动。我怎么知道万物本始的情形呢？就是从"道"认识的！

第三十九章云："昔之得'一'者，天得'一'以清，地得'一'以宁，神得'一'以灵，谷得'一'以盈，万物得'一'以生，侯王得'一'以为天下贞。其致之'一'也。天无以清则恐裂，地无以宁则恐发，神无以灵则恐歇，谷无以盈则恐竭，万物无以生则恐灭，侯王无以贵高则恐蹶。"这段话的意思是：天地万物都有生成的总源，那就是"道"，也可以称为"一"。自古以来，天得"一"才能清明，地得"一"才能宁静，神得"一"才能灵妙，谷得"一"才能充盈，万物得"一"才能化生，侯王得"一"才能使天下安定。所有这些，都是从"一"得到的。若不能得"一"，天不能清明那就会崩裂，地不能宁静那就会震溃，神不能灵妙那就会消失，谷不能充盈那就会枯竭，万物不能化生那就会遭绝灭，侯王不能掌握治理天下的准则那就会被颠覆。

第五十二章云："天下有始，以为天下母。既得其母，以知其子；既知其子，复守其母，没身不殆。"这段由"母"提到万物之源的"道"，再从"子"谈到宇宙万物，从而描述了"道"现的形态：天地万物都有本源，这个本源就是"道"；"道"创生天地万物，所以它就是天地万物之"母"。既能认知天地万物之"母"，就可以认识这"母"之"子"——天地万物；既已认识天地万物，又能秉守这创生天地万物的"道"，那么，终身就不会遭受伤害，也就不会有任何危险了。

第六十七章云："天下皆谓我道大，似不肖。夫惟大，故似不肖。若肖，久矣其细也夫。"这段话的意思是：世人说我的"道"太大，天下没有可与它比拟的。不错，就因为"道"大，所以不像任何物体。如果它像某一样东西的话，岂不早就变成微不足道、不值一顾的东西了。

第七十七章云："天之道，其犹张弓与！高者抑之，下者举之；有余者损之，不足者补之。天之道，损有余而补不足；人之道，则不然，损不足以奉有余。孰能有余以奉天下？唯有道者。"这段话中"损有余而补不足"的名言，后来成为中医学中一条很重要的思想原则，为许多医家所尊崇。全段的意思是：天道的作用，好像把弦系在弓上一样。弦位高了，便压低它；弦位低了，便抬高它；弦过长了，便减短它；弦过短了，便补足它。天之"道"，也正是如此。人之"道"就不是这样了。天道，是损有余而补不足；人道，却是损不足以奉有余。那么，谁才能善于体察天道，把有余的奉献给天下呢？唯有得"道"的人，才能做得到啊！

以上便是老子对"道"的全面论述。由于做了比较详尽的译释，读者自然可以从中理解"道"的三昧！

"一"，即"太一""一元"，指天地未形成前存在的混沌物质元气。《礼·礼运》："是故夫礼，必本于大（太）一，分而为天地，转而为阴阳。"《关尹子·二柱》："先想乎一元之气，具乎一物。"亦即《易传·系辞》中的"太极"。

"二"，指天地、阴阳，亦即《易传·系辞》中的"两仪"。

"三"，指阴阳和冲气。

"万物负阴而抱阳"，是说万物禀赋阴阳二气的相交而生。

"冲气以为和"，是说阴阳二气互相激荡，而生成新的和谐体。

总起的看："道生一，一生二，二生三，三生万物。万物负阴而抱阳，冲气以为和。"就是说："道"是万物化生的本源，由它生成太一，太一生成天地阴阳，阴阳二气相交而生第三者，如此生生不息，便繁衍了万物。因此，万物禀赋阴阳二气的相交而生，这阴阳二气，互相激荡，进而生成新的和谐体，始终调养万物。

"无"与"有"。这个"无有"互为生灭的观念，从周末开始，几千年来，一直成为中国文化中的哲学概念，在历代学术、文学作品中随处可见。从人类的经验来讲，天地万物的从"有"还"无"，倒是十分自然的事情。至于说到万物的"有"，是从"无"中产生，很是不可思议。《老子》所说的"无"与"有"，其含义同"道"，就是说"万物是从'无有'产生出来的"。但是真要指出"无"与"有"究竟是怎样相生的道理，综合东西方文化数千年的哲学，恐怕还难做出一个明确的结论来。既然如此，我们还是先读《老子》原文，从原文中去领悟其奥妙吧！

第一章中老子说："无，名天地之始；有，名万物之母。故常无，欲以观其妙；常有，欲以观其微。此两者，同出而异名，同谓之玄。玄之又玄，众妙之门。"这段话对"无"与"有"作了明确的解释：无，是天地形成的本始；有，是创生万物的根源。所以常处于"无"，以明白"无"的道理，为的是观察宇宙间变化莫测的境界；常处于"有"，以明白"有"的起源，为的是观察天地间事物纷纭的迹象。它们的名字，一个叫作"无"，一个叫作"有"，出处虽同，其名却异，若是追寻上去，都可以说是幽微深远。再往上推，幽微深远到极点，就正是宇宙间所有的道理及一切变化的根本了。

在第四十章中，老子先说："反者，道之动；弱者，道之用。"然后才说："天下万物生于有，有生于无。"这段话的完整含意是："道"的运行，本是反复循环的，无所谓正反的区别，等到有正反相对时，道已由静而动。可是"道"的运用，全以柔弱谦下为主。宇宙万物都生于"有"，而"有"又是从

"无"产生。这短短的几句话，便总括了老子的学说，这个思想的基础原是建立在"反"的原则上的，有"反"故而"道"动，"道"高且无穷，刚才结束，紧跟着又开始。

综上所述，我们不难看出：《老子》的"一生二，二生三，三生万物"与"天下万物生于有"与《易传》"易有太极，是生两仪"其意完全相同。问题是老子在"一"的前面加上一个"道"，在"有"的前面加上一个"无"，变成了"道生一""有生于无"，等于用一个反命题否掉了"易有太极"。这个"易"与"道"有本质的不同，"易"为变易，指宇宙的变化。"太极"不是某一具体事物的一，而是指宇宙最初浑然一体的元气。由此可见，对于宇宙本始这一问题的看法，道家和《易传》是各执一说、根本对立的。"易有太极"，是《易传》的宇宙本体生成论；"道生一"，是道家的宇宙本体生成论。

说到这里，也许有人会问，《易传》不是也讲"道"吗？如《系辞传》中就有："一阴一阳之谓道""形而上者谓之道"。不错，《易传》也讲"道"，但与《老子》所说的"道"是完全不同的两个概念。《易传》所讲的"道"，是作为"一阴一阳"对立转化的普遍规律明确提出来的。当然"形而上者谓之道"，不会另有其哲学内涵，这是无疑的。张载说："形而上者是无形体者也，故形而下者谓之器。"崔憬解说得更透彻："凡天地万物皆有形质，就形质之中有体有用。'体'者即形质也；'用'者即形质之妙用也。言有妙理之用以扶具体，则是'道'也。"这段文字提出了"道""器"和"体""用"的关系。一阴一阳的"道"，作为客观规律，它是无形的东西；凡是有形的东西，它就不是"道"，而只能是具体的器物。由此可知，凡是物，就有两重性：一是可以看到的实体，二是它有内在的运动规律，二者相互依存，形成对立统一，成为体用、表里。

道家之"道"与《周易》之"道"的区别，是必须注意而不可混同的。

二、道家与《易传》，皆以"阴阳"说《易》，观点相同

《庄子》中第二次提到《易》是在《天下》篇："《诗》以道志，《书》以道事，《礼》以道行，《乐》以道和，《易》以道阴阳，《春秋》以道名分。"这"《易》以道阴阳"一语十分重要，它概括了《易经》的本质特征，指出了它是讲阴阳变化的哲学书，而非卜筮之书。

然而，曾几何时，有这样一种认识：以阴阳说《易》，起源于道家，只有道家讲阴阳。在这里，我们要引证充分的史实，证明此说大谬，让读者明确：以阴阳说《易》源自《易传》，道家承袭此说，在其学术流派中又另有它的发展而已。所以，《天下》篇中"《易》以道阴阳"的阴阳，并非道家或庄子本人的创见，联系该篇对《诗》《书》《礼》《乐》《春秋》的评论看，都是援引了儒家为世所公认的观点。

1. 在《易经》本文中，从头读到尾，却没有发现一个"阳"字，只在《易·中孚》九二"爻辞"中有一个"阴"字。原文是："鸣鹤在阴，其子和之。"那么《易经》作者心目中的"阴阳"观念，从何得知呢？有人说从"—"表示阳爻，"--"表示阴爻而得知。其实，《易经》卦画系统中的这两个基础符号，最初并不称作阴爻、阳爻，阴爻、阳爻的称谓始见于《易传》。《易传》作者孔子，用阴爻、阳爻的概念，明确地把蕴藏在卦象中以阴阳相摩、相荡而构成其无穷变化的基本因素告诉了人们，这实在是了不起！至于孔子当时依据什么，我们今天已无从知晓。但阴爻、阳爻的文化原型是一种数的图形，在文化智慧上，起源于对数的神秘崇拜。从 12 世纪 20 年代湖北孝感出土的六件写有铭文的西周青铜器上，其长篇铭文之末都有这样两行"奇字"：

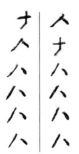

学者一直不知其义，当代考古学家张政烺经研究，分别认作：

七	八
八	七
六	六
六	六
六	六
六	六

　　并说从 12 世纪的宋代至今的 800 年间，这种类似的数字画形时有发现。尤其近数十年来，在考古中多次发现这种数字群。1950 年春，在安阳殷墟四盘磨村西区发现了一片这样的卜骨；1956 年，在西安张家坡又连续发现两片这样的卜骨；1977 年秋，在陕西岐山周原风雏村出土卜骨万余片，其中也有这样的卜骨（张政烺《易辨》）。张政烺称"这些数字是筮数"，并对其中的 32 个数字组群进行了分析。

　　筮数：一　二　三　四　五　六　七　八

　　次数：36　0　0　0　11　64　33　24

　　"六"出现次数最多，其次是"一"。从现在检索到的数图形卦（即古筮）中，确实全无"二""三""四"，而"一""六"出现次数最多，这是由于筮者为了避免直行书写时笔画相混（一作"一"、二作"二"、三作"三"、四作"四"），把二、四（偶数）写成六，三（奇数）写成一。殷商时代易卦中的筮数一、六，所表示的是一种抽象概念，已带有符号的性质，这便是阴阳爻的萌芽。（张政烺《古代筮法和文王演周易》）

　　在《易传·系辞传》讲筮法时，有"九、八、七、六"之说，且称阴爻为六，阳爻为九，说明《易传》中所讲的筮法与殷及周初的筮是不同的，"九"字的出现，是在西周中期以后的甲骨卦例中才看到的。1980 年春，在陕西扶风齐家村出土的一片甲骨上，有这样两个数图卦形：

```
八  六          比  九
比  九          三  三
人  八          八  六
一  一          乂  五
人  八
八  六
```

　　正是《易传》，十分清晰地把蕴藏在《易经》中的阴阳概念，用准确哲学语言表达了出来。

　　"一阴一阳之谓道"。意思是一阴一阳对立面的互相转化，往来不穷，这就叫作"道"——普遍的客观规律。

　　"阴阳不测之谓神"。意思是阴阳对立之转化，非常神速不可测度：当你把握阴时，它却转化成阳；当你把握阳时，它却转化成阴。

　　"广大配天地，变通配四时，阴阳之义配日月，易简之善配至德"。这几

神奇三学易·道·医

句话的意思是：《易》书之广大，可以与天地相匹配；《易》书所讲的"穷则变、变则通"，可以与春夏秋冬四时运行无终无始相匹配；《易》书所讲的阴阳对立统一互相转化，可以与日月往来相匹配；《易》书所讲的关于两性创始万物易知简从至善之理，可以与天地创始万物至高无上的德行相匹配。

"易有太极，是生两仪"。"两仪"即指阴阳。俞琰注："仪也者，一阴一阳对立之状也。《尔雅》云：'仪，匹也。'谓其阴阳相并也。""太极"当然不是宋代周敦颐所画的圆形"太极图"，所谓"太极"，其实就是一画，这一画之中原包含阴阳。《大易通解》说："阴与阳在太极中，本是一气。"这就是说，阴阳原来浑然不分，可理解为"—"与"– –"两画是重合的；但又像《周易像象述》所说："要知道阴阳是两非两，是一非一。"从思维的角度，判"两"而为"两仪"。这"两仪"只是人们想象中的"两仪"，因为实际上阴阳无不同时存在。也就是说"一"中有"二"，"二"实为"一"。

"乾坤，其《易》之门邪？乾，阳物也；坤，阴物也。阴阳合德，而刚柔有体"。这几句话的意思是：乾坤，好比《易》书的门户，门户一开一关、一昼一夜，它象征阴阳一往一来、一出一入，运动变化，无有止境。讲阴阳，是抽象的，称乾坤则有卦画奇偶具体形象可见，所以乾坤二卦，实质是用它来代表阴阳两类具体事物的。从对立面说，阳是阳，阴是阴，截然不同。但从统一性说，二者的性质又是相合的，而乾坤二卦的刚柔两种爻画，就是它的具体形体。（以上原文引自《系辞传》上、下）

"昔者，圣人之作《易》也，幽赞于神明而生蓍，参天两地而倚数，观变于阴阳而立卦。"这句话的意思是：往昔圣人作《易》书，暗中赞助神妙而明显的变化，便创造了揲蓍之法；天地之数累计相加两相参杂，由此确立了"大衍之数"五十有五；经过揲蓍，"大衍之数"每三变而后得七、八、九、六；七、八、九、六分阴阳老少，观察揲蓍过程中阴阳老少的具体变化，从而确立它是六十四卦中的哪一卦。

"昔者，圣人之作《易》也，将以顺性命之理，是以立天之道曰阴与阳，立地之道曰柔与刚，立人之道曰仁与义，兼三才而两之，故《易》六画而成卦，分阴分阳，迭用柔刚，故《易》六位而成章"。这段话的意思是：往昔圣人作《易》书，是顺应着天命人性的至理而制成的。"道"为一阴一阳的对立统一，它普遍存在于天、地、人中；天是无形的，体现这种无形的"道"，就是阴阳的对立统一；地上万物是有形质的，体现这种有形的"道"，就是刚柔的对立统一；然后又将这种"道"赋予人身，它就是仁与义的对立统一。在六爻之中，兼顾天、地、人，上两爻代表天之"道"，下两爻代表地之"道"，中间两爻代表人之"道"，这样《易》的六画卦就形成了。天、地、人之"道"又各分一阴一阳：初位为地之阳，二位为地之阴；三位为人之阳，四位为人之阴；五位为天之阳，上位为天之阴，两两构成对立统一。这样，六位的阴阳与六爻的刚柔，互相交错，从而构成了一部《易》书的根本章法。（以上原文引自《说卦传》）

在《系辞传》中，甚至把卦也分为"阳卦"与"阴卦"，说"阳卦奇，阴卦耦"，耦，同偶。阳卦一阳，故奇，是说阳卦以奇为主；阴卦一阴，故偶，是说阴卦以偶为主。此外，还将阴阳附比人事，称"阳一君而二民，君子之道也；阴二君而一民，小人之道也"。是说阳卦一奇画二偶画，它的实质是代表着一君二民，政权统一，君主事，所以说是君子之道。阴卦二奇画一偶画，它的实质是代表着二君一民，政权分散，民主事，所以说是小人之道。

我们再看《象传》对泰、否两卦的解说。

《泰卦·象传》："'泰，小往大来，吉，亨'，则是天地交而万物通也，上下交而其志同也。内阳而外阴，内健而外顺，内君子而外小人，君子道长，小人道消也。"

泰者，通也。正如《系辞传》所说："易，穷则变，变则通，通则久。"由变才致通。讲"变通"之理，最大莫过于天地的变化。天高在上，地卑在下，这是截然对立的，但是泰卦的卦象是乾天在上而来居于下，坤地在下而往居于上，这一往来交换位置，就体现着天地间阴阳二气的交和，对立面相反相成，从而达到了统一，故使万物生生不息，"则是天地交而万物通也"。由此以明人事，人有上下尊卑等级名分，体现着对立。如果把这种对立关系绝对化而不互相往来，那势必发生抗争而同归于尽。唯有在上位者能交于下，在下位者能交于上，上下互相往来，由相交而相通，从而达到志同，社会秩序才能稳定，这样"上下交而其志同也"。泰卦卦体是下乾上坤，乾为阳，坤为阴；乾性刚健，坤性柔顺；阳刚代表"君子"，阴柔代表"小人"。泰卦这一卦象，象征品德高尚的人内怀刚健外行柔顺，与人相结交而无不亨通；又象征品德高尚的"君子"，在内庭主事，居于统治地位；卑贱的"小人"，在外庭服役，被支配处于从属的地位，尊卑上下，各守本分。故言"君子道长，小人道消也"。

《否卦·象传》："'否之匪人，不利君子贞，大往小来'，则是天地不交而万物不通也。上下不交而天下无邦也。内阴而外阳，内柔而外刚，内小人而外君子，小人道长，君子道消也。"

否，为闭塞。泰通的反面就是闭塞，所以泰否两卦的卦象、卦辞、卦义都相反。这里只重点解释一下否卦中的阴阳问题，其他文句含意可参照泰卦的有关文句，从反面理解。否卦卦体下坤上乾，乾为天，坤为地，天在上是阳气上腾而不下交，地在下是阴气下降而不上升。阴阳二气分离不相交，万物不得雨露滋润，必然在枯死，"则是天地不交而万物不通也"。

从《象传》对乾初九、坤初六"爻辞"的说明中，也可以看到对"阴阳"的论述。

乾卦："初九：潜龙勿用。《象》曰：'潜龙勿用'，阳在下也。"

古人认为，龙是善变之物，能潜入水中，行于地面，飞上云天，所以乾卦六爻取龙为象以说明变化。"潜龙勿用"是说龙潜伏在水中还没有发挥作用。《象传》用"阳在下也"来解"潜龙勿用"，这就赋予它特定的内涵，即是说，龙所反映的乾阳的变化，于初爻之时，为刚刚开始，它的变化还没有显现出来。这里值得特别注意的是，乾初九的"阳在下"与坤初六的"阴始凝"是紧密相应的，这表明乾坤二卦为阴阳矛盾统一体。

坤卦："初六：履霜，坚冰至。《象》曰：'履霜坚冰'，阴始凝也。驯致其道，至'坚冰'也。"

"凝"，有其特定的内涵，按惠栋的解释是"阴凝，阳之始也"。即指阴阳开始凝结成为一体。"驯致其道，至'坚冰'也"一句，《说卦传》云："乾为寒，为冰。"尚秉和解："阴微，故以霜为喻。乾为冰，为坚。坤行至上，当亥方，与乾相遇，故'坚冰'。""履霜"的"阴始凝"，而成"坚冰"，是说踩着霜，阴开始凝结，形成坚冰，即阴（霜）与阳（冰）开始结成矛盾统一体；"驯致其道，至'坚冰'"，是说顺着推求它的自然规律，最终将达到坤阴转化为乾阳。

这里所引《彖》《象》二传中的"阳在下""阴始凝"，是《易传》解六十四卦首次出现的"阴阳"二字，它说明《易传》作者明确指明了乾坤二卦，是代表阴阳矛盾的统一体，两卦的初爻，则是阴阳结合的开始。

通观《易传》，不难看出，它解《易》的重点是放在解说阴阳对立统一这一问题上，这从我们以上摘引的具有阴阳字样的文句中就可以充分理解其主旨，至于《易传》中内涵"阴阳"之理的文句，几乎通篇皆是，不胜枚举。由此可见，《易传》集中反映了孔子的易学思想，为儒门解《易》之经典，开以"阴阳"说《易》之先河是确定无疑的。

2. 道家解《易》也用阴阳，只是它没有形成解《易》的专著，不像《易传》那样论述极多。道家的阴阳思想也是其学说的重要组成部分，尽管文字不多，但影响极大。

首先，尽人皆知的就是《老子》中的"万物负阴而抱阳，冲气以为和"。前文已作引证，在此不再赘述。

其次，在老庄的著作中还有一些论述：

"道常无名，朴，虽小，天下莫能臣也。侯王若能守之，万物将自宾。天地相合，以降甘露，民莫之令而自均。"（《老子》第三十二章）

这段话的意思是："道"体虚无，永远处于不可名状的质朴状态。即使非常微弱，天下也没有人敢支配它。侯王若能守着这虚无的道体，不违反万物的本性，万物自然会顺其性而归服。天地阴阳之气相合，就会降下甘露，不需要人们指使，就会很均匀。

"天其运乎？地其处乎？日月其争于所乎？孰主张是？孰维纲是？孰居无事推而行是？意者其有机缄而不得已邪？意者其运转而不能自止邪？云者为雨乎？雨者为云乎？孰隆施是？孰居无事淫乐而劝是？风起北方，一西一东，在上彷徨，孰嘘吸是？孰居无事而披拂是"？（《庄子·天运》）

这段以一连串的提问，运用"天乐"的描述方法，把整个自然界阴阳的运行描绘得生动活泼，入理入微。天是自然运转的吗？地是自然静止的吗（这其中不正是包含着阴阳的对立与统一吗）？日月是争逐循环的吗（这不正是阴长阳消、阳长阴消的结果吗）？是谁主宰着它们（是阴与阳）？是谁掌握那法则？又是谁来日夜推动的呢？是由于机关的操纵？还是真有阴阳在自然运行？布云是为了下雨，下雨是为了布云，那么又是谁在降施云雨呢？是谁无事竟以此寻乐呢？风起自北方，它的行止忽东忽西，忽上忽下，是谁无事煽动它去这样的呢？

少知曰："然则谓之道，足乎？"

大公调曰："不然。今计物之数，不止于万，而期曰万物者，以数之多者，号而读之也。是故天地者，形之大者也；阴阳者，气之大者也；道者为之公。因其大而号以读之，则可也，已有之矣。乃将得比哉？则若以斯辨，譬犹狗马，其不及远矣。"

少知曰："四方之内，六合之里，万物之所生恶起？"

大公调曰："阴阳相照，相盖相治；四时相代，相生相杀。欲恶去就，于是桥起；雌雄交合，于是庸有；安危相易，祸福相生，缓急相摩，聚散以成。此名实之可纪，精微之可志也。随序之相理，桥运之相使，穷则反，终则始，此物之所有；言之所尽，知之所至，极物而已。睹道之人，不随其所废，不原其所起，此议之所止。"（《庄子·则阳》）

这段论述，对阴阳问题的阐发，与《易传》有异曲同工之妙。

少知说："既然如此，那么称它作'道'，可以吗？"

大公调回答说：不行。我们所说的'万物'，并不是只限于'万'这个数字，而是因为天地间的物'多'，所以才这样称呼它。称呼'天地'的原因，是因为它们是形体中的最大者；称呼'阴阳'，是因为它们是气体中的最大者；"道"，就是天地、阴阳的总括。称它'道'的原因，就是因为它大，这样是可以的。如果拿这个有了名字的'道'和无名的'理'来加以区别，就好比狗与马一样，远远不可相提并论。

少知又问：万物是如何从四方之内、天地之间产生的呢？

大公调说：阴阳之气，互相感应，相消相长；四时的循环，相生相杀；这样就产生了欲、恶、去、就。然后雌雄相交，便产生了万物。万物的安危是互易的，祸福是相生的，寿夭生死也都是息息相关的。它们不但有名字、有实体，而且其精微之理，还可以记载下来。至于那四时的变化，五行的运转，物极必反，终则复始等现象，都是万物所具有的本质。而那些能用言语和智慧表达出来的，只不过是万物的表面现象而已。观察大道运行的人，既不追求物的终止，也不推究物的起源，这就是言论所以止息的原因。

"泰初有无无，有无名。'一'之所起，有'一'而未形。物得以生谓之德；未形者有分，且然无间谓之命；留动而生物，物成生理谓之形；形体保神，各有仪则谓之性。性修反德，德至同于初；同乃虚，虚乃大……与天地为合。其合缗缗，其愚若昏，是谓玄德，同乎大顺"。（《庄子·天地》）

这一段是讲万物的"德""命""形""性"的产生过程，其中是离不开"阴阳"的。

天地开始，有段时间是什么也不存在的，然后一些没有名字的东西渐渐出现，这就是"一"的产生，但是有"一"太极尚未形成。万物得此未形之

"一"以生，则性中各有一"太极"，这就称作"德"；这些东西虽然没有形体，却有阴阳之分，阳变阴合，流行无间，称之为"命"；造化流行，阴阳动荡，少留于此，即生一物，物受之而成生理，就称作"形"；形体保护精神，使它们各有行动的自然法则，这便是"性"。保养万物的本性，回复到道德的范围，再将道德修养到极致，就与天地刚开始的时候一样了；与太初相同，就进入了虚空的境界，那虚空的境界，便是至大无涯的大"道"……万物与天地混合而无形，又无知无觉，这就叫作"玄德"，与"大顺"的意思是完全一致的。

通过上述分析，我们了解了老庄与《易传》在易学思想方面的异与同，这些异与同都对中国思想文化，特别是对中医学产生了独特的影响。中医学发展的历史证明，儒、释、道三家的思想都向其渗透，都有影响。遗憾的是，至今尚没有一部系统论述中医学思想发展史的著作问世，能够从儒、释、道三家与医的源流关系上，揭示它们之间的内在联系。

本书以探索医易源流为主旨，《周易》为儒家经典，在儒与医的关系中可以反映很重要的一个方面，但绝不是全部；这一章既然已经说到了道家思想与《易》的关系，就此之便，也想涉及一下道家思想在中医学中的一些反映，当然也不是全部；至于佛家，本书就无法问津了。

第二节　魏伯阳与《周易参同契》

易学发展到汉代，除象数之学和义理之学外，尚有以道家黄老之学解《易》的系统。在汉代以前，道家自称"黄老"，是为了压过儒家，因为儒家早已将其根系从尧舜皋陶捧到了孔子，于是道家便抬出比尧舜更早的黄帝来与老子并尊为道家之始祖。至于以"老庄"取代"黄老"，是魏晋玄学盛行之后的事。汉初尊崇黄老之学，易学家应用黄老之学解《易》是非常自然的，代表人物有三家：一是两汉末年的严君平，他著有《道德经指归》，专门解释《道德经》（即《老子》）。他在阐述《老子》思想的过程中，并不完全恪守道家思想，其论述事理，不仅常用儒家的观点，而且多引《周易》经传，反映出易学与黄老之学相结合的特点，是对黄老派易学的继承。二是严君平的学生扬雄，他著有《太玄》，其中心是以老子的天道观和阴阳变易思想与《周易》经传思想结合，而建立起一整套关于世界形成及变化的体系。此书的特点是黄老之学与《周易》的融合。三是东汉后期的魏伯阳，他著有《周易参同契》。

魏伯阳，后世道家尊称他为魏真人，或火龙真人，黄老学派中的炼丹家，是自秦汉以来，开创修炼神仙丹道学术思想的人，其生平事迹不可考。只有五代后蜀的彭晓，在其《周易参同契通真义序》中说："魏伯阳，会稽上虞人。修真潜默，养志虚无，博瞻文辞，通诸纬候，得古人《龙虎经》，尽获妙旨，乃约《周易》撰《参同契》三篇，复作补塞遗脱一篇。"

《周易参同契》一书，目前传世注本尚有十余种，由于受当时历史背景的影响，正值文运走向变今而仿古的变革时期，因而本书词韵皆古，奥雅难通，再加上作者表达思想并非条分缕析，归纳分类，所以实难研读。有人竭其毕生精力，从许多方面进行研究探索，到头来还是毫无头绪。就连宋代大儒朱熹，也自认他一生对这部书的研究是失败了。这里仅综合古今学者的研究成果，就有关问题做一大略介绍。

一、书名含义

彭晓认为："参，杂也；同，通也；契，合也。谓与《周易》理通而契合也。"

一说"参同契"，是指三道同一而相合；参，三也。"三道"是指《周易》《老子》和炼丹术，对"三道"悟透彻了，便可了解它们完全是同一功用，"如合符契"。也有人认为"三道"是指金、木、火。

从全书的内容来看，作者确实是融会了易、老、炼丹术三家的共通道理。

二、魏伯阳写这部书的目的

彭晓在《周易参同契通真义序》中说："其书假借君臣，以彰内外，叙其离坎，直指汞铅，列以乾坤，奠量鼎器，明之父母，保以始终，合以夫妻，拘其交媾，譬诸男女，显以滋生，析以阴阳，导之反复，示之晦朔，通以降腾，配以卦爻，形于变化，随之斗柄，取以周星，分以晨昏，昭诸漏刻，莫不托易象而论之，故名《周易参同契》云。"可以看出，魏伯阳写这部书的目的，是为了探讨长生之术。为此目的，该书的主要内容是讲做丹的原理与方法。宋人张伯端为魏伯阳的传人，称其师祖之书为"万古丹经王"；明代大学者杨慎亦说"《参同契》为丹经之祖"。其实，炼丹之术并非始于魏伯阳，

《史记》《汉书》中都曾经提到过神仙黄白之术，而《周易参同契》可以说是对前人炼丹术的一个总结与提高。

三、《周易参同契》的主要内容

《周易参同契》是一部融汇易理和道家思想的丹经典籍，对中医脉学、针灸、运气，尤其是气功都有很大影响。该书将《周易》的理、象、数和五行、干支之学，以及老子传统的形上、形下的玄学原理，融会贯通，对炼丹程序做了完整系统的说明。炼丹分为外丹与内丹。所谓外丹，就是炼外丹，即从金属矿物中提炼丹药，以供服食；所谓内丹，就是炼内丹，即炼人身体内的精气，把烧炼外丹的炼丹家所使用的炉鼎作为人体的象征。持炼外丹观点的以五代彭晓为代表，持炼内丹观点的以朱熹、俞琰为代表。今人对朱、俞之说有继承者，认为炼内丹，是对人体元气（即"能量流"en ergystrean）运行轨迹所做的记录，是对人体生物场能量运动所做的数学描述。（见周士一等著的《〈周易参同契〉新探》）

1. 对于炼外丹，提出了"药物"与"火候"。前者是指把某些矿石冶炼成的药物，后者是指掌握冶炼药物质变的最佳时机，其中涉及"采药""进火"等技术。炼外丹为道家的主要寄托之一，自汉魏至宋代，为许多人所信奉追求。其把服食丹药作为养生长寿的主要手段，以期长生不死。这种妄求延年度世的神仙思想，无疑是十分荒诞的。早在东汉王充的《论衡·道虚篇》中就被予以批判："物无不死，人安能仙？"但值得注意的是：炼丹家们在炼制丹药的过程中，在客观上对冶炼矿物和制药化学积累了一定的经验。魏伯阳的《周易参同契》虽然缺乏炼丹的具体方法和实验，但对炼丹做了理论性的概括和描述，为后世炼丹术的发展打下了理论基础，而我国古代的炼丹术则成为实验化学的先驱，晋代葛洪成为这方面的杰出代表人物。

2. 对于炼内丹，是指通过身心精神的修炼，达到最高解脱而登上仙位。度世升仙无疑是荒诞的，但内丹术对汉魏医学乃至后世的佛学与禅宗影响颇深。

内丹术以"炉鼎"喻人体，以"药物"喻人人所具备的精、神、炁（即气）。在修炼过程中，必须有正确的心性修养和智慧的认识，这样才能够作生命的主宰，恢复精神先天的原始状态，一切都可操之在我；即使必须使用外物的丹药，那也是为了培养补充衰竭而有病象的身心，使其恢复精、神、炁的本能而已。讲到"药物"，他指出精、神、炁为修炼丹药的主材，而并非后世道家从不同的角度对魏氏的原著加以自己的理解注释，于是主张修性修命的、独身主义的单修清静派，主张不离家室、男女合藉的双修派等，都以《周易参同契》作为理论依据，甚至房中采炼等左道旁门，也都一一牵强附会，援引其文。

四、《周易参同契》的基本理论

1. 重视人元丹的修炼，认为这是发挥人的性命功能的最高至理

在书中，魏伯阳引用《周易》的象数原则，极力阐明天地日月气象变化的规律，借以证明人身人命活动的原理，是与天地宇宙变化的程序有共通的规则。他强调人体运气周期与天地日月运行周期相应的规律，是运用了《周易》中阴阳消长的原理，并与古天文学的周期历数相吻合，突出了人体生物钟的观点。他又将内丹修炼运气的升降吐纳节律及阴阳消息与天体日月的运行周期相应，即将人体吐纳运气的缓急进退与宇宙运动的阴阳消息相应，强调了养生要顺应自然节律。

《周易参同契》十分重视周期节律，认为无论精气的升降或内气的运转，都是升降有序、运转应时的。一日之内，以"子""午"为标志，"子当右转，午乃东旋"；"子南午北，互为纲纪，九一之数，终则复始"。是说子时气则升，午时气则降，升则曰阳息（即"增"）阴消，降则曰阴息阳消。一年之中，以"复""姤"为终始。"朔旦为'复'，阳气始通，出入无疾，立表微刚，黄钟见子，兆乃滋彰"。"姤'始纪绪，履霜最先，井底寒泉，午为蕤宾"。这正说明，自"复"至"乾"，一阳复生至六阳盈满，为阳息阴消；自"姤"至"坤"，一阴复生至六阴盈满，为阴息阳消。

《周易参同契》以老子的"致虚极，守静笃"；"万物芸芸，各归其根，归根曰静，静曰复命"为根本，强调修炼精神魂魄。

"内以养己，安静无虚。原本隐明，内照形躯。闭塞其兑，筑固灵株。三光陆沉，温养子珠。视之不见，近而易求。黄中渐通理，润泽达肌肤。初正则终修，斡立未可持。一者以掩蔽，世人莫知之。"

"推演五行数，较约而不烦。拿水以激火，奄然灭光明，日月相薄蚀，常在晦朔间。水盛坎侵阳，火衰离昼昏。阴阳相饮食，交感道自然。吾不敢虚说，仿效古人文。古记显龙虎，黄帝美金华。淮南炼秋石，玉阳加黄芽。贤

者能持行，不肖毋与俱。古今道由一，对谈吐出谋。学者加勉力，留意深思惟。"

"耳、目、口三宝，闭塞勿发通。真人潜深渊，浮游守规中。旋曲以视听，开阖皆合同。为己的枢辖，动静不竭穷。离气纳荣卫，坎乃不用听。兑合不以谈，希言顺鸿蒙。三者既关键，缓体处空房。委志归虚无，'无念'以为常。证难以推移，心专不纵横。寝寐神相抱，觉悟候存亡。颜色浸以润，骨节益坚强。辟却众阴邪，然后立正阳。修之不辍休，庶气云施行。淫淫若春泽，液液像解冰。从头流达足，究竟复上升。往来洞无极，怫怫被谷中。反者道之验，弱者德之柄。耘锄宿污秽，细微得调畅。浊者清之路，昏久则昭明。"

可以看出，《周易参同契》从身心修养的精义，论及了心性的形而上道与形而下质变的精神魂魄等问题，首先提出了以"无念"为入手的《参同契》修炼法，以期达到老庄所谓的与"天地精神相往来"的真人境界。

2. "易谓坎离"说

《周易参同契》十分推崇乾、坤、坎、离四卦，并进一步认为坎离两卦是六十四卦变易的依据和根源。

"乾坤者，易之门户，众卦之父母，坎离匡廓，运毂正轴，牝牡四卦，以为橐龠。"

从炼外丹的角度来理解：乾、坤、坎、离四卦为基本卦，以乾坤为"炉鼎"，坎离为"药物"，震、兑、巽、艮为牝牡四卦，表明炼丹时的火候与方位。"火候"是《周易参同契》的精髓，无论炼外丹，还是炼内丹都非常重视"火候"。这里将乾坤比喻为门户，将坎离的运转比喻为车轴的贯毂，上下轮转。"坎离匡廓，运毂正轴"，十分形象地比喻药物升降于鼎炉之中。

从炼内丹的角度来理解，这一段突出了精气的升降周流，以乾坤为门户，以坎离为车轴，意在指出精气的出入，必由此门户；好比车子的运转靠着车轴和车毂。他又把乾、坤、坎、离当作鼓风的皮囊，实际是将它们比喻成精气升降的动力，因为精气的运行是必须依靠一定动力的。

"天地设位而易行乎其中矣。天地者乾坤也，设位者列阴阳配之位也。易谓坎离，坎离者乾坤二用。二用无爻位，周流六虚，往来既不定，上下亦无常，幽潜沦匿，升降于中，包囊万物，为道纪纲。以无制有，器用者空。故推消息，坎离没亡。"

这段文字，正式提出了"易谓坎离"说。此说的中心意思是：坎离好比日月运行于天地（乾坤）之间，它并不主管某一个季节，但却是四时变化的根源，是乾坤二卦功用的体现，因为坎离为日月之象，没有日月在天地间运行，四时节气的变化也就无从形成。"易谓坎离"说与《易纬》的"日月为易"说是同出一辙的，它不过是汉易卦气说的一种演变，魏伯阳不过是为了借卦气说的理论来说明炼丹的理论与过程而已。因此，紧接下去，便是依六十四卦顺序，大讲运火炼外丹的方法和顺应节气变化的运火法则。

从炼内丹的角度理解，这段文字强调了坎离二气的升降意义。坎离二气升降于六虚，即乾南坤北为天地，离东坎西为日月，其升降运转如车轮之随车之轴心转动，震兑巽艮为四时，其阴阳四布，坎离升降于其间。这乾坤坎离的方位，象征阴阳气化的动态结构，坎离升降，即为人体精气的升降，气功家结合任督之升降，从而创造了大小周天之内丹术，即在子时吸气升督，午时呼气降任；督为阳脉之海，任为阴脉之海，任督通，百脉达，此谓"小周天"；于子、丑、寅、卯、辰、巳六阳时升督，午、未、申、酉、戌、亥六阴时降任；升谓"进阳火"，曰"息"；降谓"退阴符"，曰"消"。在小周天交通任督的基础上，再以上法打通十二经脉，使精气在体内大循环，此谓"大周天"。

五代彭晓旧本《参同契》，载有方士所做的"水火匡廓图"（图5-1）。

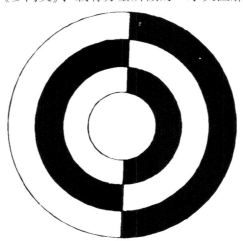

图5-1　水火匡廓图

此图式中，中心为车轴，按炼外丹的说法，当指丹药。左半部为离之卦象☲，右半部为坎之卦象☵，分别将阴爻、阳爻画成圆形，表示坎离循环运转。按炼内丹的说法，白色半环为阳，黑色半环为阴，环环相连，象征精气循环不息，表明精气在不停地周流，呈现坎离相互交通的态势。坎离交通，"子当右转，午乃东旋"，即子时阳气上升，阴气消退；午时阳气下降，阴气渐长。这为气功的任督沟通，气运大、小周天奠定了理论基础。

其实，《周易参同契》所讲的炼丹术（包括内外丹术），最基本的原理还是阴阳交合，所谓"乾刚坤柔，配合相包，阳禀阴受，雄雌相须"；"物无阴阳，违天背原，牝鸡自卵，其雏不全"，全都没有脱离阴阳之道。"易谓坎离"就是绍继于汉易中的阴阳学说，离为火、为日、为阳，坎为水、为月、为阴，坎离相交者，即阴阳相合。

3. "月体纳甲"说

纳甲之说，始于西汉京房。所谓"纳甲"，就是将八宫卦各配以十天干，其各爻又分别配以十二地支。"甲"为十干之首，故称"纳甲"；配十二支，称为"纳支"，此说统称"纳甲"。

《京房易传》说："分天地乾坤之象，益之以甲乙壬癸。震巽之象配庚辛，坎离之象配戊己，艮兑之象配丙丁。"

由于乾坤二卦皆分内卦、外卦，故乾之内卦纳甲，外卦纳壬；坤之内卦纳乙，外卦纳癸。其他六卦，分别纳庚、辛、戊、己、丙、丁。惠栋在《易汉学》中将"纳甲"说以八卦六位表表示。

表 5-1　八卦六位表

八卦 干支 爻位	乾 ☰	坤 ☷	震 ☳	巽 ☴	坎 ☵	离 ☲	艮 ☶	兑 ☱
上爻	壬戌	癸酉	庚戌	辛卯	戊子	己巳	丙寅	丁未
五爻	壬申	癸亥	庚申	辛巳	戊戌	己未	丙子	丁酉
四爻	壬午	癸丑	庚午	辛未	戊申	己酉	丙戌	丁亥
三爻	甲辰	乙卯	庚辰	辛酉	戊午	己亥	丙申	丁丑
二爻	甲寅	乙巳	庚寅	辛亥	戊辰	己丑	丙午	丁卯
初爻	甲子	乙未	庚子	辛丑	戊寅	己卯	丙辰	丁巳

"纳甲"之说，源于《周易·说卦传》中乾坤为父母及《淮南子》律历说，其作用不外乎讲占候之术，天人相应。

魏伯阳的"月体纳甲"说，在十干与五行、五方相配的基础上，又演为日月盈虚之象。借月亮的盈虚消长和十二消息卦（见第三章）来体现阴阳的维系。"月体纳甲"是以坎离（日月）为主卦，其余巽、艮、乾、坤、兑、震分别代表月亮的盈亏，通过月亮的晦、朔、弦、望来体现阴阳消长的关系图5-2。

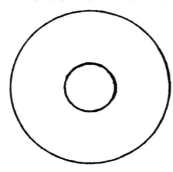

图5-2 "月体纳甲"图

上图说明阴阳是互根的，其消长取决于日月的运转。从炼外丹或炼内丹来讲，说明"炼丹"运火时"火候"要随月亮的盈虚变化和出现的方位而变化。

《周易参同契》说："三日出为爽，震受庚西方。八日兑受丁，上弦平如绳。十五乾体就，盛满甲东方……七八道已讫，屈折低下降。十六转受统，巽辛见平明。艮直于丙南，下弦二十三。坤乙三十日，东北丧其明。节尽相禅与，继体复生龙。壬癸配甲乙，乾坤括始终。"

以坎、离两卦代表日、月，以震、兑、乾、巽、艮、坤分别表示阴历初三、初八、十五、十六和二十三的月相，象征阴阳的消长。其中震、兑、乾表示阳息阴消，巽、艮、坤表示阴息阳消。

《周易参同契》还强调十二消息卦象征一年阴阳之消长。其中复、临、泰、大壮、夬、乾代表六阳月份，象征阳息阴消；姤、遁、否、观、剥、坤代表六阴月份，象征阴息阳消。内、外炼丹家都以此阴阳消息来掌握"周天火候"。朱熹在《参同契注》中说："伯阳纳甲之法，本不为明《易》，但假此以喻其行持进退之术耳。"说明"纳甲"是为内外炼丹家们根据年、月或日的阴阳节律来掌握"进火""进阳火候""退阴符候"的。

综上所述，魏伯阳的《周易参同契》，是借助《周易》来讲道家的炼丹术，创建了道家解《易》的新体系，对中医，特别是气功的影响是深远的。

由于黄老易学与医学有着十分密切的关系，所以黄老之学是整个医易学中一个十分重要、不可分割的部分。

第六章　黄老之学与岐黄医学

前文提到《周易》与老庄，谁对中医学术的影响大，我持"中庸"之道，究其原因，是由于这是一个很复杂的问题。比如说《素问·阴阳应象大论》"阴阳者，天地之道也，万物之纲纪，变化之父母，生杀之本始"这段话，到底是体现《周易》的影响，还是说明道家的影响？在当前研究"医易学"的学者中看法就不一致。甚至在同一部著作中，这段话竟分属两家，让人莫衷一是。根据上文对《周易》之"道"与道家之"道"之不同的分析，很明显，这"天地之道"的"道"是阴阳之道，是对立统一的客观规律，而不是指宇宙的本体、万物的本源。译成白话是：阴阳的对立统一，是宇宙间的普遍规律，是一切事物变化的纲领，是万物化生的起始，是生死存亡的根本。至于《素问》中提到的诸如知"道"、法"道"、奉"道"，其内涵恐怕还是《周易》中"道"的内涵。

我以为，从以下几个方面可以看出老庄思想对中医学的影响。

第一节　老庄重坤柔的思想

与儒家崇拜乾卦，重刚健、动的观点相反，老庄崇尚坤卦，主静性柔，强调柔弱胜强，这是老庄学说中的突出特点。

第三十六章："将欲歙之，必固张之；将欲弱之，必固强之；将欲废之，必固举之；将欲夺之，必固与之，是谓微明。柔弱胜刚强。"这段话的意思是：物极必反，势强必弱，这是自然界永远不变的铁的法则，能够明了这个道理并加以运用，自然就会无往不利。任何事物都是如此：要收敛的，必定会先扩张；要衰弱的，必定会先强盛；要废堕的，必定会先兴举；要夺取的，必定会先给予。这个道理，看似隐微，其实很明显，只不过是柔弱胜刚强，这一机先的征兆罢了。

第四十三章："天下之至柔，驰骋天下之至坚，无有入无间。吾是以知无为之有益。不言之教，无为之益，天下希及之。"这段话的意思是：天下最柔弱的东西，能驾驭天下最坚强的东西。道是无微不入的，这一无形的力量，能够穿透没有间隙的东西。因此，我才知道"无为"的益处。但是像这样的道理——不言的教导，"无为"的益处，天下很少人懂得，也很少有人能做到。

在此，老子对"至柔"，讲得多么透彻！庄子运用"无有入无间"的哲理，写出了一篇脍炙人口的名文《养生主》，即"庖丁解牛"，形象而生动地阐述了"以无厚入有间"的道理。

第五十二章："见小曰明，守柔曰强。用其光，复归其明，无遗身殃。是谓习常。"这段话的意思是：能够察见微小的道根，这就叫"明"；能够守道体之柔，这就叫"强"。再以道体之小为其光，复归道体之柔为强，就不会祸及本身。这就是因道而行、凡事必"无为而无不为"的道理。

第七十八章："天下莫柔弱于水，而攻坚强者莫之能胜，其无以易之。弱之胜强，柔之胜刚，天下莫不知，莫能行。"这段话的意思是：天下没有一样东西比水还柔弱，但任何能攻坚克强的东西，却都不能胜过水。世上再没有别的东西可以替换它，也再没有比它力量更大的东西。世人皆知弱能胜强、柔能胜刚的道理，却无法付诸实行，主要的原因在于人们爱逞一时的刚强，而忽略了永久的平和。

以这种"崇柔"的思想言治国，则曰：

"故圣人云：'受国之诟，是谓社稷之主；受国不祥，是谓天下之王'。"这段话的意思是：所以圣人说："能够承受全国的污辱，才配做社稷之主；能够承受全国的灾祸，才配做天下之王。"（第七十八章）

以这种"崇柔"的思想言战事与用人，则曰：

"善为士者不武，善为战者不怒，善胜敌者不与，善用人者为之下。是谓不争之德，是谓用人之力，是谓配天，古之极也。"这段话的意思是：善于做将帅的人，不会显出凶猛的样子；善于作战的人，不会轻易发怒；善于克敌的人，不用与敌人交锋；善于用人的人，反处于众人之下。这就叫作不与人争的美德，这就叫作善于发挥他人的能力，这就叫作配合天道，这是自古以来的准则。（第六十八章）

以这种"崇柔"的思想言人生事理，则曰：

"人之生也柔弱，其死也坚强；万物草木之生也柔脆，其死也枯槁。故坚强者死之徒，柔弱者生之徒。是以兵强则不胜，木强则兵；强大处下，柔弱处上。"这段话的意思是：人活着的时候，身体是柔软的；死了以后，就变得僵硬。草木活着的时候，形质是柔脆的；死了以后，形质立即转为枯槁。所以说，凡是坚强的，都属于死亡的类型；凡是柔弱的，都属于生存的类型。因此，从用兵逞强反而不能取胜、树木强大反而遭受砍伐的情况来看，凡是强大自夸、想要高居人之上的人，结果必被厌弃，反居人下；而那些柔软自守的人，最后必受人推戴，反居人上。（第七十六章）

以这样的"崇柔"思想言"雌雄"，则曰：

"大国者下流，天下之交。天下之牝，牝常以静胜牡，以静为下。"意思是说：大国要像江河居于下流，才为天下所归。天下的雌性动物，常以柔弱的静态，胜过刚强躁动的雄性动物，这是因为静态且能处下的缘故。（第六十一章）

以这样的"崇柔"思想言"赤子"，示人以养生之道，则曰：

"含德之厚，比于赤子，蜂虿虺蛇不螫，猛兽不据，攫鸟不搏，骨弱筋柔而握固，未知牝牡之合而峻作，精之至也；终日号而不嗄，和之至也。知和曰常，知常曰明，益生曰祥。心使气曰强，物壮则老，谓之不道，不道早已。"这段话的意思是：含德深厚，可以与天真无邪的婴儿相比。至德，是柔弱和顺的。赤子也是如此，他不知不识，无心无欲，完全是一团天理的组合，所以蜂虿虺蛇见了不螫他，猛兽见了不伤他，惊鸟见了也不害他。他的筋骨虽很柔弱，但握起小拳来，却是很紧固。他并不知雌雄交合的事，但他的小生殖器却常常勃起，这是因为他精气充足的缘故。他终日哭号，嗓子并不沙哑，这是由于他元气淳和的缘故。调理相对立的事物叫作淳和，认识这淳和的道理，叫作"常"。"常"是无所不至的，所以认识它，就叫作"明"。以常道养生，含德自然是最厚；若不以常道养生，纵欲不顺自然，不但没有好处，反而会招来祸患；欲念主使和气，就是刚强，但刚强总是支持不了多久的。"道"是以柔为强，若是勉强为强，便不合乎道，这叫作"物"，"物"由壮至老，由老至死，是由于它强为"道"的缘故。因为真正"道"的"强"，是柔弱冲和的，好比赤子，任何东西都加害不了它。（第五十五章）

综上不难看出，崇尚阴柔是老庄思想的一大特点，也是其重要的组成部分。对于阴阳、刚柔、动静，《周易》和老庄都讲，但相比之下，《周易》更重阳、刚、动……老庄则强调阴、柔、静，可谓在阴阳学说中形成了鼎立之势，成为两千多年来中国思想史上的两大学派。

老庄这种思想不仅对中医静性养生和气功影响很深，而且成为中医学中以柔顺养阴为主旨的养阴学派的重要理论基础，如"金元四大家"之一的朱丹溪，对人体阴阳的基本观点就是认为"阳有余而阴不足"，其学说特别强调保存阴气对人体健康的重要意义。后世在其养阴观点的影响下，创立了不少摄生方法，如气功中的养津养生法、房事中的保精法等，中医治疗学中的"急下存阴""清热求阴""存一分津液，便有一分生理"等都强调了养阴的重要作用。

第二节　老庄的"虚无""寂静"观念

《素问》开篇之《上古天真论》有这样一段论述：

"夫上古圣人之教下也，皆谓之虚邪贼风，避之有时，恬惔虚无，真气从之，精神内守，病安从来？是以志闲而少欲，心安而不惧，形劳而不倦，气从以顺，各从其欲，皆得所愿。故美其食，任其服，乐其俗，高下不相慕，其民曰朴。是以嗜欲不能劳其目，淫邪不能惑其心，愚智贤不肖，不惧于物，故合于道。所以能年皆百岁而动作不衰者，以其德全不危也。"

《素问》中的这段话是对老庄思想中"虚无""寂静""全性""全德"最具体、最形象、最透彻的描述，也是这种思想在医经中最明确的反映。要说医学与道家之渊源，于此可见一力证！

这段论述的意思是：上古时代，对养生之道有高深修养的人教导人们，对于四时不正之气，要适时回避并加以防御，思想心态，安闲清静而无患得患失之意，这样真气就顺从而调和，精神内守而不耗散，疾病还会从哪里来呢？因此，他们意志安逸而少有欲望，心境安定而无恐惧，适当劳动而不疲倦，正气从而调顺，对自己的希望和要求都能心满意足。对他们粗淡的食物，认为是美味可口的；对他们简朴的服饰，是随心如愿的；对他们的风俗习惯，认为是快乐的，无论地位高低，并不引起羡慕，这样的民心民风真可谓淳和朴实。因此，嗜欲不能乱其视听，淫乱邪说不能惑其心志，无论是愚笨、聪明还是贤德、不贤的人，都对外界事物没有恐惧心理，所以合于养生之道。百姓们之所以能活到百岁，并且动作不显衰老，是由于他们掌握了养身修心之道，使天真之气得以保全而不受危害的缘故！

这就是道家"虚无""寂静"思想渗透到医学经典之中，医家运用它来阐述养生之道、描绘安康长寿的社会图景。

下面我们系统地看一看反映这一观念的老庄原文。

第五章："天地之间，其犹橐籥！虚而不屈，动而愈出，多言数穷，不如守中。"这段话的意思是：天地之间，实在像一个风箱一样啊！没有人拉动它，它便虚静无为，但是它生风的本性还是不变的。假如一旦鼓动起来，那风就汩汩地涌出来了，天地的或静或动也是这个道理。人们常凭自己的小聪明，妄作主张，固执己见，不肯相让，其实言论越多，离道越远，反而招致败亡，倒不如守着虚静无为的道体。（中，为人之本性。"守中"是道家的主张）

第六章："谷神不死，是谓元牝，元牝之门，是谓天地根。绵绵若存，用之不勤。"谷神，形容道的虚无寂静。谷是山谷的简称，深山空谷，必是神灵的窟宅；两头相通的狭长通道，隐晦曲折，给人一种不可思议的神秘的存在。所以谷神，就是道家的"空"。牝，是母性，雌性生殖机能的文雅之词，一切个体生命，都是由雌性生殖器官所出。因此，牝，象征创生力；老子造出了一个"元牝"（又称玄牝），谓不可思议的创生力。后世的道家由此引申，认为滔滔大海的中心有一个"海眼"，其虽小，却水流滚滚，源源不竭，成为大海之源，叫作海的"元牝"；北极，是大地的"元牝"；人体的会阴，是人身生命之源泉，为人之"元牝"。脐下三寸，称为气海，又称元牝。"用之不勤"，指"道"创生万物，从不疲倦，永不穷竭。这段话所表达的思想，对后世的医学理论、气功功法影响极大。它的意思是：虚无而神妙的道，变化是永无穷竭的。它能产生天地万物，所以称作"元牝"。它是幽深的生殖之门，又是天地之根本。它的体至幽至微，连绵不绝，万古永存；它的功用愈动愈出，无穷无尽，自开天辟地以来就是如此。

以上《老子》中的两章，说明天地万物与人我生命的作用常在于一动一静之间，要善加把握，善加运用。"道"似静而实动，虽动而似至静。似乎虚无而实在，含有无穷的妙用；虽然妙用无穷，但同时又蕴藏着用而无用的善巧方便。

第十六章："致虚极，守静笃。万物并作，吾以观复。夫物芸芸，各复归其根。归根曰静，是谓复命。复命曰常，知常乃明。不知常，妄作凶。知常容，容乃公；公乃王，王乃天，天乃道，道乃久。没身不殆。"这段话的意思是：假如致虚、守静的功夫达到极致，以去知去欲，那么万物的生长、活动，我们就不难看出它从无到有、再从有到无、往复循环的规则。虽然万物复杂众多，到头来还是要各返其根源。返回根源叫作"静"，也叫"复命"。这是万物变化的常规，所以"复命"又叫作"常"。认识了这个常道，可称为明智。不认识这个常道而轻举妄动，那就要生祸。认识常道的人，无所不通，无所不容；无所不通，无所不容，就能坦然大公；坦然大公，才能做到无所不周普；无所不周普，才能符合自然规律；符合自然规律，才能符合于"道"；体"道"而行，才能穷极虚无；如此，终身就可以免于危殆。

"虚静"学说，是由道家往复循环的理论而来的。当"静"为"道"返回原始的形体时，"动"则为"道"暂时的表现。动静循环乃道家的基本理论。

在《庄子》的《秋水》篇中，我们可以看到完整的"复归为始"说。当然，这是道家学说经过一段长时间的发展，才导引出来的结论。

北海若曰："默默乎河伯！女恶知贵贱之门，大小之家。"

河伯曰："然则我何为乎？何不为乎？吾辞受趣舍，吾终无奈何！"

北海若曰："以道观之，何贵何贱？是谓'反衍'，无拘而志，与道大蹇。何少何多？是谓谢施。无一而行，与道参差。严严乎，若国之有君，其无私德；繇繇乎，若祭之有社，其无私福；泛泛乎，若四方之无穷，其无所畛域。兼怀万物，其孰承翼？是谓无方。"

这段对话，主要阐述"复归为始"说。

北海若在总结上面所说之后，说道：安静点吧，河伯！你哪里知道贵贱的门径和大小的根由啊！

河伯说：那么我该做些什么，又不该做些什么呢？对世俗的推辞和接受、进行和退避，我究竟该怎么去应付呢？

北海若回答说：以"道"的立场来看，何来贵与贱？贵贱本是循环的，所以叫作"复归为始"，不要拘限你的心志，这是与大道不相合的。世上原无多与少的区别，多与少是相对的，所以还是为你所拥有的去感谢上天吧！不要太偏执一方，这样反而违背了大道。应该像国君一样的庄严正直，对百姓没有偏私的恩惠；像祭祀的神社一样怡然自得，没有偏私的赐福；更要像天地一样以宽大为怀，不分界限地包容万物，爱护万物，这样才能达到合乎

"道"的境界。

此外，前面所引少知与大公调的对话，也强调了"道"的不朽循环。

道家的主要德行乃是混合了生活中的"为"与"不为"，以达到心灵的"恬静"与"成熟"，所谓道家之名，正是由道之"恬静"而来。

庄子曾这样说："古之治'道'者，以恬养知；知生而无以知为也，谓之以知养恬。知与恬交相养，而和理出其性。"意思是：古时学道的人，用恬静培养智慧；虽有智慧，却不去用它，这又叫作用智慧来培养恬静。智慧与恬静，两者交相培养，和顺的道德自然就由本性流露出来了。（《庄子·缮性》）因此，《庄子》也非常重视"无为寂静"，请看《天道》中的论述：

"天道运而无所积，故万物成；帝道运而无所积，故天下归；圣道运而无所积，故海内服。明于天，通于圣，六通四辟于帝王之德者，其自为也，昧然无不静者矣！"

"圣人之静也，非曰静也善，故静也；万物无足以铙心者，故静也。水静则明烛须眉，平中准，大匠取法焉。水静犹明，而况精神。圣人之心，静乎天地之鉴也，万物之镜也。"

"夫虚静恬惔、寂寞无为者，天地之平，而道德之至，故帝王圣人休焉。休则虚，虚则实，实则伦矣；虚则静，静则动，动则得矣；静则无为，无为也，则任事者责矣；无为则俞俞，俞俞者，忧患不能处，年寿长矣。"

"夫虚静恬惔、寂寞无为者，万物之本也。明此以南向，尧之为君也；明此以北面，舜之为臣也。以此处上，帝王天子之德也；以此处下，玄圣素王之道也。以此退居，而闲游江海，山林之士服；以此进为而抚世，则功名大显，而天下一也。静而圣，动而王，无为也而尊，朴素而天下莫能与之争美。"

"夫明白于天地之德者，此之谓大本大宗，与天和者也；所以均调天下，与人和者也。与人和者，谓之人乐；与天和者，谓之天乐。庄子曰：'吾师乎！吾师乎！整万物而不为义，泽及万物而不为仁，长于上古而不为寿，覆载天地刻雕众形而不为巧。'此之谓天乐。"

"故曰：知天乐者，其生也天行，其死也物化。静而与阴同德，动而与阳同波。故知天乐者，无天怨，无人非，无物累，无鬼责。"

"故曰：其动也天，其静也地。一心定而王天下，其鬼不祟，其魂不疲；一心定而万物服，言以虚静，推于天地，通于万物，此之谓天乐。天乐者，

圣人之心，以畜天下也。"（《庄子·天道》）

这段话的意思是：

天道运转，无休无止，万物因此而生；帝王之道运转，无休无止，所以天下的人心归顺；圣人之道运转，无休无止，所以四海之士钦服。如果能明白天道，通晓圣道，并能了解上下古今四方变化的帝王之德，其行为任物自动，晦迹韬光，也就能归于寂静了。

圣人的寂静，并不是因为"静是好的"，所以才寂静；而是由于世上没有任何东西能够干扰他的心，所以自然地归于寂静。水静，就可以清晰地照见须眉，其"平"合于"准"这种测水平的器具，木匠就从这里取规范。水静尚且明净，何况人的精神。圣人的心神若是平静了，不但能够鉴照天地的精微，还可以明察万物的奥妙。

虚静、恬惔、寂寞、无为，就是天地的"水平仪"，就是道德的最高境界，所以古代帝王、圣贤把它作为休息的场所。心神休息便虚空，虚空就合于真实的道；合于实道便达到了自然的伦常；心神虚空又象征着寂静，由寂静再产生行动，这种行动往往是得体的；心神寂静就自然无为，在上位若无为，居下位的臣子自然也就各尽其责了；心神无为就会喜愉，一个人内心喜愉，内忧外患无处容身，寿命必然会延长。

虚静、恬惔、寂寞、无为是万物之本，明白了这个道理，尧便南向为君，舜便北面称臣。用这个道理行之于上，是帝王、天子的美德；用这个道理行之于下，是玄圣素王的思想。用这个道理退隐山林、闲游江海的人，没有一个隐士不敬服；用这个道理进身官场、治理世事的人，就能功成名就，统一天下。懂得这个道理的人，他静的时候，是圣人；动的时候，是帝王。无为处世而位尊，德行朴素，而天下没有任何东西可以与他争美。

能明白天地之德的人，便是通晓"万物的根本和来源"的人，他能与天和；他既能使天下得到太平，又能与人平和相处。与人和的，称为人乐；与天和的，称作天乐。庄子说：我的老师！我的老师啊！它调和万物而不以为行义，施恩于万物也不以为仁爱，生长在上古而不自认为长寿，覆载天地、刻雕万物的形体也不以为智巧。这就叫作天乐！

所以说：知道天乐的人，其生顺天道而行，其死随物而化。他虚静的时候，和阴气同归寂；他行动的时候，与阳气同波动。所以，知道天乐的人，没有天怨，没有人议，没有外物的牵累，也没有鬼神的责难。

所以说：他行动的时候，就像天一样运行；他静止的时候，就像地一样平静。他心神安定而统治天下，鬼神不作怪，精神不疲乏；他心神安定而万物归服。也就是说，以虚静推及天地，通达万物，这就叫天乐。天乐，就是圣人畜养天下苍生的本心！

这段话，可以说是淋漓尽致地阐述了"虚静恬惔，寂寞无为"的思想内涵，充分体现了老庄学说的特点。老庄将"虚静恬惔，寂寞无为"，当作最恰当的生活方式和最理想的养生之道。这种思想观点被中医典籍所吸收，成为中医学说中的一个组成部分。这里要指出的是，无论是面对现实生活，还是修性养生，过分强调"恬惔虚无"，显然是一种消极的表现，很难与时代相融合。

第三节　"与天地同体""与自然合一"的思想

在论述《周易》的哲学内涵时，我们曾分析了它的"天人合一"思想。在老庄的学说中，也有"天人合一"的思想，其具体表现为"与天地同体""与自然合一"。中医学说深受老庄思想影响的另一个重要方面，就是接受了道家"本体论"的观点，认为"道"是宇宙万物之本体，必须遵循它。

那么，什么是"道的本体"呢？庄子在《齐物论》中这样说："其分也，成也；其成也，毁也。凡物无成与毁，复通为一。惟达者知通为一，为是不用而寓诸庸。庸也者用也，用也者通也，通也者得也；适得而几矣。因是已，已而不知其然之谓道。"意思是说：从"道"的观点来看，分此则成彼，此成则彼毁，故"分"亦为"成"，"成"亦为"毁"。万物本就是无成也无毁，而"道"是通达为一体的。只有达道的人才能了解这"通而为一"的道理，因此，他们不用辩论，仅把智慧寄托在平凡的道理上。事实上，这平凡无用之理却有极大的用处，其用在通，通就是得。这种无心追求而得到的道理，与大道已相差无几。虽然近于"道"，却又不知其所以然。因此，未曾有心于"道"，一任自然的发展，方才是"道"的本体。

《老子》第二十五章中有一句千古名言："人法地，地法天，天法道，道法自然。"这是道家"本体论"最精辟的概括：人为地所承载，所以人当效法"地"；地为天所覆盖，所以地当效法"天"；天为道所包涵，所以天当效法"道"；道以自然为归，所以道当效法"自然"。

第六十五章："玄德深矣远矣，与物反矣！然后乃至大顺。"这段话的意思是：玄德既深又远，不同于普通的物道。当玄德愈见真朴时，万物也就回归了自己的本根，然后才能完全顺合自然，与"道"一体。

《庄子》中，对"与天地同体""与自然合一"的思想，有着更加详尽、生动和具体的论述。

第六章《大宗师》中这样说道：古之真人"其好之也一，其弗之也一；其一也一，其不一也一；其一与天为徒，其不一与人为徒，天与人不相胜也，是谓真人。"

"死生命也，其有夜旦之常，天也，人之有所不得与，皆物之情也。彼特以天为父，而身犹爱之，而况其卓乎？人特以有君为愈乎已，而身犹死之，而况其真乎……"

"夫大块载我以形，劳我以生，佚我以老，息我以死。故善吾生者，乃所以善吾死也。"

这段话的意思是：上古真人，他所好的是"天人合一"，他不喜好的也是"天人合一"。把天人看作合一也是一，不把天人看作合一也是一。把天人看作合一，便是与天作伴；不把天人看作合一，就是与普通人做伴，明白天人不是对立的人，这就叫作"真人"。

生死是命，就好比白天与黑夜的变化一样，是自然的道理，人既不能干预，又不能改变。然而，人们以为天给自己生命，便爱之若父；对天如此，对那超然独立的"道"，又将如何呢？人们以为国君的地位比自己高，就甘心为他尽忠效死，那么遇到真君又该如何呢？

大地给我形体，使我生时劳苦，老时安闲，死后安息。因此，若以为生是好的，当然也认为死是好的。

第二十二章《知北游》也说道："天地有大美而不言，四时有明法而不议，万物有成理而不说。圣人者，原天地之美，而达万物之理，是故至人无为，大圣不作，观于天地之谓也。今彼神明之至精，与彼百化，物已死生方圆，莫知其根也，扁然见万物自古以固存。"

"六合为巨，未离其内；秋毫为小，待之成体。天下莫不沉浮，终身不故。"

"阴阳四时，运行各得其序，惛然若亡而存，然不形而神，万物畜而不知，此之谓本根。可以观于天矣。"

神奇三学易 · 道 · 医

这段话的意思是：天地有大美，然而却不言语；四时有明显的季节，然而却不议论；万物有生成的道理，然而却不说话。圣人推原天地之大美，通达万物的道理，因此，至人、圣人均无为，只是效法天地的自然法则而已。道的神明是极其精妙的，它能与万物合为一体，而万物的生死、形态却又随着自然而变化，所以并不知道它的根源在哪里，只知道它从古以来就自然地生存着。

天地四方，虽是无比浩大，它却从未离开大道而独立存在；兽类秋天刚生的毫毛，虽极为微小，它却能依靠大道而自成形体。由此可知，天下万物的沉浮变化，不会永远不变，而是浮沉升降，不会一直是固定的。

阴阳四时，按照自然的规律顺序地运行，好像是不存在，而实际又存在；好像是没有形迹，而实际却有其妙用，万物受它的蓄养，却又不自知，这就叫"道"的根本。懂得这个道理，就可以观察自然的天道了。

第十九章《达生》这样说："达生之情者，不务生之所无以为；达命之情者，不务命之所无奈何。养形必先之以物，物有余而形不养者，有之矣；有生必先无离形，形不离而生亡者，有之矣。"

"生之来不能却，其去不能止，悲夫！世之人以为养形足以存生，而养形果不足以存生，则世奚足为哉？虽不足为，而不可不为者，其为不免矣！"

"夫欲免为形者，莫如弃世，弃世则无累，无累则正平，正平则与彼更生，更生则几矣。事奚足弃？而生奚足遗？弃事则形不劳，遗生而精不亏。夫形全精复，与天为一。"

这段话的意思是：了解性命之情的人，不做对生命无益的事；通达性命之理的人，不做对命运勉强的事。强健形体必须依靠物质，但是物质充足而不能强健形体的人是有的；人的生命必定不能离开形体，但是徒具形体却丧失生命之情的人也是有的。

生命的到来不能阻止；生命的离去也无法避免，可悲啊！世上的人总以为只要保养了形体，就可以保住生命，然而，如果养形而保不了性命，那么，世间还有什么事值得去做呢？虽然不值得去做，却又不得不做，这种"做"是不可避免的！

要想避免养形，就得抛弃世俗、世事；能抛弃世俗、世事，就不会有牵累；没有牵累就合于平静之道；合于平静之道，新的生命也就随之开始；人只要有了新生，就近于大道了。为什么要抛弃俗事？又为什么要忘掉生命呢？

抛弃俗事，就不会劳形；遗忘生命，精神就不会亏损，这样使形体健全精神恢复，也就能与天合而为一了。

庄子在《知北游》和《大宗师》中还讲了两个故事，用以表达道家"天人合一"的思想。

《知北游》："齧缺问道乎被衣，被衣曰：'若正汝形，一汝视，天和将至；摄汝知，一汝度，神将来舍。德将为汝美，道将为汝居，汝瞳焉，如新出之犊，无求其故'。"

意思是说：齧缺（尧时的老师）向被（同披）衣问"道"。被衣回答说："只要端正你的形体，专一你的视听，自然的和气就会到来；收敛你的智慧，专一你的思想，神明就会来栖止。如能做到这些，德行将为你增美，大道将在你身上化合，你就会变得纯洁直视，像初生的小牛一样，不会去研究事物的所以然了。"

《大宗师》：颜回曰："回益矣！"

仲尼曰："何谓也？"

曰："回忘仁义矣。"

曰："可矣，犹未也。"

他日复见，曰："回益矣。"

曰："何谓也？"

曰："回忘礼乐矣。"

曰："可矣，犹未也。"

他日复见，曰："回益矣。"

曰："何谓也？"

曰："回坐忘矣。"

仲尼蹴然曰："何谓坐忘？"

颜回曰："堕肢体，黜聪明，离形去知，同于大通，此谓坐忘。"

仲尼曰："同则无好也，化则无常也。而果其贤乎？丘也请从而后也。"

庄子笔下的孔子，多属道家色彩的"孔子"，是为宣扬道家学说服务的。

这段对话的意思是：颜回告诉孔子说："我进步了。"

孔子问："何以见得？"

颜回说："我忘掉了仁义。"

孔子说："很好，还不够啊。"

过了几天，颜回再去见孔子，说："我进步了。""

孔子问："何以见得？"

颜回说："我忘掉了礼乐。"

孔子说："很好，但还是不够啊。"

又过了几天，颜回再去见孔子，说："我进步了。"

孔子问："何以见得？"

颜回答道："我已经能坐忘。"

孔子听了，惊异地问道："什么叫坐忘？"

颜回说："不知道形体的存在，摒除聪明，离开形体，去掉机智，和大道相合，这就叫作坐忘。"

孔子说："和大道相合，就没有私心；顺着大道的变化，就没有阻滞。你果然是贤人啊，我真该向你学习。"

"坐忘"，是庄子哲学的基本范畴之一。作为求"道"的方法，它切近易行，不假外求，唯从形体到精神，均忘却自身，而投入自然的怀抱。而作为得"道"的一种境界，它又充分表现了"大道"的基本特点：即能从躯体到精神全然抛弃自我，便可进入"无己"的境界，物质世界又如何能牵累于己！由此自然也就变成了体道的"至人"了。

上面的引文分别提到了"真人""至人""圣人"和"贤人"，他们也都出现在《素问·上古天真论》中。

"黄帝曰：余闻上古有真人者，提挈天地，把握阴阳，呼吸精气，独立守神，肌肉若一，故能寿敝天地，无有终时，此其道生。中古之时，有至人者，淳德全道，和于阴阳，调于四时，去世离俗，积精全神，游行于天地之间，视听八达之外，此盖益其寿命而强者也，亦归于真人。其次有圣人者，处天地之和，从八风之理，适嗜欲于世俗之间，无恚嗔之心，行不欲离于世，被服章，举不欲观于俗，外不劳形于事，内无思想之患，以恬愉为务，以自得为功，形体不敝，精神不散，亦可以百数。其次有贤人者，法则天地，象似日月，辨列星辰，逆从阴阳，分别四时，将从上古合同于道，亦可使益寿而有极时。"

这段话的意思是：黄帝说，我听说上古时代有一种真人，能掌握和运用天地之间的规律，把握阴阳的变化，吐纳精气，精神内守，与形体肌肉始终如一，所以能与天地齐寿，这是由于掌握了养生之道的缘故。

中古时代有一种至人，有淳厚的道德品质，全面掌握养生之道，能调和阴阳的变化，按四时气候的递迁加以调节，能摆脱世俗的纷扰，集中全部精神来保全天真之气，在天地之间自在地游行，视听灵敏，远达于八方之外。这种能延长寿命而体质强健的人，他们在养生方面其修养的程度与"真人"相差无几。

其次还有一种圣人，能够安和地生存于天地间的自然环境之中，顺从八风变化的规律，适应于一般世俗的生活方式和习惯，精神上没有恼怒与怨恨。从外表的行动上看，并不超脱于现实，穿着服饰，亦同常人，但在处理事物的举止上，他们就不同于世俗了，外不因忙碌的事物而劳形伤体，内无忧患杂念，安然乐观，怡然自得。这样使形体不易衰老，精神不易耗散，寿命也可以达到一百岁。

再次还有一种贤人，以天地变化作为法则，仿效日月盈亏之运，辨别星辰方位出入，适应阴阳升降的变化，分别四时气候的情况来调养身体，以求符合上古的养生之道，这也可以使寿命延长到最长的限度。

《素问》的这段话，与前面所引老庄之语，其观点多么相近，其思想多么一致！老庄"天人合一"的思想，在这里得到了充分的体现和生动的阐述。《黄帝内经》开篇就突出了"天人相应"的整体观，把人与自然看成一个统一的整体，强调养生、防病、却老、延年，都必须取法于自然界的阴阳变化规律和防御反常的气候，"提挈天地，把握阴阳""和于阴阳，调于四时""处天地之和，从八风之理"，都具体体现了这一思想。这一思想的源头不正是《老子》的"人法地，地法天，天法道，道法自然"嘛？

至于"真人""至人""圣人""贤人"，这是古人在养生成就上的四种不同程度的类型，当代名医秦伯未在《内经知要浅解》中说："提出真人、至人、圣人和贤人四个不同程度的养生家作为例子，真人是神仙一流，至人是道家修炼的人，与圣人和贤人显然有区别。这是古代医学受着道家渗入的影响，只要揭去道家的外衣，对医学本质不受什么损害。"

第四节　"顺从自然，持守天真"的思想

顺从自然，持守天真，在老庄的思想中占有非常重要的地位，它成为道家气功的指导思想之一。其特点就是"守一"，即静守专一，又即是颜回所谓的"坐忘"。这在老庄的著作中，论述得颇为精深。先看《老子》中的论述。

第十章："载营魄抱一，能无离乎？专气致柔，能婴儿乎？涤除玄览，能无疵乎？爱民治国，能无为乎？天门开合，能无雌乎？明白四达，能无知乎？生之畜之，生而不有，为而不恃，长而不宰，是谓玄德。"

这段话的意思是：你能摄持躯体，专一心志，使精神和形体合一，永不分离吗？你能保全本性，持守天真，凝聚精气到最柔和的心境，像婴儿一样纯真吗？你能洗涤尘垢、邪恶，使心灵回复到光明澄澈而毫无瑕疵吗？你爱民治国，能做到自然无为吗？你运用感官动静语默之间，能致虚守静吗？你能大彻大悟，智无不照，不用心机吗？这些事如果都能做到的话，便能任万物之性而化生，因万物之性而长养。生长万物，而不据为己有；兴作万物，而不自恃己能；长养万物，而不视己为主宰。这就是最深的"德"了。

这是道家思想的重要一章，讲了"守一"的三个要点：第一是"载营魄抱一，能无离乎？"第二是"专气致柔，能婴儿乎？"第三是"涤除玄览，能无疵乎？"

从第一点来讲，"营魄"是什么呢？就是中医说的"营卫"和"魂魄"。"营"和"卫"，《内经》将它视为人体生命的两大关键。"营"是指人体生命中的血液和养分等作用；"卫"是指人体生命的本能活动，属于元气的功能。至于"魂"字，常与"魄"字连用，合称"魂魄"。《灵枢·本神》说："随神往来者谓之魂；并精而出入者谓之魄。"以神仙丹道家来讲，他认为，生而魄在肉体生命活力中普遍存在，但不经修炼，不得与魂凝聚为一。《老子》在"营魄抱一"前加了一个"载"字，这就十分巧妙了。他把人身比喻成一部车，其中装载了"营卫"与"魂魄"。一个普通的人，长年累月、随时随地都在使用它们，它们各自为政，但又随时合作。但是思想的纷繁、情感的波动常使人们魂灵营营困扰，常在放射消散之中，散乱不堪；形体的劳动、生活的奔波常使精魄涣散，不可收拾。如此耗用不止，不能持盈保泰，直至死亡而已。因此老子提示人们：你能摄持躯体，专一心志，使营魄合抱为一，永不分离吗？

这一理论，经过无数实践，传到战国以后，方士们把它演变为神仙丹道家的修炼方法，用"神"与"气"取代了老子的"营魄"，而且明确指出，长生不老的方术，只需将生命中的神、气两样东西凝聚在一起，便可成功。"神"是阴阳两精相互搏结而形成的生命力，"气"是生命力的源泉。然而，要想使这两样东西合抱在一起是最难的事。后世的道家、气功家们探索研究种种方法，如何来炼气，如何来养神，其源却在老子的"载营魄为一"之中。

从第二点来讲，假如一个人能够做到"专气致柔，能婴儿乎"，也就达到"营魄抱一"的境界了。为了追求"专气致柔"的效果，各家各派想尽种种方法，立了许多门派，至于是否都能返老还童，状如婴儿，姑且不论，从养生的角度，通过各种方法来炼气，确实可以祛病延年。千万别小看人的一双鼻孔、一个嘴巴，加上呼吸动作，竟能产生奇特的效果。有人做过统计，不同的炼气法竟不下两百种！从客观的立场来研究养气、炼气之道，其历史可追溯到春秋战国，道家炼，方士炼，儒家也炼，造就了不少气功名家；佛教自隋唐传入以来，也出现了不少大师。

文中所说的"婴儿"，非为实指，而是形容保全本性、持守天真所达到的一种"神完神旺"的境界。道家气功以老庄的坤阴柔静为主旨，强调"虚""静""无无"，强调"入静"，同时，又以柔、慢为特点，旨在保养人体的阴气；还注重柔中有刚，静中有动，以锻炼人体的形质和培养人的韧性。

从第三点来讲，所谓"涤除玄览，能无疵乎"，是说已达到了"道智"的程度还不够，其精、神还须洗涤，必须纯粹无疵，才能返还本初，合于自然之道。到此才能心如明镜，照见万象；物来则应，过去不留；洞烛机先，而心中不存丝毫物累。"玄览"，指深察。汉代河上公注："心居玄冥之外，览知万事，故谓之玄览也。"这里老子提出要将"玄览"加以"涤除"，是主张"少思寡欲"，不仅要做到"体静"，还要做到"心静"。其宗旨是通过清静、无欲（主要指排除一切杂念），从而进入一种澄澈无疵的境界，让脑、体都获得休整。

第二十六章："重为轻根，静为躁君。是以圣人终日行不离辎重；虽有荣观，燕处超然……轻则失根，躁则失君。"这段话的意思是：稳重是轻浮的根本，清静是躁动的主帅。所以，圣人的行动，总是持重而守静；虽有荣誉，也是处之泰然，超脱于物外……要知道，轻浮便会失去根本，躁动就要失去主帅的地位。

第二十八章："知其雄，守其雌，为天下谿。为天下谿，常德不离，复归于婴儿。知其白，守其黑，为天下式。为天下式，常德不忒，复归于无极。知其荣，守其辱，为天下谷。为天下谷，常德乃足，复归于朴。"这段话的意思是：知道雄的道理，却不与人争雄，反而甘心守雌的一方，犹如天下的溪壑，必然众流所归，得到天下人的归服。既能得到天下人的归服，他所禀受的道，自然也不会离散。不但如此，他更能返回原有的赤子之心，以达到纯真的境界。

知道光明的一面，却不与人争光明，而甘居黑暗，才能为天下作法则。能作为天下人的典范，德行自无错失，不但如此，他更可归于无极，而回返道体。

知道光荣的一面，却不与人争光荣，而甘居耻，才能得到天下人的归服。能使天下人归服，德才算充足，不但如此，他更可返归于淳朴，与道体合而为一。

第四十四章："名与身孰亲？身与货孰多？得与亡孰病？是故甚爱必大费，多藏必厚亡。知足不辱，知止不殆，可以长久。"这段话的意思是：身外的名声，与自己的生命比起来，哪一样更亲近？身外的财物，与自己的生命比起来，哪一样更宝贵？得到名利与失掉生命，哪一种更有害？由此可知：过分地爱名，就必然要付出重大的损耗；过多地收藏喜爱的东西，将来丢失的也就多。只有知足知止，才能够不受大辱，不遭祸患，而生命也必能得以长久。

第五十九章："治人，事天，莫如啬。夫惟啬，是服早服；早服，谓之重积德；重积德，则无不克；无不克，则莫知其极；莫知其极，可以有国；有国之母，可以长久。是谓深根固柢，长生久视之道。"这段话的意思是：治理国家，修养身心，最好的方法莫过于爱惜精神，不要做得太多。因为只有爱惜精神，才能早做准备；早做准备，就是不断地积德；能够积德，就没有什么不能胜任的；没有什么不能胜任的，就无法估计它的力量；无法估计它的力量，就可以担负保家卫国的责任。掌握了治理国家的道理，就可以长久立足。这就是"根深蒂固"、"长生久视（即长寿）"之道。

在《庄子》中也有不少精辟的论述。

《庚桑楚》："老子曰：'卫生之经，能抱一乎？能勿失乎？能无卜筮而知吉凶乎？能止乎？能已乎？能舍诸人而求诸己乎？能翛然乎？能侗然乎？能儿子乎？儿子终日嗥而嗌不嗄，和之至也；终日握而手不掜，共其德也；终日视而目不瞚，偏不在外也；行不知所之，居不知所为，与物委蛇，而同其波，是卫生之经矣'。"这段话的意思是：老子说："要知道保全本性的常道，先得问自己是否守真不二，未离本性？能使本性自得吗？能不卜筮就知道吉凶吗？能安守本分吗？能不追求外物吗？能不仿效他人而求于自己吗？能无拘无束吗？能顺从物性吗？能如赤子之心吗？赤子整天号哭，声音却不嘶哑，这是心声和顺的极致；整天握拳而不拿东西，这是德行自然的结果；整日地看而眼珠不动，这是不偏向的结果；走路没有目标，停下来也不知道要什么，只是顺随外物，与之同浮同沉罢了。这就是保全本性的常道。"

在《大宗师》中，庄子描绘了"真人"的形象："古之真人，不逆寡，不雄成，不谟士……其寝不梦，其觉无忧，其食不甘，其息深深。真人之息以踵，众人之息以喉；屈服者，其嗌言若哇；其嗜欲深者，其天机浅。古之真人，不知说（悦）生，不知恶死；其出不䜣，其入不距；翛然而往，翛然而来而已矣。不忘其所始，不求其所终。受而喜之，忘而复之，是之谓不以心捐道，不以人助天，是之谓真人。若然者，其心志，其容寂，其颡頯；凄然似秋，煖然似春，喜怒通四时，与物有宜，而莫知其极……古之真人，其状义而不朋，若不足而不承；与乎其觚而不坚也，张乎其虚而不华也，邴乎其似喜乎！崔乎其不得已乎！滀乎进我色也，与乎止我德也；厉乎其似世乎，謷乎其未可制也；连乎其似好闭也，悗乎忘其言也。"

这段话的意思是：古时候的真人，虚怀任物，虽寡少而不逆忤；不以成功自雄；不谋谟而众士自归……他睡时不做梦，醒时无忧虑，饮食不求精美，气息深沉有力。真人的呼吸是从脚后跟开始用力，普通人只用喉咙呼吸；当他在议论时，一旦被人屈服，说起话来不是吞吞吐吐像喉头被噎住似的，便是一股要吐不吐的样子。人的嗜欲越深，天机就越浅，这就是一明证。

古时候的真人，不知道贪恋生存，也不知道憎恨死亡；不因降生人世而喜，也不会拒绝死亡的来临；他们把生死看成极平常的事，却能牢记不忘生的来源，不求死的归宿。当死亡来临的时候，他们怀着欣然接受的态度，以期重返自然。因为他们知道死亡本就是生存的开始。这种不用心机违反大道、不用人为胜过天理的人，就叫作真人。

像这样的人，他们的内心无忧无虑，容貌安详而平静，额头更是宽大无比；严肃的时候有如肃杀的秋天，温顺的时候又如春季来临，喜怒时更好比四时的运转。他们能顺应事物的变化，随遇而安，所以没有人知道他们的胸襟究竟有无极限……

古时候的真人神态巍峨却不畏缩，外表卑躬自谦而不谄媚，个性坚强不固执，志向远大不夸饰。他们的神情欢愉、行为也合乎自然之理。他们待人处事有威严但不骄傲，高远而不受牵制。那沉默的表情，好似封闭的感觉；

那无心的模样，又好似忘记了说辞，即使有什么言语，也完全没有心机。

《刻意》中又系统地阐述了"养神护气的至道"："刻意尚行，离世异俗，高论怨诽，为亢而矣；此山谷之士，非世之人，枯槁赴渊者之所好也。语仁义忠信，恭俭推让，为修而已矣；此平世之士，教诲之人，游居学者之所好也。语大功，立大名，礼君臣，正上下，为治而已矣；此朝廷之士，尊主强国之人，致功并兼者之所好也。就薮泽，处闲旷，钓鱼闲处，无为而已矣；此江海之士，避世之人，闲暇者之所好也。吹呴呼吸，吐故纳新，熊经鸟申，为寿而已矣；此导引之士，养形之人，彭祖寿考者之所好也。"

"若夫不刻意而高，无仁义而修，无功名而治，无江海而闲，不导引而寿，无不忘也，无不有也，淡然无极而众美从之。此天地之道，圣人之德也。"

"故曰：夫恬惔寂寞，虚无无为，此天地之本而道德之至也。故圣人休焉，休则平易矣，平易则恬惔矣。平易恬惔，而忧虑不能入，邪气不能袭，故其德全而神不亏。"

"故曰：圣人之生也天行，其死也物化；静而与阴气同德，动而与阳气同波；不为福先，不为祸始；感而后应，迫而后动，不得已而后起。去智与故，循天之理。故曰无天灾，无物累，无人非，无鬼责。不思虑，不豫谋。光矣而不耀，信矣而不期。其寝不梦，其觉无忧。其生若浮，其死若休。其神纯粹，其魂不罢，虚无恬惔，乃合天德。"

"故曰：纯粹而不杂，静一而不变，惔而无功，动而天行，此养神之道也……纯素之道，唯神是守；守而勿失，与神为一；一之精通，合于天伦。"

这段话的意思是：磨炼意志，崇尚德行，背离世俗，高谈阔论，怨恨怀才不遇，这是山林隐士、愤世之人，像屈原那样形容枯槁、以身投江的人所喜欢的做法。

谈论仁道、礼义、忠诚、信实、恭敬、节俭、推诚、谦让的美德，只不过是表现自己修身洁好的样子而已，这是清平治世之士、实施教化之人、讲学设教的学者们所喜欢的做法。

谈大功，立大名，维护君臣礼仪，纠正上面或下面的过失，只不过是为了世道的太平而已，这是在朝廷为官、尊重君主图强国家的政客、建功拓疆的文臣武将所喜欢的做法。

隐居山泽，寄身旷野，钓鱼闲居，只不过是不求所为而已，这是悠游江海之人、避开社会的人、安闲无事的人所喜欢的做法。

注重呼吸导引，吐故纳新，像熊一样倒挂树上，像鸟一样伸足空中，只不过是为了延长寿命而已，这是从事导引术的人、注重养生的人、像彭祖之类长寿的人们所喜欢的做法。

如果能达到"不磨炼意志而行为自然高尚；不称说仁义而能修养自身；不建功立名而天下太平；不隐居江海而优游闲散；不行导引而能长寿，无所不忘，又无所不有，恬惔无欲，而所有美好的东西都集中在他身上"的境界，这才是天地的正道，圣人的美德！

所以说：恬惔、寂寞、虚静、无为，这是天地的平淡自然，是道德修养的最高造诣。因此，圣人在这种环境中休心息虑。休心息虑性情就平易，性情平易就恬静惔泊。人能如此，忧患就不能入心，邪气也就不能侵袭，因此这种人德行完美，不会神亏气损。

所以说：圣人生于世顺从自然，死与外物融化；静时与阴气同隐寂，动时与阳气同波动；不为幸福的起因，也不做祸患的开始；对事物有所感受然后才做出反应，外物逼来然后才有所行动；是在不得已的情况下才起而行。摒弃智慧与机巧，一切顺自然之理。唯其如此，才没有意外的灾难，没有外物的牵累，没有他人的非难，更没有鬼神的责罚。不必事先思虑，不必预先谋划。行为光明正大而又不耀眼，做事信实而又没有希求。因此他睡时不会做梦，醒时没有忧愁；他生时若浮游，死时如休息；他精神纯粹，魂魄不疲，虚无恬静，这才合于自然的本性……

所以说：纯粹而不混杂，虚静专一而不改变，恬惔无为顺自然而动，这才是养神护气的好方法……纯粹朴素的养生之道是：唯有保守神气，守而不失，与神成为一体；只有合为一体，才能与精相通，这样才合于自然之理！

与《周易》相比，《老子》《庄子》论养生之道更为直接、更为明确，也更为具体，他们的思想在《内经》中也是清晰可见的。像养生不仅要取法于自然，而且要顺应自然，这种思想，在《内经》中也反映得十分明显。

《素问·四气调神大论》云："夫四时阴阳者，万物之根本也，所以圣人春夏养阳，秋冬养阴，以从其根，故与万物沉浮于生长之门；逆其根，则伐其本，坏其真矣。故阴阳四时者，万物之终始也，死生之本也，逆之则灾害生，从之则苛疾不起，是谓得'道'。'道'者，圣人行之，愚者佩（通'倍'）之。从阴阳则生，逆之则死；从之则治，逆之则乱。反顺为逆，是谓

'内格'。"

这段文字的意思是说：四时阴阳的变化，是万物生长收藏的根本，所以，圣人在春夏两季重视保养阳气；秋冬两季重视保养阴气，以顺从根本。所以能够与自然界的万物一样，维持着正常的生长发育。假如违反了这个规律，就破坏了生命的根本，败坏了真元之气。因此，天地阴阳四时之气的变化，是万物终而复始的由来，也是万物生死的根本。违背了这个规律就会产生灾害；顺从了这个规律就不会发生重病，这样便可以说真正掌握了养生的道理。圣人奉行这个道理，而愚昧的人却背离它。能够顺从阴阳之道就生存，违背阴阳之道就死亡；顺从了就会太平，违背了就会不太平；如果反将违逆当成顺从，那就会使人体与自然环境失去协调而成格拒。

"四气调神"，是《内经》作者受老庄养生之道而提出的养生思想，古代医家受"天人相应"哲学观的影响，结合实践，认识到自然界是人类生命的源泉。《素问·宝命全形论》这样说："天覆地载，万物悉备，莫贵于人，人以天地之气生，四时之法成。"既然如此，自然界的运动变化也必然直接或间接地影响到人体，也正如《灵枢·岁露》所说，"人与天地相参也，与日月相应也"，指出了天地变化对人体的重要影响。《素问·四气调神大论》中对四季调神做了具体描述，反映了古人在养生方法上是重视形体调节与精神意志调节的统一、内在环境与外在环境的统一的。

当然，在老庄思想的养生说中也有不少消极的东西。其消极的一面则迎合了悲观厌世、看破红尘者的心理。但从医学角度、从养生角度，道家的思想是自成体系的，其主旨是这样的。《庄子·缮性》中说："古之存身者，不以辩饰知，不以知穷天下，不以知穷德，危然处其所而反其性已，又何为哉！"这句话的意思是：古时保全身命的人，不用辩说来文饰智慧，不用机智来困累天下，不用心智来困扰德行，独立自处返回自然的本性，还有什么要做的呢？也算是众多养生观中的一种吧。

第七章 《易经》——岐黄医学的源头

　　《周易》作为古代思想文化的经典，不仅对数千年中国思想文化的形成与发展产生了深远的影响，而且对中国古代的科学技术，特别是中医学的形成与发展产生了极大的影响。"医易同源""医易相关"便是对这种影响的高度概括。

　　所谓"医易"，就是以《周易》的思想和象数原理来影响、指导中医学，使易学向医学渗透，并逐渐融合。《周易》的经文就忠实地记录了古代养生、预防和医疗活动，中医学正是从这里发源的。翻开中医学发展的历史不难看出，从《黄帝内经》开始，医学就不着痕迹地、系统地与易学结合起来。其中《周易》所阐述的阴阳学说，即古代阴阳对立统一的思想，贯穿于全部中医学之中，从而成为中医学的理论基石。中医学把人体内部脏与脏、腑与腑、脏与腑之间的关系，以及人体与自然界、与社会环境的关系等无一不看成对立统一的关系，这与《周易》的思想是息息相通的。从《黄帝内经》中，不仅可以找到许多直接来自《周易》的文句，还有不少化裁《周易》思想的语言，这是古代医家援《易》入医的宝贵资料和力证。其后，历代医家不同程度地对医易同源、医易相关不断进行研究，留下了不少文论。至明代，张介宾在《类经》中撰写了《医易义》《大宝论》等长篇专著，从而使医易经过了两千年左右的发展而得以形成一门"医易学"，成为整个中医学说中的一个分支学科。

　　近年来，随着现代易学研究热潮的兴起，对医易的研究也成了医学界，特别是中医界的一个热门课题。我认为，这种研究的实质在于探讨医学与哲学、医学与方法论、医学与思维科学等方面的关系，它将与现代易的研究一样，一定会取得一些超过前人的成果。

　　要深入开展"医易学"研究，就必须弄清医易相关的始末与源流，这对广大医易爱好者来说，更显得十分重要。

章太炎先生在《历史之重要》的演讲中说："至于《周易》，人皆谓是研究哲理之书，似与历史无关，不知《周易》实历史之结晶，今所谓'社会学'是也。乾坤代表天地，《序卦》云：'有天地然后有万物。'故乾、坤之后，继之以'屯'。屯者，艸昧之时也。即鹿（追鹿）无虞，渔猎之征也。匪寇婚媾，掠夺婚姻之征也。进而至'蒙'，如人之童蒙，渐有开明之象矣。其时娶女，盖已有聘礼，故曰见金夫不有躬，此谓财货之胜于掠夺也。继之以'需'，则自游牧而进于耕种，于是有饮食燕乐之事。饮食必有讼，故继之以'讼'，以今语译之，所谓面包问题，生存竞争也。于是知道团结之道，故继之以'师'。各立朋党，互相保卫，故继之以'比'。然兵役既兴，势必不能人人耕种，不得不小有积畜。至于'小畜'，则政府之滥觞也。然后众人归往强有力者，以为团体之主，故曰：武人为于大君，履帝位而不疚，至于'履'，社会之进化，已至君主专制之时矣。'泰'者，上为阴，下为阳。上下交通，故为'泰'。'否'者，上为阳，下为阴，上下乖违，故为'否'。盖帝王而顺从民意，上下如水乳之交融，所谓'泰'也。帝王而拂逆民意，上下如冰炭之不容，所谓'否'也。民为邦本之说，自古而知之矣。自'屯'至'否'，社会变迁之情状，亦已了然。故曰：《周易》者，历史之结晶也。"

从古史观的角度来看，《周易》的经文中确实忠实地记录了古代社会生活，保留了丰富的原始资料。出于占卜的需要，在六十四卦中，它用386条爻辞，随机归纳了386种古代社会生活的典型情景，涉及处世、安乐、爱抚、交际、教育、家庭、婚姻、医药、行旅、制伏、狱讼、战争、患难、进退、修养等方面，确实是"历史的结晶"。

研究医易之关系，自然要溯本追源，首先从《周易》开始，特别要从《周易》的本经开始。《易》肇医之端，医蕴《易》之秘，此言不谬。认真总结研究《易经》中记载的古代养生、预防、医疗活动的史料，正是在寻觅中医学的源头。由于有上古先人的这些医疗实践活动，医学中朴素辩证的阴阳理论才得以产生和发展，使得《易经》中这些原始医学思想得以萌芽孕蕾；经过了数百年的医疗实践，累积了数代医家的经验成果，逐渐形成关于人体的整体观、天人相应、预防与医疗及养生等思想，最后由《黄帝内经》总其大成，确立了中医学的理论体系。

关于《易》经文中的原始医学思想，有人认为六十四卦中只有无妄、损、兑三卦涉及了疾病等医学问题。无妄卦"九五"爻辞："无妄之疾，勿药有喜"（没有乱来所得的病，不吃药也会好的）；损卦"六四"爻辞："损其疾，使遄有喜，无咎"（减轻他的病，使他快好，可喜，无害）；兑卦"九四"爻辞："商兑未宁，介疾有喜"（喜悦的商谈未定，疥疮病有去掉的可喜）。有人认为在所有的卦、爻辞（计有450条）中，涉及医药疾病的只有三条：无妄（同上）；复卦卦辞："出入无疾"（出门入门不生病）；鼎卦"九二"爻辞："鼎有实，我仇有疾，不我能即，吉"（鼎中有食物，我的配偶有病，不能就我同吃，但病会愈，吉）。也有人认为，经文涉及医理的主要有37个卦，它们是乾、坤、屯、蒙、需、讼、师、小畜、履、泰、否、豫、蛊、噬嗑、剥、复、无妄、颐、大过、咸、遁、大壮、明夷、睽、解、损、夬、姤、困、井、鼎、艮、渐、归妹、丰、兑、涣。说到经文中的原始医学思想，可谓"仁者见仁，智者见智"。摘寻与医、药有关的卦、爻辞固然不可不做，但更重要的还应看其中的内涵，正像《易传》那样，常常把卦、爻辞中的内涵发掘出来加以阐述。例如，复卦卦辞："复：亨。出入无疾。朋（指钱财，十贝为朋）来无咎。反复其道，七日来复。利有攸往。"此卦辞的原意是：复卦，通顺。出门入门不生病，赚了钱没有害。从路上来回，七天打一个来回。有所往有利。《象传》却能解释其中的内涵："'反复其道，七日来复'，天行也。'利有攸往'，刚长也。《复》，其见天地之心乎？"意思是说："反复其道，七日来复"，是天道的运行。"利有攸往"，是刚在生长（复卦最下面是阳爻，阳刚，正在生长）。复卦，从它可以看到天地的用心吧（天地的用心是在使阳气生长）。《象传》也就内涵做了进一步的阐述："雷在地中，复。先王以至日闭关，商旅不行，后不省方。"意思是说：复卦震下坤上，雷下地上，雷在地中，是复卦。先王因此在冬至日关城门，商人、旅客不出行，君主不出外巡视诸侯国。《象传》一语道破了复卦中所包含的一个原始医理：周代历法按日照的长短，在一年二十四节气中分出夏至与冬至。夏至天最长，到这一天阳气已发展至极盛，阳极生阴。冬至天最短，到这一天阴气已发展至极盛，阴极阳生，这就是复卦。古人认为，雷是阳气奋出地面与阴气接触才发出的声音。现在一阳始生于下，非常微弱，不可能奋出地面，因此雷在地中正是冬至阴极阳复生之时，所以称"复"。此时，先王观雷在地中之象就知道是阳生冬至之日。由于冬至之日阳气刚刚复生很微弱，需要静养以使其壮大，故先王于这一天关闭城门使商旅不得入内，使百姓得以静养；后王也闭关自守，不出都门去视察四方，不出不入则能使君民皆安静以自养。从中可以领会到古人重视冬至之日养阳，这不是很重要的一条医学思想吗？

通过对与医理有关的一些卦的内涵分析，让我们来看看蕴藏在卦中的原始医学思想。

第一节　乾卦内涵：天象与医学

乾象征天，天象对人类的生存与健康具有很大的影响。通过乾卦的内涵，我们可以领会到：整个宇宙都顺着一定的规律在不断运动，从而形成日月往来、星宿偏移的自然现象。那么，对于诞生于这个宇宙之中的人类来说，就必须顺应自然界的运动变化规律，因为人与天地是一个统一的整体，天地间的任何变化都会在人体中反映出来；人要顺应自然，就要做到"动静不失其时"。乾卦虽未直接谈医，但却可以看出《易经》中的"天人相应"思想已在原始医学中萌芽。

第二节　坤卦内涵：环境与医学

坤象征地。地也，万物皆致养焉。地球是人类唯一的家园，是我们祖祖辈辈繁衍生息的地方。地理环境、地理气候对人的生命的诞生与成长有着至关重要的影响。通过坤卦的内涵，我们可以领会到：天象呈现出四季更替、寒暑推移、云行雨施、风动雷震等自然现象，它们来复变迁，使地上不仅草木依之蓄秀、万物依之更兴，人类也正是在这样的自然环境中孕育生长。坎水、艮山、兑泽都论述到了地理环境，人类生活的地理环境有山川丘陵、荒漠平地，或滨海临水，或依山傍林，生活环境处所不同，人类对它们的适应能力也就不一样，所反映出来的生理特点和病理变化自然会有差异。坤卦虽未直接谈医，但却可以看出《易经》中有关自然气候、地理环境与人密切相关的思想已在原始医学中萌芽。《易传》中的《说卦传》所说的"坎为水……其于人也，为加忧，为心病，为耳痛，为血卦"便是证明。

从其他卦的内涵中，可以领会以下几个方面的思想。

第三节 人体的整体观

《易经》的卦、爻辞中，有不少内容涉及人体的各个部位，表现出整体观念的萌芽。如咸卦爻辞中，述及拇、腓、股、脢、辅颊、舌，自下而上，很有规律。至于对咸卦的理解古来就不相同，有的说，咸卦是描写充满青春活力的少男少女间，由挑逗性试探到两心真诚相爱的整个调情过程；有的说，咸为"伤"，伤其足大趾、伤其小腿肚子、伤其股、伤其背肉、伤其面颊、伤其舌。这样的伤，当指主人伤奴隶。无论哪种解释，这种描述的本身就包含着一定的医理，也说明当时已注意到了人体各部位的关联。又如艮卦卦辞说，"艮其背，不获其身；行其庭，不见其人"（注意他的背，不保护他的身体；走到他的院子里，不看见他的人）。其爻辞从"初六"到"上九"，分别说道："艮其趾，无咎"（注意他的脚趾，无害）；"艮其腓，不拯其随，其心不快"（注意他的腿肚子，不长肉，他心里不舒服）；"艮其限，列其夤，厉，熏心"（注意他的腰，对他的背分散注意，危险，焦心）；"艮其身，无咎"（注意他的身体，无害）；"艮其辅，言有序，悔亡"（注意他的面颊，说话有次序，悔恨可以消失）；"敦艮，吉"（多方面注意，吉）。艮卦艮下艮上，即山下山上，山是止，即止而又止。艮又是注视，艮上艮下，即加强注意。先看卦辞，《周易集解》："这是说只注意身体背部而不保护全身，即只知局部而不顾整体，是没有用的。'行其庭，不见其人'，这是譬喻语，说好比一座大园宅没有人居住一样，等于废物，反映了医学上的整体观念。"这是一方面。另一方面，艮又有"止"义，止与注意又可结合。《象传》说："时止则止，时行出行。"有时止，有时行，就医学上说，病在局部，注意力就止于局部；病与其他部位有关，就不能止于局部。再看爻辞，又注意局部，认为是好的，如"初六：艮其趾，无咎"，认为可以防微杜渐，所以是好的；又注意局部，认为不好的，如"六三：艮其限，列其夤，厉"，只注意腰部，分散对背部的注意，就造成危险。这种整体防护的思想，从脚趾到全身，卦辞说全体，爻辞说部分，井然有序。

第四节　养生与预防

上古时代医药条件很差，我们的先人要想生存和从事生产劳动，必须十分重视预防与养生。在人体整体观的基础上，古人萌发了朴素的预防养生思想。

颐卦本身就有养生、养活的意思。《序卦传》云："颐，养也。"颐训为养，养为养生。颐卦卦辞曰："贞吉。观颐，自求口实。"颐为面颊，面颊内为口，所以颐有口象。初、上两阳爻，象上下颚，中间四阴爻象两排牙齿，上体艮，止，象上颚不动；下体震，动，象咀嚼食物。《噬嗑·象传》说："颐中有物曰噬嗑。"那么，无物则为"颐"。口中无物必求物，物从口入以养生。《颐·象传》云："养正则吉。"是说养生有正道，遵循正道去养生，不仅身体四肢得其养，德行也能得其养；不遵循正道而得食，不仅四肢不能得其养，德也不能得其养。颐卦所谓的"养"，就是指养生的正道。所以《象传》接着说："'观颐'，观其所养也；'自求口实'，观其自养也。天地养万物，圣人养贤以及万民，颐之时，大矣哉！""观颐"是指观察颐卦六爻所论述的养生之道。"观其所养也"，是指观察各爻所养的是什么。六爻之中，有能养己者，有能养人者，"所养"并不相同；凡刚爻皆能养己又养人，凡柔爻皆不能养己而需由他人供养。"自求口实"，实通"食"，即食物。这就是说，观察颐卦的六爻，首先观察它养人还是养己，进而还要观察它用口吃食物的情况，从吃食物的状况中即可看出各自养生之道正不正。凡廉洁寡欲不贪食者，为得养生之正道；凡贪得无厌者，则为养生之不正道。最后又将养生之道推广开来，养生的正道就是适时而有节，如天地养万物，当寒则寒，当暑则暑，万物之长养得其正而生生不息。治国也是如此，"圣人"君主一人岂能养万民之生，主要依靠培养"贤人"及有才德之士，通过他们去进行治理。由此可见，颐卦所论述的养生之道正与不正，既关系到一人之身，还关系到天下国家。《颐·象传》还进一步阐述道："山下有雷，颐。君子以慎言语，节饮食。"颐卦卦体为上艮下震，为山下有雷之象。雷在山下，声音遇山而止。"君子"观这一动一止之象，应"慎言语，节饮食"。"慎言语"可免灾养德行，"节饮食"无病可养身体。颐卦的爻辞对养生问题又进行具体的讨论，通过六爻的分阴阳和所处地位的或上或下，以及所属的卦或震或艮的情况，总的说明"求养者多不正，故多凶"；"养人者多得正，故多吉"的道理。

既济卦的《象传》中说："水在火上，既济。君子以思患而豫防之。"既济卦卦体是上坎下离，坎为水，离为火，是水在火上之象。水火的概念，后来被医家引入《内经》医理之中。此时所言之"水火"，或许还不具备医学中"水火"的含义，但通过水性润下、火性炎上，二者本是矛盾的，看到水火不相入而相资，对立面能够统一起来，以发挥其济物的功用，故称既济。可贵的是，它提出了"君子"观此象"以思患而豫防之"的思想。防在乎豫，豫在乎思，其对象目标则是"患"。"患"指一切灾患，病患当属其一，这是不言而喻的。

细玩经文中有关养生与预防的卦、爻辞，可以领悟到两个方面的思想。

1. 养生必须同时具备内外两种因素，天地自然是其外在环境，人体素质是其根本基础，二者相辅相成，缺一不可

如《乾·象传》说："天行健，君子以自强不息。"健者，强壮之名。天的性质刚健强壮，永远运行不止，"君子"当以此效法乾天之象。

《无妄·象传》说："无妄，刚自外来而为主于内，动而健，刚中而应，大'亨'以正，天之命也。"无妄者，真实也。有真实而无虚假，所谓无妄。其卦义是讲天道自然规律的真实性。天道自然规律，如日月往来、四时运行、万物盛衰等，并不是虚无缥缈不可思议的，而是实实在在的东西，完全可以认识的。运动和刚健，乾乾不息，阴阳相合，万物生生不息，这就是天道规律的真实性。《象传》又说："天下雷行，物与，无妄。先王以茂对时育万物。"无妄卦下震上乾，乾为天，震为雷，雷行于天能声震百里，无物不受其震动。古人认为，冬季阳气潜藏，至春季阳气奋发出地面而成雷，万物冬季处于冬眠状态，到春季闻雷声而苏醒，发育生芽，破甲出土，所以说雷能振起万物，故称"物与"。与，应也。言万物应雷声而奋起，这个天道自然规律无任何妄谬，是真实可见的。"先王以茂"，茂，勉也。是说先王应用无妄之象来勉励自己；"对时育物"，对，配；谓配天也。是说先王应配合这一天道自然规律去养育万物。那么，作为每一个人，更应该配合这一自然规律来养生，这个道理不是非常明显吗？

《需·象传》说："险在前也，刚健而不陷，其义不困穷矣。"需，须也；须为须待，也就是等待，此为需卦的基本卦义，需卦卦体下乾上坎，乾性刚健勇于进，坎为险陷，剧进必陷入险中，需要等待时机。唯有知险才能待时而不妄进，然后才可涉险而不陷入险。

《复·象传》说："刚反，动而以顺行。是以'出入无疾'。"复，反也。复卦为反复，这个反复是就阳刚而言的，所以称"刚反"。当剥卦的一阳被剥尽之后，"穷上反下"，与五阴又组成了统一体，这就是复卦，一阳生于下，阳长阴消，复为阳得势，因此"出入无疾"。

2. 道德修养和精神调节是养生的重要内容

这在前面分析颐卦时就已涉及，这里再举几卦，从中领会这方面的思想。

《蛊·象传》说："山下有风，蛊。君子以振民育德。"蛊卦卦体上艮下巽，艮为山，巽为风，其卦象是山下有风。"君子"观山下有风蛊坏之象，则应知社会风气败坏，从而"振民育德"。"振民"即振奋起民众的精神，整治久安所养成的颓废状态；"育德"即培育新的道德风尚，不能沉溺于享乐。"蛊"为治乱之卦，提醒人们要居安思危，生于忧患，死于安乐，这些思想在后来的中医学理论中得到了充分的体现。

《临·象传》说："君子以教思无穷，容保民无疆。"是说"君子"观临卦"泽上有地"之象而效法之，应该以泽水与地相临相亲之象去临下，教化民众，思念关心民众而无尽无休，以地中的大泽容水无限之象去包容民众，保护民众而无有止境。其《爻辞》"上六"说："敦临，吉，无咎。"是说用厚道来治民，吉，无害。临卦中所讲的治民的政治，有感化、温和、忧民和淳厚，这对儒家思想的建立很有影响。自古儒、医不分家，这种思想自然融汇在医家的思想体系之中。

《渐·象传》说："山上有木，渐。君子以居贤德善俗。"渐卦卦体下艮上巽，艮为山，巽为木，是"山上有木"。山上之木乃高大之木，虽然每日每时都在生长，但人们很难觉察到它的生长，故有渐进之象。"君子"观此象"以居贤德善俗"，也就是说积德不止，而渐渐能成圣贤，然后感化其他人改恶从善，以逐渐达到移风易俗的目的。

总之，养生的内涵既包括养体，也包括"养德"。一方面"君子"要养德；另一方面，通过他们的教育、关心、感化，让百姓也要养德。

第五节　解剖与生理

《易经》对人体的结构已经有了比较全面的认识，但大都比较简单和原始，这是因为经文中偶涉人体某些部位，并非专论，所以不能反映当时实际的认识水平，这在屯卦、需卦、咸卦、剥卦、蛊卦、明夷卦、夬卦、丰卦和未济卦中都可以找到，共涉及 20 个部位：首、頯（头额）、眼、耳、鼻、口、舌、辅颊（面颊）、肤、肱、随（裂开的肉）、脢（背脊肉）、背、腹、身（胸腹部）、限（腰部）、臀、股、腓（小腿肚子）、趾、拇（足大趾），还提到了心和血。对于血的认识已具一定水平：血具有流动、濡养等功能。此外，对 12 种不同的生理功能也有记载，涉及视、履、息、行、饮、乐、食、盱（张目）、噬、泣、声、言语等。对情志，涉及喜、笑、忧、思、愁、惊、悔、苦等。对外因，涉及风、雨、寒、暑、湿、燥、火等。《左传·昭公元年》中记载秦医和论六气致病的观点，似在《易经》中已现端倪。

第六节　饮食与健康

在上古社会中，由于艰苦的生活条件，导致许多疾病因饮食而生；随着文明的发展，许多疾病亦因饮食而愈。饮食与健康的关系，在早期不少文献中都有论述，《易经》也不例外，尽管篇幅不多，却涉及不少方面。

（一）节制饮食

《颐卦·象传》中提出："君子慎言语，节饮食。"人的口，一动一止，一出一入，出者为言语，入者为饮食。由于言语能出不能入，不慎则招灾；而饮食能入不能出，不节制则生病。然而，《易经》并不主张禁绝酒食、宴饮，在《困·象传》中说："困于酒食'，中有庆也。"是说能以酒食处穷困而自我娱乐，守中正之道是可庆贺的。《需·象传》云："云上乎天，需。君子以饮食宴乐。"是说当时机未成熟时，不要有所举动违背天道自然规律，君子可以用饮食安乐来等待时机。这些主张似乎超过"节饮食"，但却有更深一层的含义。

（二）食物问题

噬嗑卦的"爻辞"中说："噬腊肉遇毒，小吝，无咎。"这个"毒"，不同于今天"毒"的概念。《说文》云："毒者，厚也。"来知德注："毒者，腊肉之陈久太肥者也。"是指腊肉因时间过久已有陈腐的气味，也就是说，发生了食物变质。"遇毒"，即今天所说的"食物中毒"，这大概是我国最早有关食物中毒的记载。从医学角度来看，通过这条爻辞，可以看到古代先人已开始注意因食物变质而导致的中毒问题，经过治疗这"小小的困难，无害"，并没有造成严重后果。

鼎卦提到了"亨饪"。"亨"通"烹"。《释文》云："亨，煮也；饪，熟也。"其《象传》说："以木巽火，亨饪也。圣人亨以享上帝，而大亨以养圣贤。"以木生火，即烧鼎煮生物变成熟物，进而供上帝和圣贤享用。从这里我们可以看到，人类结束了茹毛饮血的原始生活，进入了蒸煮烹饪的熟食时代。食物的变化，意味着人类健康水平的提高。可贵的是，在鼎卦"爻辞"九二中记载着"鼎有实，我仇有疾，不我能即"的情况，提出了不能与有病的妻子共食，说明我们的先人已开始有了"疾病会传染，影响健康人"的意识。

（三）饮水问题

《易经》有一井卦，专门论及井与人们生活的关系问题。饮水是人们生活中的一件大事，井是为人们提供水的主要来源之一。井卦"卦辞"讲到注意井水枯了就要淘井，不可使井废弃。《象传》中讲到要使井水养人而不穷；"爻辞"中则讲要注意井水的清洁和防止陷阱的废坏，提出"井泥不食"，说明古代先人已经注意到饮水与健康的关系。

第七节　婚嫁与生育

《周易·序卦传》说："有天地然后有万物，有万物然后有男女。有男女然后有夫妇，有夫妇然后有父子。"《系辞上》讲："乾道成男，坤道成女。"《说卦传》则以乾坤为父母，震、艮、巽、兑、坎、离为六子。《系辞下》讲："天地细缊，万物化醇；男女构精，万物化生。"此言天地阴阳二气交融密结在一起，最后凝固变化成万物的形体；一切两性形体通过交合，然后变化生生不穷。

在人类社会中，人类的繁衍必须靠生育。文明社会，生育是通过婚嫁来实施的，女子也只有通过婚嫁才能找到归宿。《归妹·彖传》云："归妹，天地之大义也。"又云："归妹，人之始终也。"在屯卦"爻辞"六四中，就载有"乘马班如，求婚媾。往吉，无不利"这样的文字。是讲骑马回旋，求婚姻，去是吉的，没什么不利。归妹卦是专讲婚姻的，《象传》里提出"说以动"，是说男女相悦才结婚，这在当时是比较难能可贵的思想。《象传》中提到"君子以永终知敝"，论婚姻，要考虑到白头偕老的永终，在当时存在各种流弊的婚姻现状中，这种提法也是难得的。

再谈生育，生育是婚姻的必然，从《易经》对生育问题的记载来看，涉及以下两个方面。

1. 生育的机理

从《易经》的下经，以"咸"为首卦，我们就可以领悟到其中的道理。乾坤为天地之始，咸恒为人伦之始，所以，六十四卦的排列"上经"始于乾坤，"下经"始于咸恒。天地之始，始于阴阳二气；人伦之始，始于夫妻。《咸·象传》提出"二气感应以相与"，是值得重视的。夫妻，是人类文明世界的开端，所以咸卦六爻对男女相感描述得极其细腻生动，是大胆的，从生育的观点来看，是很有哲理性的。学贯中西的中国近代性心理学权威潘光旦教授，在其所译的蔼理士《性心理学》一书的一个注解中说："有人说起《易经》咸卦，是中国最古老的描写性交的文字，但译者以为与其说是描写性交的本身，毋宁说是描写性交的准备。所谓'咸其拇''咸其腓''咸其股，执其随''咸其辅颊舌'，都是一些准备性的性戏要，并且自外而内，步骤分明。孔氏《正义》解释'九四，贞吉，悔亡，憧憧往来，朋从尔思'一节，似乎以为二体已进入交接状态，窃以为义有未妥。"（潘译《性心理学》，三联书店）

咸卦，咸训为感，感为感应。咸卦柔上而刚下，二气方得感应以相与。与，给予之与，犹如说互相交感各得其所求。从男女感应之理说，止而不悦则不能感，悦而不止则放荡，唯喜悦又能止其所当止，其相感之情方专一而笃实。请看"爻辞"。

初六：咸其拇。

拇，足大指也。"咸其拇"，即足的拇指受感而欲动，是比喻少男求少女，实为最初步的具有挑逗性的试探动作。

六二：咸其腓，凶，居吉。

腓，是俗语所说的小腿肚子。在"咸其拇"后，女方若无反应，或反应良好，男方必有更进一步的动作"咸其腓"。此时，若女方翻脸，即呈"凶"象，男方当停止自己不受欢迎的行为，但尚可转凶为吉，故言"居吉"。

九三：咸其股，执其随，往吝。

于上述两次行动之后，如对方仍无反应，或反应良好，不管属于哪一种情况，都将给男方带来鼓舞的勇气，而采取更为大胆的行为：感触对方的大腿。"随"，借为"隋"。《说文解字》："隋，裂肉也。"则可训为肉。"执其随"，即执其大腿之肉。

九四：贞吉，悔亡。憧憧往来，朋从尔思。

经初、二、三连续求爱之后，少女的心终被打动，故云"贞吉，悔亡"。"憧憧"，心动貌，少女终于打破矜持之态而动了情，其心绪随同少男往来出入，相互交融。

九五：咸其脢，无悔。

是说动情的少女于此时反客为主，主动投入对方的怀抱。马融注："脢，背也。"郑玄注："脢，脊肉也。"男女双双拥抱，为相互抚摸对方背部之象。

九六：咸其辅颊舌。

明显地咸道已成，男女互相亲吻。《象传》还补充了一句："滕口说也。""滕"，何楷注："水超涌也。张口骋辞之貌。"是补充在亲吻的同时，还滔滔不绝地说着情话。

继婚嫁之后，家庭形成，年轻的夫妻相感而生情，这是符合自然情感规律的。咸卦在《易经》中的地位是很高的，其对生育之意义是显而易见的。明代来知德曾这样说："咸者，感也。不曰感者，咸有皆义，男女皆相感也。艮为少男，兑为少女，男女相感之深，莫如少者。盖艮止则感之专，兑悦则应之至，此'咸'之义也。"（《周易集注》）《系辞上》说："精气为物，游魂为变。"是说原其人之始生，不外男女双方阴精阳气凝聚而成形体；终其人之所死，不外魂升魄降阴精阳气溃散形变而化无。《睽·象传》说："天地睽而其事同也。男女睽而其志通也。万物睽而其事类也。"《序卦传》："睽者，乖也。"乖为乖违，也就是分离，睽卦卦义为论对立。矛盾对立并不都是坏事，事物有乖违才能有和合，有对立面才能构成统一体。以上三句是讲，天在上、地在下是睽乖对立的，但是通过阴阳"二气感应以相与"，构成了统一，进而发挥其生育万物的功能则是统一的；男与女性别和体质不同也是睽乖的，但是通过婚嫁结合而生育子女，这种男女性别乖异而生育的意志是相通的；天地间的万物各有其形体与特性是绝对的，但它们均秉受阴阳二气以生存是相类的。

2. 有关生育的问题

经文中涉及了"久婚不育"和"孕而不育"两种情况。屯卦"爻辞"六二："屯如邅如，乘马班如。匪寇，婚媾。女子贞不字，十年乃字。"字，怀孕。这是一桩正当的婚姻：不是抢劫，而是光明正大地结婚。可是占问女子不孕，十年才孕。《象传》补充了一句："'十年乃字'，反常也。"久婚不孕是违反正常的，我们的上古先人认识到了这一点。但是对"久婚不孕"的妇女，并不一概被遗弃，渐卦"爻辞"九五云："妇三岁不孕，终莫之胜，吉。"《周易通义》："胜，虞翻注：'陵也。'陵，欺陵。古代社会妇女不孕是会被休弃的。这个妇女却没有被遗弃，是很难得的。"难怪这句的《象传》说"'终莫之胜，吉'，得所愿也"，得到了她因久婚不孕却不受欺侮的愿望。

渐卦"爻辞"九三云："夫征不复，妇孕不育，凶。"是说丈夫出征不回来，妇人有孕流了产，凶。这条"爻辞"的《象传》解释说："'妇孕不育'，失其道也。"失去了保胎的方法，是上古先人对"妇孕不育"原因的分析认识，这在人口密度小的殷周时代，针对当时婴儿死亡率高的状况，提出保胎要有"道"，是很有现实意义和远见卓识的。

第八节　诊治与医理

《易经》中已记载了一些疾病的病名，虽属偶涉，亦窥一斑。按病种归类，有内、外、妇、眼、耳诸科；病的名称有泣血（哭出血泪，《屯》）、眇（瞎一只眼）、跛（《履》）、不孕不育（《渐》）、疑疾（多疑症）、折其右肱（《丰》），以及《说卦传》中提到的心病、耳痛等。此外，还记载了致人伤残的酷刑：灭耳、灭鼻（又作"劓"）、灭趾、刖等。无论是生病还是刑伤，均需诊治，这就为当时的医学提出了新的课题：诊治一要有药物，二要有法则。经文中所提到的药物，虽然屈指可数，但仍十分宝贵，有茅茹、苞桑（《否》）、枯杨、白茅（《大过》）、杞、包瓜（葫芦）（《姤》）、蒺藜（《困》），以及《系辞》中的"兰"等。至于诊治原则，《易经》提出了据证推本、贞卜转归的思想。治病一方面要贞卜，另一方面以药物"损其疾"，如损卦"爻辞"六四言："损其疾，使遄有喜，无咎。"损，为减损；遄（chuán 传），为速、快；是说减轻他的疾病，使他快些好，有喜，无害。此外，还提出不用药物而让疾病自愈。无妄卦"爻辞"九五云："无妄之疾，勿药有喜。"是说有点小毛病，切勿用药去治疗，它自己会战胜疾病而"有喜"，所以《象传》强调："'无妄'之'药'，不可试也。"这不是后来"有病不治，常得中（仲 zhòng）医"思想的先导吗？

在医理的论述方面，《易经》中的阴阳思想，成为中医学理论的思想渊源。《易经》卦象中的阴爻 -- 与阳爻—，明确地指出了天地万物都具有相互对立和相互依存的两重性。《系辞上》"一阴一阳之谓道"的命题，把"道"作为一阴一阳对立转化的普遍规律明确地提了出来。《系辞下》"乾，阳物也；坤，阴物也。阴阳合德，而刚柔有体"的论述，进一步阐述了阴阳两类具体事物，从对立面说，阳是阳，阴是阴，截然不同；但从统一性说，二者的性质又是相合的，刚柔两种爻画，就是它的具体形体。在泰、否两卦的《象传》中，还提出了"内阳而外阴，内健而外顺"与"内阴而外阳，内柔而外刚"的思想，这无疑是中医理论阴阳学说的本源。

《易经》对于"元气"也有认识和论述。《乾·象传》云："大哉乾'元'，万物资始，乃统天。"《九家易》注："'元'者，气之始也。"这句以充沛的情感赞颂元气说：盛大无际的乾阳元始之气啊，万物靠着它有了开始，它乃是天的本原。《乾·文言》中又说："'元'者，善之长也。"是说"元"是生物的开始，"元"居众善之首。还说："乾元'用九'，乃见天制。"是说上九阳气将尽，则阴气来，阴阳二气互相移位，就可以看到天道运行的自然法则。《坤·象传》云："至哉坤'元'，万物资生，乃顺承天。"这句同样以充沛的情感赞颂元气说：至极无限的坤阴元始之气啊，万物靠它生长，它又总是顺从和承奉天的乾阳之气而运动。

元气、阴阳，在《系辞》中，明确地用"易有太极，是生两仪……"的简约语言加以概括，后来成为中医学理论的重要基础。

必须承认，《易经》毕竟不是医书，加之书简古文和当时认识水平的局限，其间对有关医学思想的论述只是偶然涉及，不成系统，相当粗泛，但通过分析归纳，瑕不掩瑜，其中涉及医学方面的思想观点是十分可贵的。这不仅一窥《易经》中医学史料之全貌，而且亦可了解殷商、西周时代的医学发展情况。应该说，这些资料在中国医学发展史上是最早的文字记载。遗憾的是，以往对中国医学史的研究，几乎没有涉足《易经》，使它受到了不应有的冷落。

第八章 《周易》与《黄帝内经》

　　第三章我们论述了《周易》的哲学思想，虽然不是全部，但已包括了其中的主要观点，如"天人合一"、阴阳对立统一、一分为二、合二而一等。哲学，作为一门世界观的学说，它反映了人们对整个世界（包括自然、社会和思维）的根本观点，是对自然知识与社会知识的概括和总结。《周易》的哲学观也不例外，特别是《易传》，它在解释和发挥《易经》的过程中，把当时最先进的哲学思想、最高水平的自然科学和社会科学成就集中起来，成为体现春秋战国时期哲学、自然科学和社会科学相结合的一部著作。

　　医学，尤其是中医学，与哲学有着非常密切的关系。被誉为中医理论开山之祖的《黄帝内经》，其哲学思想是比较成熟的，这表现在它不仅涉及了自然、社会和思维等知识领域，而且从儒（包括《周易》和孔子思想）、道（老庄思想）及阴阳等家中汲取了丰富的营养，因此，这部被称为"开元"的医学典籍中，闪耀着我国古代哲学的朴素唯物主义（有人称之为"辩证唯物主义"——欠妥）的光辉。

　　《周易》与《黄帝内经》，基本上不涉及道家与阴阳家。医学属于自然科学领域，当然，与社会科学不能完全分割。本章欲从自然科学和思维科学的角度，阐述《黄帝内经》与《周易》之关系。

　　在论述之前，先要澄清对《易传》的模糊不清的错误认识。一些从事或爱好医易的研究者，由于缺少对易学发展历史的系统知识，往往导致对某个问题的片面认识。由片面的认识而导致片面或错误的结论。例如，下面这一段文字就属这一类，颇有代表性。

　　"《易传》所阐述和引申发挥的哲学义理，主要来自老庄的道家思想、邹衍的阴阳家思想和孔孟的儒家思想。其宇宙论、天道观来源于道家，其阴阳刚柔说来源于阴阳家，其伦理学、人生观来源于儒家……和《易传》相比，《内经》中的哲学义理，也主要来自道家和阴阳家，而儒家思想则较淡薄，甚

神奇三学易·道·医

或极少。"这段话所反映的一些观点，从字面上看似乎有条不紊，头头是道，实际上则是由于缺乏易学发展历史的系统知识而导致的一种糊涂认识。在第一章我们曾对《易传》的作者和产生的时代，就当前易学界所公认的意见，进行了比较详细的介绍，其结论是：

今本《易传》基本为孔子所作，但其中也有记述前人遗闻的部分，有门人弟子在平日孔子讲述时所做的记录，与《论语》的形成情况差不多，其思想应属于孔子，但不可理解为由孔子亲自执笔撰著。此外，也不排除有后人窜入的内容。

代表孔子易学思想的《易传》，是先秦易学的集大成之作，也是义理派易学的第一座里程碑。

因此，认为《易传》的哲学义理"主要来自于老庄的道家思想、邹衍的阴阳家思想和孔孟的儒家思想"的观点是不对的。第一，《易传》是儒家孔子易学思想的专著，道家有自己的易学观，却没有形成易学专著。必须明确：《易传》与《老子》是两个不同的思想体系，绝不能混为一谈。第二，庄子、邹衍、孟子都在孔子之后，是战国时期的人物，他们不可能对生活于春秋末期的孔子产生影响，也不会对《易传》的基本思想和形成产生影响。因此，用"老庄""邹衍的阴阳家""孔孟"来论及《易传》是缺乏历史知识的表现。第三，说《内经》的哲学思想主要来自道家和阴阳家，而儒家极少，是错误的。《周易》对《内经》的重大影响，正是儒家思想对《内经》影响的有力证明。第四，《易传》的宇宙论、天道观有自己的体系，并非源于道家；阴阳学说亦有自己的体系，更不会从产生于战国时期的阴阳家那里获得影响（这是历史的倒流）。相反，阴阳家的阴阳学说倒是从《易经》《易传》中受益匪浅的。

第七章我们详细地分析了六十四卦中的原始医学思想。作为第一部医学经典的《黄帝内经》，是医易结合为开山。《周易》对中医的影响是至远、至广、至深的！它是中医理论的渊薮，中医的基础理论简直可以说是《周易》思想的化身，这在《黄帝内经》中得到了充分的体现。

第一节　《内经》的宇宙观受《周易》的启导

说到《周易》的宇宙观，也是有一个发展过程的。《易经》中，只有"乾坤""刚柔"，并没有"太极"的观念。"太极"的观念是《易传》所特有的（请注意：如第四章中所述："太极"与"道生一"之"道"，也是两个截然不同的观念）。《易传·系辞传》说："易有太极，是生两仪……"由"乾坤"到"太极"，说明《易传》的宇宙观比起《易经》是大大前进一步了。"乾坤"只是"天地""阴阳"，《易经》对宇宙只认识到这一步；而《易传》则追溯到宇宙的原始——"太极"。"太极"的含义是什么？汉代学者们解说得很清楚。郑玄说："极中之道，淳和未分之气也。"虞翻说："太极，大一也，分为天地，故生两仪也。"当代学者张岱年先生解说得更明白："太极即是天地未分的原始统一体，《系辞上》以'太极'为天地的根源，这是一种朴素的唯物论观点。"（张岱年《中国哲学发微》）《易传》把宇宙的根源追溯到"太极"，从而否定了世界是被神创造出来的说法，"太极"成为《易传》的最高范畴。

那么"易有太极"这个"易"字指什么呢？当然不是指《易经》而是指"生生"，生而又生。《系辞传》说"生生之谓易"。"易"，讲的是变易。李道平解释说："阳极生阴，阴极生阳，一消一息，转易相生，故谓之'易'。"这指的是"一个变化的过程"。"易有太极"，是说宇宙的变化过程是从"太极"开始的。在"生生之谓易"之后，又接着说"成象之谓乾，效法之谓坤"，这是告诉我们：生生转化的"道"，是无形无体抽象的，乾坤两卦，则有形有象具体可见了。对乾坤两卦，《易传·彖传》作了非常精确的解释，大大发掘、充实了《易经》的原意，从而提出了"大哉乾元，万物资始""至哉坤元，万物资生"的命题。"乾元"是万物之始，万物皆取它而成形；"坤元"是万物之生，万物皆取它而成体。《系辞下》认为："乾，阳物也；坤，阴物也。阴阳合德而刚柔有体。"《咸·彖传》又说："柔上而刚下，二气感应以相与。"这样，《易传》就形成了一个完整的宇宙论：乾坤为天地、刚柔、为阴阳二气，这阴阳二气作为万物"资始""资生"的本原，二气相感而产生万物，并且明确指出八卦代表构成宇宙的八种基本物质，即天、地、风、雷、水、火、山、泽。

不仅如此，《易传·说卦传》还集中对八卦所代表的八种物质的特性及其在生成万物过程中的各自作用，进行了扼要的说明。

"雷以动之，风以散之，雨以润之，日以烜之，艮以止之，兑以说之，乾以君之，坤以藏之"。这段话的意思是"震"为雷，雷震动，足以促万物萌芽；"巽"为风，风吹拂，足以使万物舒展；"坎"为雨，雨滋润，足以使万物生长;"离"为日,日光照,足以使万物苗壮;"艮"为山,山静止,象征万物已经成熟;"兑"为泽,泽喜悦养成万物,说明万物已定其性;"乾"为造物之主,于物无所不统,它主宰万物以再造生机;"坤"为养物之府,于物无所不容,它将藏养乾所赋予的生机,以便再造万物。

《周易》这种对宇宙起源、万物生成的哲学观,不仅代表了当时的最先进的认识水平,而且必然要对许多学科、许多领域产生影响。据考证,《内经》的孕育、发展、成书,经历了一个相当长的历史时期,集中了几代没有留下姓名的高明医家们的成果,而在著述《内经》的初期,正好与《易传》的成书年代相近,因此,《内经》的作者们必然要接受《周易》的影响,吸取《周易》的哲学思想,援"易"入医,用它来指导《内经》的写作。而《易》理一旦渗透到医学领域,也必然会有新的发展。请看《素问·天元纪大论》。

"太虚寥廓,肇基化元,万物资始,五运终天,布气真灵,揔统坤元……生生化化,品物咸章""……动静相召,上下相临,阴阳相错,而变由生也。"

我们再看看历代一些医家的注解:张志聪注:"太虚,谓空无之境,大气之所充,神明之官位也。"张介宾注:"布天元之气,无所不至也。"张志聪注:"真灵者,人与万物也。总统坤元者,地居天之中,天包乎地之外也。《易》曰:'至哉坤元,万物资生'。"

这段话的意思是:宇宙无限辽阔,元气是生化万物的基础,也是万物资生的起始。木、火、土、金、水五运循环往复地周天运行,真灵精气施布于万物,是总统万物生化的根源……自然界的万物生而又生,化而又化,品类非常明显……(天地之气)有动有静,互相感召,上下相接,阴阳互根,宇宙中无穷无尽的变化就由此而生。

从《素问》的这段原文中我们不难看出,《内经》关于宇宙本源和万物生成的认识,与《周易》的认识是一致的。

研究《周易》对《内经》的影响,有一点要特别注意,整部《内经》有这样一个特点,对《周易》《老子》等儒、道经典,直接引用并不太多,其高妙之处,在于裁化了《周易》《老子》的语言,融汇其实质,把"易"理和"道"理渗透到医理之中。

第二节 《周易》的对立统一观是
《内经》理论的基石

《内经》吸取了《周易》中阴阳对立统一的观点，将阴阳哲学运用于医学领域，使之成为中医学的理论基石。

《周易》的阴阳对立统一学说，第三章和第四章已有详尽论述。众所周知，阴阳学说是中医理论中统帅理、法、方、药的总纲，在中医学术领域中占有极其重要的地位。有人形象地说：假如抽掉阴阳学说，中医基本理论便不复存在。追本溯源，中医阴阳学说的源头在哪里呢？

"阴阳"一词，在先秦典籍中并没有首先出现在《周易》本经中，而是出现在《易经》成书以后写成的《国语·周语上》中。传说西周末年，有一位叫伯阳父的人，他以地震为占筮对象，结果非常严重，认为"国必亡"也，把地震解释成亡国的凶兆。他分析了地震的成因，是"天地之气""阳伏而不能出，阴迫而不能烝，于是有地震"。地震民必乱，民乱致国亡。这里的"阴阳"观念，已被理解为互相对立又互补的两种自然现象与自然力量。后于《易经》的《左传》，也曾以"阴阳"来解释自然现象。昭公元年："六气曰：阴、阳、风、雨、晦、明也。"诚然，《易经》筮符系统中"—"、"－－"这两个基础符号，起始并不称作阴爻、阳爻。阴爻、阳爻的称谓是从成书于战国时期的《易传》开始的，但从"阴阳"学说的起源来说，还是应该承认，"阴阳"这一对事物对立统一的母基，是胎元于《易经》的，其后又经过数百年的发展、充实与完善，由《易传》将它形成完整的阴阳学说。《内经》的作者们又将《周易》的阴阳学说融汇到学医之中，逐渐形成了体系完整、独具特色的中医阴阳学说。张介宾说："欲赅医易，理只阴阳。"那么，我们就来具体看看《内经》是如何吸收并发展《周易》的阴阳学说的。

一、阴阳是岐黄医学之本

这是《内经》中一个最根本的思想，它贯穿于全书的始终，成为中医学理论体系的总纲。《素问·阴阳应象大论》云："阴阳者，天地之道也，万物之纲纪，变化之父母，生杀之本始，神明之府也，治病必求于本。"

开宗明义，把"阴阳"在医学中的位置放在了最高处，而且把这个宇宙间的普遍规律紧紧地与医学挂起钩来：阴阳是宇宙间的普遍规律，是一切事物变比的纲领和起源，是生死存亡的根本，是自然界万物运动变化的动力和显露于外的形象之场所，治疗疾病必须推求阴阳这个根本。

　　《素问·四气调神大论》云："夫四时阴阳者，万物之根本也。所以圣人春夏养阳，秋冬养阴；以从其根，故与万物沉浮于生长之门。逆其根，则伐其本，坏其真矣。故阴阳四时者，万物之终始也，死生之本也。"

　　这段话的意思是：四时阴阳的变化，是万物生长收藏的根本。所以，善守养生之道的人，在春夏两季重视保养阳气，秋冬两季重视保养阴气，以顺从养生的根本。所以能够同自然界万物一样，保持正常生长发育的规律。

　　《素问·生气通天论》云："夫自古通天者生之本，本于阴阳。"这是说：自古以来，就认为人的生命活动与自然界息息相通，这是生命之本。这个生命之本植根于阴阳。

　　"阴阳"，在医学理论中作为"本"这个地位确立了，就为它贯穿在整个中医学的生理、病理、诊断、药物、治疗、预防、养生等各个方面打下了基础。例如，《素问·诊要经终论》就非常强调诊治、针刺必须顺应四时阴阳变化而变化，明确提出"春夏秋冬，各有所刺，法其所在"，作为诊治疾病的要领。其中黄帝与岐伯有这样一段对话：

　　"黄帝问曰：诊要何如？"

　　"岐伯对曰：正月二月，天气始方，地气始发，人气在肝。三月四月，天气正方，地气定发，人气在脾。五月六月，天气盛，地气高，人气在头。七月八月，阴气始杀，人气在肺。九月十月，阴气始冰，地气始闭，人气在心。十一月十二月，冰复，地气合，人气在肾。"

　　这段话的意思是：黄帝问道：诊察疾病的要领是什么？

　　岐伯答道：要领在于掌握人体经气要顺应自然界阴阳消长、不断变化的规律。一月二月，天地之间阳和之气开始敷布，阴气也随之向外发泄，人体经气在肝；三月四月，天地之间阳气正升，阴气正催华万物，人体经气在脾；五月六月，天地间阳气隆盛，地气上交于天，人体经气上集于头部；七月八月，阴气始主肃杀，人体经气在肺；九月十月，自然界的阴气开始转向收敛闭匿，人体经气在心；十一月十二月，天地间结冰伏藏，地气闭合，人体经气在肾。

《内经》告诉我们，人生活在大自然中，天地间的一切变化都可对人的生理、病理产生直接或间接的影响，因此，在治疗疾病时，要"因时制宜"，必须注意人体十二经脉之气，使之顺应四时阴阳消长的变化规律。

二、阴阳是相对的

《易传》中，"阴阳"二字本身就代表事物矛盾的对立，太极、两仪、四象、八卦、六十四卦，讲的都是阴阳对立；至于日月、寒暑、昼夜、盈虚、动静、终始、男女、吉凶、生死、存亡、大小等，无不表现为阴阳的对立。这种阴阳对立观必然反映在《内经》之中，如"清阳为天，浊阴为地"；"水为阴，火为阳；阳为气，阴为味"（《素问·阴阳应象大论》）；以及"辛甘发散为阳，酸苦涌泄为阴"（《素问·至真要大论》）等，都反映了医学理论中也将事物分为阴阳相对的两种属性，每一方都以自己的对立面为存在的前提。但是阴阳本身并不是什么具体物质，而是一切事物的属性、变化和发展规律的概括，在具体应用上则具有广泛的物质基础。如："阴阳者，血气之男女也；左右者，阴阳之道路也；水火者，阴阳之征兆也。"（《素问·阴阳应象大论》）至于阴阳相对体现在人身，《素问·金匮真言论》就讲得十分具体了："夫言人之阴阳，则外为阳，内为阴。言人身之阴阳，则背为阳，腹为阴。言人身脏腑中阴阳，则脏者为阴，腑者为阳。肝、心、脾、肺、肾五脏皆为阴，胆、胃、大肠、小肠、膀胱、三焦六腑皆为阳。"《灵枢·阴阳系日月》中又说："其于五脏也，心为阳中之太阳，肺为阴中之少阴，肝为阴中之少阳，脾为阴中之至阴，肾为阴中之太阴。"其不仅按功能特点划分人体脏腑的阴阳属性，而且又在五脏中再分太、少阴阳。

《内经》还用阴阳学说来解释人体的生命活动，《素问·阴阳应象大论》中说："清阳出上窍，浊阴出下窍；清阳发腠理，浊阴走五脏；清阳实四肢，浊阴归六腑。"意思是说：清阳之气出自上窍，浊阴之气出自下窍；清阳之气宜发于腠理，浊阴之气内走于五脏；清阳之气充实于四肢，浊阴之气归于六腑。"阴在内，阳之守也；阳在外，阴之使也。"意思是说，阴阳两者的关系是：阴在内，由阳守卫于外；阳在外，由阴为之役使。"阴胜则阳病，阳胜则阴病；阳胜则热，阴胜则寒。"意思是说，人体的阴阳关系是：阴气偏盛则导致阳气为病，阳气偏盛则导致阴气为病。阳气偏盛表现为热象，阴气偏盛表现为寒象。《素问·生气通天论》也说："阴者，藏精而起亟也；阳者，卫外

神奇三学易·道·医

而为固也。阴不胜其阳，则脉流薄疾，并乃狂；阳不胜其阴，则五脏气争，九窍不通。" 意思是说，阴对于藏蓄精气而起积极作用，阳有保卫和固护体表防止外邪入侵的作用，如果阴不胜阳，则脉见急疾，阳气偏盛会出现发狂；若阳不胜阴，则五脏失调，九窍不通。

可以看出，《内经》运用阴阳相对的两种属性，将天地相对，水火相对，气味相对，清浊相对，人体的内外、腹背、脏腑都相对，并且说："阴阳者，数之可十，推之可百，数之可千，推之可万，万之大不可胜数，然其要一也。"（《素问·阴阳离合论》）这个 "一" 就是指万事万物都可用阴阳相对来概括。

三、阴阳是互根的

阴阳互根是《周易》阴阳学说中的一个重要内容，它强调阴阳双方都以一方作为另一方的生存条件，没有对方，自己也就不存在，所谓 "孤阴不生，独阳不长"。例如坎（☵）离（☲）两卦，前者是一阳藏于二阴之中，后者是一阴埋于二阳之内，说明你中有我，我中有你，阴阳互根互用，成一整体，不可分割。宋代易学大师陈抟所创的太极图，就充分体现了阴阳互回与阴阳互根。在圆形的太极图中，阴阳各半，但不是一刀切开的两半，一条反 S 曲线，将整个圆形巧妙、奇特地均匀分开，形成所谓的 "阴阳鱼形"，阴阳呈旋转运动的态势，表示此消彼长；曲线两侧分别有阴阳两极，一白一黑两点（所谓鱼眼），表示阴阳互根；而且双方永远处于动态的平衡（图 8 - 1）。这个图表现了整部《周易》的三条基本规律：一是事必分阴阳，阴阳是对立统一的；二是阴阳互根，此消彼长；三是阴阳变易，整体衡动。

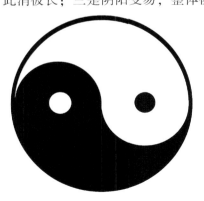

图 8 - 1　天地自然之图

《黄帝内经》非常重视阴阳互根，《素问·阴阳离合论》中做了专题讨论。

"黄帝曰：余闻天为阳，地为阴，大小月三百六十日成一岁，人亦应之。今三阴三阳，不应阴阳，其故何也？"

"岐伯对曰：阴阳者，数之可十，推之可百，数之可千，推之可万，万之大不可胜数，然其要一也。天覆地载，万物方生，未出地者，命曰阴处，名曰阴中之阴；则（同'才'）出地者，命曰阴中之阳。阳予之正，阴为之主……阴阳之变，其在人者，亦数之可数。"

这段话的意思是：黄帝问道：我听说天为阳，地为阴。由天地日月运行而形成的大月小月共三百六十天成为一年，人体也与天地这种变化相应。现在人体经脉分三阴三阳，与天地一阴一阳不相应，其中的原因为什么？

岐伯回答：阴阳的含义是广义的，数起来到十，推演可到百；数起来到千，推演可至万；从万再推演下去，不可胜数，然而其中的总原则并未脱离一阴一阳。天在上为覆，地在下为载，天地之气上升下降，万物才能化生，如尚未破土而出的叫作"阴处"，是阴中之阴；才出地面的叫作阴中之阳。可见阴阳互根，阳给万物以生长的正气，阴成为万物生长的基础……这种阴阳变化的道理，用在人身，也可以推测而知了，

"帝曰：愿闻三阴三阳之离合也。"

"岐伯曰：圣人南面而立，前曰广明，后曰太冲。太冲之地，名曰少阴；少阴之上，名曰太阳；太阳根起于至阴，结于命门，名曰阴中之阳。中身而上，名曰广明；广明之下，名曰太阴；太阴之前，名曰阳明；阳明根起于厉兑，名曰阴中之阳。厥阴之表，名曰少阳；少阳根起于窍阴，名曰阴中之少阳。是故三阳之离合也，太阳为开，阳明为阖，少阳为枢。三经者，不得相失也，搏而勿浮，名曰一阳。"

"帝曰：愿闻三阴。"

"岐伯曰：外者为阳，内者为阴，然则中为阴。其冲在下，名曰太阴；太阴根于隐白，名曰阴中之阴。太阴之后，名曰少阴；少阴根起于涌泉，名曰阴中之少阴。少阴之前，名曰厥阴；厥阴根起于大敦，阴之绝阳，名曰阴之绝阴。是故三阴之离合也，太阴为开，厥阴为阖，少阴为枢。三经者，不得相失也，搏而勿沉，名曰一阴。阴阳𩅞𩅞，积传为一周，气里形表，而为相成也。"

这段话的意思是：黄帝说：希望听听三阴三阳离合的情况。

岐伯答：圣人面向南方站立，前面就称为属阳的部位（叫广明），后面就称属阴的部位（叫太冲），行于"太冲部位"的经脉称为少阴，少阴经上面叫作太阳经。太阳经下端起于足小趾外侧的至阴穴，上端结于面部的晴明穴，因为太阳为少阴之表，所以称为"阴中之阳"。人体半身以上属阳，称为"广明"；半身以下属阴，称为太阴；太阴之前的部位称为"阳明"。阳明经的下端起于足大趾侧次趾端的厉兑穴，因阳明为太阴之表，所以也叫"阴中之阳"。厥阴之表叫作少阳；少阳经下端起于足小趾侧次趾端的窍阴穴，所以仍叫作"阴中之阳"。因此，"三阳"的离合情况是：太阳为开，阳明为阖，少阳为枢。三阳经的功能互相配合，不能相失，三阳脉象搏击于指而不浮数。由于三阳经的功能相互为用，所以合而称之为"一阳"。

黄帝说：希望再听听三阴离合的情况。

岐伯答：在外的为阳，在内的为阴，然而"中"也为阴。冲脉在下，它的上边为太阴；太阴经下端起于足大趾之端的隐白穴，太阴居阴位，称为"阴中之阴"。太阴之后，名叫少阴；少阴经下端起于足心的涌泉穴，称为"阴中之少阴"。少阴之前叫厥阴；厥阴经下端起于足大趾之端的大敦穴。由于两阴相合而无阳，所以说是"阴之绝阳"；又由于经气循行至厥阴，阴气已尽，所以叫作"阴之绝阴"。因此，"三阴"的离合情况是：太阴为开，厥阴为阖，少阴为枢。三阴经的功能互相配台，不能相失，三阴脉象搏击于指而不过于沉伏。由于三阴经的功能和调，所以合而称之为"一阴"。

阴阳之气往来运行不停，沿着各条经脉周而复始，这就是经气由里出至表，再由表入至里，阴阳离合调和一致，相辅相成的道理。

《素问·天元纪大论》中又说："寒暑燥湿风火，天之阴阳也，三阴三阳上奉之。木火土金水火（最后一个'火'字为衍文），地之阴阳也，生长化收藏下应之。天以阳生阴杀，地以阳杀阴藏。天有阴阳，地亦有阴阳……故阳中有阴，阴中有阳……动静相召，上下相临，阴阳相错，而变由生也。"

这段话的意思是说：寒、暑、燥、湿、风、火六气，是天的阴阳，三阴三阳从天上与之相应；木、火、土、金、水五运，是地之阴阳，生、长、化、收、藏从地下与之相应。天气主阳生阴长，地气主阳杀阴藏。天有阴阳，地也有阴阳；阳中有阴，阴中有阳。天地之气有动有静，互相感召，上下相接，阴阳互根，天地间无穷无尽的变化就由此而生。

从上面的引文中可以清楚地看到，《内经》认为，任何事物都可以分为阴阳两类属性，而阴阳又是互根的，正像《素问·阴阳应象大论》所说："阴在内，阳之守也；阳在外，阴之使也。"就是说，从阴阳两者关系上说，阴在内，由阳守卫于外；阳在外，由阴为之役使。又如《素问·生气通天论》说："阳强不能密，阴气乃绝，阴平阳秘，精神乃治，阴阳离决，精气乃绝。"就是说，阳气过亢，失于固密，阴气亦将竭绝；阴气平顺，阳气固密，精神也就正常；若阴阳离决，那么精气也就衰竭。而阴阳之中又可再分阴阳，无限分下去，以至无穷。这种阴阳互根，可以再分的观点，广泛地被应用于阐述人体的生理、病理现象和辨证论治等方面。人体经脉，合而言之，是一个统一的整体；分而言之，有阴经、阳经；而阳经有太阳、阳明、少阳三经，阴经有太阴、厥阴、少阴三经。三阴三阳各经又有表里相合的关系，太阳合少阴，阳明合太阴，少阳合厥阴，它们在生理活动中有合有离，关系极为密切。合，是指经气转输，互相衔接，功能上互相为用，不能分割；离，是指各经各有自己的循行部位、脏腑络属关系及生理功能。

在整个人体中，阳依存于阴，阴依存于阳，它们共存共荣，互为条件。没有阴，便无所谓阳的存在；没有阳，也无所谓阴的存在。没有上，便无所谓下的存在；没有下，也无所谓上的存在。没有正，便无所谓邪；没有邪，也无所谓正。同理，虚实、缓急、升降、寒热、表里等一系列相对的两个方面都是如此。

这种阴阳互根还表现在昼夜晨昏的气温变化之中，对人体也产生相应的影响。《素问·金匮真言论》说："阴中有阳，阳中有阴。平旦至日中，天之阳，阳中之阳也；日中至黄昏，天之阳，阳中之阴也；合夜至鸡鸣，天之阴，阴中之阴也；鸡鸣至平旦，天之阴，阴中之阳也。故人亦应之。"

在病理上，《内经》有"冬伤于寒，春必温病；春伤于风，夏生飧泄；夏伤于暑，秋必痎疟；秋伤于湿，冬生咳嗽"之说（《素问·阴阳应象大论》），其本旨是在说阴阳之间本有互根关系，即阳根于阴，阴根于阳，冬主闭藏属阴，春主升发属阳；夏主生长属阳，秋主收敛属阴；春为阳中之阴，夏为阳中之阳；秋为阴中之阳，冬为阴中之阴。

清代医家石寿棠在《医原》中这样说："《易》曰：太极生两仪，两仪生四象，四象生八卦，八卦相错，万物生焉。太极，阴含阳也；仪象，阳分阴也。阳不能自立，必得阴而后自立，故阳以阴为基，而阴为阳之母；阴不能自见，必待阳而后见，故阴以阳为统，而阳为阴之父。根阴根阳，天人一理也。"

明代张介宾根据坎离两卦阴阳互根之意，又提出了新的辨证论治原则，在《景岳全书·新方八略》中说："阳虚者宜补而兼暖，桂、附、干姜之属是也；阴虚者宜补而兼清，门冬、芍药、生地之属是也。"又云："阳失阴而离者，不补阴，何以救散亡之气？水失火而散者，不补火，何以苏垂寂之阴？""故善补阳者，必于阴中求阳，则阳得阴助而生化无穷；善补阴者，必于阳中求阴，则阴得阳升而泉源不竭。"

四、阴阳是交感、升降的

《周易》认为，万物是在阴阳两种势力的矛盾变化中产生变化的，而变化的形式就是通过交感（详见第三章泰卦和咸卦）。泰卦卦象是乾天在上而来居于下，坤地在下而往居于上，这一往来交换位置，就体现了天地阴阳二气的交和，从而使万物生生不息。咸卦卦象是柔上而刚下，按常理，阴柔居下不居上，阳刚居上不居下，但这一互相交换位置，正反映了天地阴阳二气相感相应，各得其所求。石寿棠在《医原》中说："阴上升，阳下降，而流行之用宏。"升降就是交感、交流。这种物质运动的升降出入，体现着事物内在的活动与外在的联系。《周易》阴阳学说中交感、升降的思想，也充分反映在《内经》之中。

请看《素问·六微旨大论》。

帝曰："其升降何如？"

岐伯曰："气之升降，天地之更用也。"

帝曰："愿闻其用何如？"

岐伯曰："升已而降，降者谓天；降已而升，升者谓地。天气下降，气流于地；地气上升，气腾于天。故高下相召，升降相因，而变作矣。"

这段对话的意思是：黄帝问：天地阴阳之气的升降运动是怎样的？

岐伯答：气的升降，是天地相互作用的结果。

黄帝问：希望听听天地阴阳之气是如何升降运动的？

岐伯答：升止则降，下降之气叫天气；降止则升，上升之气叫地气。天气下降，交流于地；地气上升，飞腾于天。所以（天地之气）上下相互感应，升降互为因果，自然界的运动和变化就产生了。

岐伯又继续说：

"出入废则神机化灭，升降息则气立孤危。故非出入，则无以生长壮老已；非升降，则无以生长化收藏。是以升降出入，无器不有。故'器'者生化之宇，器散则分之，生化息矣。故无不出入，无不升降。"

这段话的意思是：气的内外出入遭到破坏，那么生命活动就要熄灭；升降运动一旦停止，那么自然界的各种事物都不复存在。所以没有气的出入，就没有人的生长壮老死的生命过程；没有气的升降，就没有自然界的生长化收藏的生长过程。因此，气的升降出入运动，任何有形的事物都有。所谓"器"，是一个生化的场所，形体一散，气也就散离，一切生化活动也就停止了。在天地万物之中无处没有气的出入，无处没有气的升降。

《素问·阴阳应象大论》中说："清阳为天，浊阴为地。"

《内经》以上这些关于气的交感、升降的论述十分重要。它把大气分为阴阳两大类，认为阳气有运动、发散、清轻和温暖的特征，阴气有静止、凝结、沉浊和寒冷的特征，它们两者相互作用，此升彼降，此降彼升，交流交感。任何事物都不能没有交感，失去交感作用，就意味着事物一切生化活动停止。所以天地交者为顺为吉，失交感者为逆为凶。天地交，所以能生育万物；男女交，所以能繁衍后代。这种升降交感思想，对于说明人体的生理、病理、治则、方药等都有着极其重要的意义。在生理上，人体脏腑、经络、气血的功能活动，无不依赖于阴阳气机的升降出入，如肺的宣发与肃降，脾的升清与转输，肾与心的阴阳相交、水火既济等，都是阴阳升降交感规律在生理功能上的反映。在病理上，阴阳升降失常，主要表现为三种类型：一是升降不及，如脾不升清则腹胀便溏、浮肿纳呆；心肾不交则心悸健忘，虚烦不眠。二是升降太过，如肝火升发太过，则头痛眩晕、痉挛昏厥。三是升降反作，如脾气宜升，反而下降，则见脘腹重坠、脱肛阴挺；胃气宜降而反升，则恶心呕吐。

五、阴阳是彼此消长、相互转化的

阴阳消长，相互转化，这也是《周易》阴阳学说中的一个重要内容。它以阴阳爻的消长来解说卦辞。所谓长，指阴阳爻由内向外的发展过程；所谓

神奇三学易·道·医

消，指阴阳爻由下而上逐渐被取代的过程。刚长阳盛为吉，柔长阴盛为凶。

　　阴阳刚柔的消长也是易变的一种形式。"消息"者，既有卦间阴阳消长变化之情，又有阴阳相生相灭而成"中和"之理。这个道理充分反映在十二消息卦中（详见第三章）。这里我们着重看看十二消息卦所反映的阴阳消长规律。

复䷗：一阳息阴　　姤䷫：一阴消阳

临䷒：二阳息阴　　遁䷠：二阴消阳

泰䷊：三阳息阴　　否䷋：三阴消阳

大壮䷡：四阳息阴　　观䷓：四阴消阳

夬䷪：五阳息阴　　剥䷖：五阴消阳

乾䷀：六阳息阴　　坤䷁：六阴消阳

　　三国时，虞翻又以这十二卦代表十二月，是因为卦象中刚柔二爻的变化能够体现出阴阳二气的消长过程。前六卦中，由复卦的一阳始生到乾卦的阳气极盛，为阳长阴消的过程，称为息卦；后六卦中，由姤卦的一阴始生到坤卦的阴气极盛，为阴长阳消的过程，称为消卦。这十二卦中共有七十二爻，可象征七十二候。复卦初九爻表示阳气始动，为十一月冬至的次候，到乾卦六爻皆阳，表示阳气盛极，为四月小满次候。姤卦初六爻表示阴气始动，为五月夏至初候，到坤卦六爻皆阴，表示阴气盛极，为十二月小雪次候。

　　在两两相对的卦中，如否泰二卦，表示否极泰来；剥复二卦，表示剥极则复，这就是"物极必反"。阴阳在一定的条件下可以转化，阳可以转化成阴，阴可以转化成阳。汉代大易学家京房在解释升卦时这样说："自下升高，以至于极，至极而反，以修善道而成其体。"解释艮卦时这样说："阳极则止，反生阴象。"解释大壮卦时这样说："壮不可极，极则败。物不可极，极则反。"这都用以说明《周易》中的阴阳消长变易之理：事物发展到极端则走向其反面，如气候之变，阳极生阴，阴极生阳，寒极则暖，暑极则凉，都是如此。

　　《周易》的这一思想，在《内经》中得到了充分的体现。《素问·阴阳应象大论》中说道："寒极生热，热极生寒""阴胜则阳病，阳胜则阴病""重寒则热，重热则寒""重阴必阳，重阳必阴，故曰：冬伤于寒，春必温病；春伤于风，夏必飧泄；夏伤于暑，秋必痎疟；秋伤于湿，冬生咳嗽。"

　　这几句话的意思分别为：寒到极点就会转化为热，热到极点就会转化为寒；阴气偏盛则导致阳气为病，阳气偏盛则导致阴气为病；寒过甚反显热象，热过甚反显寒象；根据"重阴必阳，重阳必阴"的道理，所以冬天被寒邪所伤，春天就会发生温热病；春天被风邪所伤，夏天就会发生泄泻；夏天被暑邪所伤，秋天就会发生疟疾；秋天被湿邪所伤，冬天就会发生咳嗽。

该篇又说："善用针者，从阴引阳，从阳引阴，以左治右，以右治左。""审其阴阳，以别柔刚，阳病治阴，阴病治阳，定其血分，各守其乡。"

意思是说，善于运用针刺的医生，掌握阴阳消长的道理，病在阳治其阴，病在阴治其阳；病在左治其右，病在右治其左。审察病证的阴阳属性，可以区别柔刚的不同，阳病治其阴，阴病治其阳，使气血安定，各循其道。

《素问·六元正纪大论》也说："动复则静，阳极反阴。"

这就说明人体中的阴阳，在一定条件下也是可以互相转化的。"动"或"极"是转化的条件，这表明阴阳矛盾的转化，必以一方发展到一定的必要程度为前提。

《黄帝内经》把气候阴阳的消长与人体的生理、病理状况联系起来。《素问·生气通天论》说："故阳气者，一日而主外，平旦人气生，日中阳气隆，日西而阳气已虚，气门乃闭。是故暮而收拒，无扰筋骨，无见雾露。"

这段话的意思是说：人身的阳气，白天主于卫外。在一天之中，早晨阳气开始升发，中午阳气隆盛，太阳西下时阳气渐虚，汗孔也随之闭密。所以到了晚上阳气收藏的时候，不要再扰动筋骨，不要受雾露的侵袭。

《灵枢·顺气一日分四时》篇说："春生夏长，秋收冬藏，是气之常也，人亦应之。以一日分为四时，朝则为春，日中为夏，日入为秋，夜半为冬。朝则人气始生，病气衰，故旦慧；日中人气长，长则胜邪，故安；夕则人气始衰，邪气始生，故曰加；夜半人气入脏，邪气独居于身，故甚也。"

这段话的意思是说：春生、夏长、秋收、冬藏，这是四时气候的正常情况，人体也是与它相应的。如果把一天分为四时的话，早晨是春天，中午是夏天，日入是秋天，夜半是冬天。早晨人体正气，像春气的升发，病邪衰退，所以病者会感到清爽；中午人体正气，像夏气的盛长，盛则胜邪，所以病者趋于安静；傍晚人体正气，像秋气的收敛，邪气开始升发，所以病势加重；夜半人体正气，像冬气的闭藏，邪气独居体内，所以病势就更加严重了。

《内经》认为，人体的病理变化是由于机体本身阴阳的消长引起，并分为两种情况：一种是阴阳偏盛，即"阴盛则阳病，阳盛则阴病；阳盛则热，阴盛则寒"。另一种情况是阴阳偏衰，即"阳虚则寒，阴虚则热"。《内经》还提出了春夏养阳、秋冬养阴的养生法则，以顺应阴阳消长的规律。人体要进行正常的生理活动，要先消耗一定的物质（阴），产生一定的功能活动（阳），这就是阴消阳长的过程。物质不断被消耗，又不断得到补充，能量不断被消耗，又不断地产生，从而使机体阴阳的消和长处于相对的平衡状态，这样人体才能"阴平阳秘，精神乃治"，健康无病。

六、阴阳是协调中和的

《周易》所反映的阴阳对立统一规律，其对于阴阳的对立（相互斗争、消长、排斥等）和统一（互根互用、结合、转化等）这两个基本倾向，主要是强调刚柔和谐、阴阳统一，主张对立面的协调，揭示"山泽通气""天地交泰""水火不相射"的和谐局面。在《周易》中，事物分为对立着的两个方面，如天地、乾坤、阴阳、男女、刚柔等，总是必然统一为一个东西，这便是"阴阳合德"。从对立面说，阳是阳，阴是阴，截然不同；但从统一性说，二者的性质又是相合的。"保合大和，乃'利贞'"（唯有天地阴阳之大和，才能有利于万物获得各自的生命和属性；也唯有保持住天地阴阳的这种和合，才能使万物的生命和属性正固持久而不夭折）。

最能表达《周易》这一观点的是损卦六三爻辞所说的"三人行则损一人，一人行则得其友"，说的是天地间最具有普遍意义的道理。孔子在《系辞传》中对此从哲学意义上做过深刻的说明。他说："天地纲缊，万物化醇；男女构精，万物化生。《易》曰：'三人行则损一人，一人行则得其友'，言致一也。"这段话的意思是：天地二气交融密结在一起，最后凝固变化成万物的形体；雌雄两性形体交合，然后变化生生不穷。损卦六三爻辞说，三人同行则损去一人，一人行则得其一友，也就是讲的阴阳合二为一。因为损卦卦体是 ䷋，六爻中初应四、二应五、三应上，两两构成刚柔对立统一。焦循说："一，谓一阴一阳也。致，至也。由不一而归于一，故为'至一'。"孔子把这段爻辞上升到抽象，赋予最一般的哲学意义：三人行则损一人，变为二人；一人行则得其友，也变为二人。这里强调的是"二"，事物必须有"二"，方可"致一"。这个道理普遍存在于宇宙之中，不过在天与地、男与女上表现最为典型罢了。"天地"是最大的"二"，男女是最明显的"二"，天地、男女是泛指阴阳两仪。既是"一阴一阳"，就势必纲缊交密，精气交构，以致精醇专一，化生万物。

"天地絪缊交，万物化醇"，是说天地的阴阳二气密相交感而至于一，气化凝聚为万物；"男女构精，万物化生"，是指飞潜动植之雌雄牝牡，非单指人类而言，已包含在万物之内。天地既生万物，万物之有生命者各有阴阳精气，阴阳协调，精气交构，就化生无穷。天地男女，化醇化生，反映在万物的生成发展过程中，追求的是一（统一、和谐），经由的是二（对立、斗争），没有"二"便没有"一"，"二"即阴阳两仪。

《周易》这种建立在"阴阳合德"基础之上的阴阳协调、矛盾统一的"中和观"，对《内经》的阴阳学说理论体系的建立产生了重大的影响。在《素问·六元正纪大论》中反映得很充分。先看黄帝与岐伯的这段对话。

"夫五运之化，或从五气（当作天气），或逆天气，或从天气而逆地气，或从地气而逆天气，或相得，或不相得，余未能明其事。欲通天之纪，从地之理，和其运，调其化，使上下合德，无相夺伦；天地升降，不失其宜；五运宣行，勿乖其政；调之正味，从逆奈何？"

岐伯稽首再拜对曰："昭乎哉问也？此天地之纲纪，变化之渊源，非圣帝孰能穷其至理欤！"

这段话，集中抓住了"如何才能使人体的阴阳和调于五运六气的生化规律"这一关键问题进行了讨论。黄帝说：五运的生化，或与天气相顺应，或与天气不相顺应，或与天气相应而与地气不相应，或与地气相应而与天气不相应，或气运五行属性相同、相生而成为相得，或气运不合而运被气克不相得，这些错综复杂的变化，我还没有搞清楚。我想进一步通晓天气运行的规律，掌握地上五行变化的道理，使人体和调于五运六气的生化规律，适应于天地升降之宜，让五运六气行使正常的政令而不偏离，运用五味调理机体的气化功能，应如何掌握从逆呢？

岐伯再拜稽首回答说：你的问题多么明确！这是天地万物运动变化的纲领和本源，若非圣明的帝王，谁能透彻地深究这些高深的道理呢？

这主要讲的是医学气象学，涉及气候变化与人体生理的关系、气候变化与发病的关系等，突出了阴阳中和的思想。

请看下面几段引文：

"风热参布，云物沸腾，太阴横流，寒乃时至，凉雨并起……圣人遇之，和而不争。"

意思是说：当风热相互参合布化，云腾气热如沸；至四时之气太阴湿土主令，湿气横行，寒气时临，凉雨时降（阴阳相搏的情况出现的时候），圣人不与之抗争，而以中和处之，以适应于自然的变化。

帝曰："夫子言用寒远寒，用热远热，余未知其然也，愿闻何谓远？"

岐伯曰："热无犯热，寒无犯寒，从者和，逆者病，不可不敬畏而远之……"

帝曰："温凉何如？"

岐伯曰："司气以热，用热无犯；司气以寒，用寒无犯；司气以凉，用凉无犯；司气以温，用温无犯，间气同其主无犯，异其主则小犯之，是谓'四畏'，必谨察之。"

帝曰："善。其犯者何如？"

岐伯曰："天气反对，则可依时，及胜其主则可犯，以平为期，而不可过，是谓邪气反胜者。故曰：无失天信，无逆气宜，无翼其胜，无赞其复，是谓至治。"

这段对话就是运用"中和观"于医理的典型范例。黄帝说：先生说用寒远寒、用热远热，我还不明白这个道理，请问什么叫"远"？

岐伯答：天热的时候，用药不可过热；天寒的时候，用药不可过寒。能够遵循这个规律办事，则人身和调。违背这个规律，必然造成疾病。所以不能不小心谨慎地避免这种情况。

黄帝问：温凉如何掌握呢？

岐伯答：若主时是热气，就应避免用热；主时为寒气，就要避免用寒；主时为凉气，就避免用凉；主时为温气，就避免用温；间气和主气相同的也应当避免；客气和主气不同者，可以稍稍违逆它。以上所述叫作"四畏"，必须认真对待。

黄帝说：好。违犯了"四畏"，将如何呢？

岐伯答：客气与主气相反，应以主气为依据。客气太过而胜主气，则可以逆客气而施治，但要掌握分寸，不能太过，以达到平衡为目的。所以说，不违背天气时令，不违反六气的宜忌，不助长胜气，不助长复气，这才是最完美的治法。

"天气不足，地气随之；地气不足，天气从之，运居其中而常先也。恶所不胜，归所同和。"

意思是说：司天之气不足，则在泉之气随之上升；在泉之气不足，则司天之气随之下降，岁运的位置在天地气交之分，所以天气下降则运必先降，地气上升则运必先升。岁运与自己所不胜的司天、在泉之气相恶，与自己相同的司天、在泉之气是随和的。

从以上引文我们可以清楚地看到阴阳中和观是怎样贯穿于四时六气之中的。

此外，《内经》中的许多篇章都一再阐述"中和观"。

《素问·上古天真论》云："上古之人，其知道者，法于阴阳，和于术数。"

这段话的意思是：上古时代的人，懂得养生之道，能够适应寒来暑往阴阳变化的规律，调和于养生的各种方法。

"中古之时，有至人者，淳德全道，和于阴阳，调于四时。"

这段话的意思是：中古时代有一种至人，有淳厚的道德品质，全面掌握养生之道，能和调于阴阳的变化，按四时气候的更替进行调节。

"其次有圣人者，处天地之和，从八风之理。"

这段话的意思是：还有一种圣人，能够生存于天地阴阳和谐的自然环境中，顺从八风变化的规律。

《素问·四气调神》："夫四时者，万物之根本也，所以圣人春夏养阳，秋冬养阴，以从其根，故与万物沉浮于生长之门。逆其根，则伐其本，坏其真矣。"

这段话的意思是：四时阴阳的变化，是万物生长收藏的根本，所以，圣人在春夏两季重视保养阳气；秋冬两季重视保养阴气，以顺从根本。所以能够同自然界万物一样，维持着正常生长发育的规律。如果违反了这个规律，那就破坏了生命的根本，败坏了真元。

《素问·生气通天论》云："凡阴阳之要，阳密乃固，两者不和，若春无秋，若冬无夏，因而和之，是谓圣度。"

意思是说：大凡阴阳的根本，在于阳气的坚固、致密。如果阴阳两者不调和，就像四时中有春无秋、有冬无夏一样；如果能够保持阴阳的和调，那就是"圣人"养生的法度。

从养生角度而言，所谓阴阳协调，一是要不失四时，与自然界保持和谐；二是要调理人体自身的阴阳，使之达到"阴平阳秘。"

《素问·宝命全形论》说："天地合气，命之曰人。人能应四时者，天地为之父母。"

意思是说：天地间阴阳二气交合，才能出现人类。人必须顺应四时阴阳的变化，才能正常的生长发育，所以说天地是人类的父母。

《素问·上古天真论》云："阴阳和，故能有子。"

意思是说：男女交合，就可以生子。

《素问·至真要大论》云："本乎天者，天之气也；本乎地者，地之气也，天地合气，六节分而万物化生矣。"

意思是说：生于司天之气的叫作天气，生于在泉之气的叫地气。天地之气互相交合，就产生了六气变化的节序，自然界的万物就由此而生化。又说："气之相守司也，如权衡之不得相失也。夫阴阳之气，清静则生化治，动则苛疾起。" 意思是说：气与脉应息息相应，犹如权衡一样的平匀，不能失其和调。阴阳之气平秘清静，则生化过程正常；如果阴阳动乱，那就要发生疾病。

上面的引文明确地指出了阴阳和调是一切生物生命活动产生、维持和繁衍的根本。

不仅如此，《内经》这种调和阴阳的思想还体现在对疾病的诊断与治疗上。

《素问·至真要大论》说："谨察阴阳所在而调之，以平为期，正者正治，反者反治。"

意思是说，认真细致地诊察疾病的阴阳变化，随其所在而调治，以恢复阴阳动态平衡为目的。本质与现象一样的病，用正治法；不一致的，用反治法。

又说："谨守病机，各司其属，有者求之，无者求之；盛者责之，虚者责之，必先五胜，疏其血气，令其调达，而致和平。"

意思是说，谨慎地遵循病机理论，分析病理过程中五脏六气的病机归属，运用正反对比的方法来分析病情，有此症状的要追究其发生的原因，有此症状而未见的，也要追究其原因。表现为实的，要追究其实的机理；表现为虚的，要探求其虚的原因。必须首先分析五脏的偏盛偏衰，然后疏通气血，使之通畅条达，而达到阴阳平和、恢复正常的生理活动。

还说："调气之方，必别阴阳，定其中外，各守其乡，内者内治，外者外治，微者调之，其次平之，盛者夺之，汗之下之，寒热温凉，衰之以属，随其攸利，谨道如法，万举万全，气血平正，长有天命。"

意思是说，调治病气的方法，在于辨别其阴阳属性，确立在内在外的病位，根据病位所在，在内的治内，在外的治外。病轻的用调理的方法，病重的用平治的方法，邪气亢盛的就用劫夺的方法，或发汗，或攻下，随病情的寒热温凉而应用相应的药物去挫退病势，各随其宜。如能谨慎地依照上述法则进行治疗，可保万无一失，使人体气血和平，健康长寿。

《内经》这种强调阴阳协调的中和观，不是形而上学的矛盾调和论，而是具有深厚的辩证法基础，是符合生物发展特性的哲学思想。恩格斯在《自然辩证法》一书中指出："在活的机体中，我们看到一切最小的部分和较大的器官的连续不断的运动。这种运动在正常的生活时期，是以整个机体的持续平衡为其结果，然而又经常处在运动之中，这是运动和平衡的活的统一。"《内经》明确提出，治疗疾病，要追究发病机理，检查阴阳虚实所在，采取相应的适当措施，调整已受破坏的生理功能，使之恢复阴阳和平的状态，这与《周易》"保合大和"的思想是息息相通的。

第三节　《内经》吸取了《周易》的思维模式

《内经》吸取了《周易》思维方法的特点，形成了熔抽象思维和形象思维于一炉的中医思维模式。

科学发展史告诉我们，思维科学对所有学科的发展起着至关重要的作用。医易相关，是说《周易》除了对中医的基础理论产生了重大影响之外，在思维方法上，也同样对中医学有极大的影响。《周易》是中国文化的源头活水，其逻辑程序表现为由象而数、由数而理，形成了象数义理为一体的多元化的思维体系，从而产生了中华民族所特有的注重思辨、超越表象的宏观求整的东方式思维方式。《周易》就是以其独特的思维体系武装了中医学，并充分反映在《内经》之中。

一、"天人合一"，主客体同构的思维倾向

所谓"天人合一"，主客体同构，本是一个意思，只不过"天人合一"是古代用语罢了，将这内涵相同的两个词语并列，只是为了论述的方便。

关于《周易》的"天人合一"思想，我们在第三章中已做详细论述，这

里只就有关问题做些补充。

主体与客体的关系问题，是中国古代哲学讨论的主要命题之一。儒道两家解决的方法也是截然不同的：儒家主张入世，强调人通过向外认识并且适应客体，向内提高道德修养，锻炼优秀品质，以寻求驾驭客体的途径，实现主客体的统一。道家主张出世，提出曾经是自然一部分的人，应回归自然，重新成为自然的一部分。社会返回原始状态，人们无为无争，任其自然，企图以此消弭主客体的矛盾。

"天"的概念，前文中已作了解释，它是指"天地自然"；这里重点分析一下"人"的概念。"人"作为认识的主体出现在《周易》中，既是抽象的同时又是具体的，抽象与具体的统一，构成"人"概念的规定性。抽象性表明《周易》的"人"是一般的，不是特殊的；具体性表明《周易》的"人"是生活在现实之中、与自然发生联系、在社会关系制约下的活生生的人。这种具体性的"人"有两层含义：一是人生活在一定的自然环境和一定的社会关系之中，注定是现实的；二是人所生存的一定的自然环境和一定的社会关系是运动着、变化着的。

《周易》的"天人合一"、主客体同构的整体思维方法，直接对《内经》产生了影响，宏观的先天元气、日月阴阳、寒暑往来、运气变迁，与人体藏象经络、营卫气血的微观变化息息相关，这就是中医生理、病机学说得以建立的"天人合一"的泛系模型。

汉代的易学家在"三才"统一整体观的基础上加以发展，从而建立了一些复杂的象数思维模式，如前文所说的"月体纳甲说"，便是以月体变化为中介，将八卦、五行、五位结合起来，虽有些牵强附会，但却在思维方法构成固定的模式；把原本独立的阴阳说与五行说结合起来，使本来互不相关的宇宙起源学说结合在一起，使宇宙观同时成了方法论，从而变成思维模式，并在科学中得以应用。《内经》中所建立的藏象学说，把五脏同五行、五味、五色、五位结合就是"天人相应"思想的具体体现，它所提倡的就是一种整体思维方式，与"月体纳甲说"有异曲同工之妙。下面，我们来具体看看《周易》"天人合一"的思维方法对《内经》的影响。

1. 由天之阴阳五行来推演人的阴阳五行

《内经》吸取了《周易》的哲理，以天地阴阳、万物阴阳合于人体之阴阳，并广泛联系了自然界和人体生理、病理变化的许多征象，形成了四时、阴阳、五脏的"天人合一"观。

（1）先看人应四时

《素问·阴阳应象大论》说："天有四时五行，以生长化收藏，以生寒暑燥湿风。人有五脏，化五气，以生喜怒悲忧恐。"

意思是说：天有春夏秋冬四时的变化，所以有万物的生、长、化、收、藏；又有木、火、土、金、水五行的变化，乃至生寒、暑、燥、湿、风五气的更迭。人有五脏化生五气，五气化生喜、怒、悲、忧、恐五志。

《灵枢·一日分四时》说："春生、夏长、秋收、冬藏是气之长也，人亦应之。"

十二消息卦中，详细地阐述了一年四季阴阳消长的变化，这种变化完全适应于人体。

《素问·至真要大论》指出："阳之动，始于温，盛于暑；阴之动，始于清，盛于寒，春夏秋冬，各差其分。"

意思是说：阳气的运动，开始于温暖，旺盛于暑热；阴气的运动，开始于清凉，旺盛于寒冷。因而形成了春夏秋冬四季气候的差异。

（2）再看人应阴阳

《素问·针解》篇说："人心意应八风，人气应天……人阴阳脉血气应地。"

意思是说：人心之意与八风相应，人体正气运行与天气运行相应……人体阴阳经脉气血与地气相应。又说："人皮应天，人肉应地。"

那么，一日之内，天之阴阳又是如何影响人之阴阳的呢？我们对照《内经》这三段文字，就可以一目了然了。

《素问·金匮真言论》云："平旦至日中，天之阳，阳中之阳也；日中至黄昏，天之阳，阳中之阴也；合夜至鸡鸣，天之阴，阴中之阴也；鸡鸣至平旦，天之阴，阴中之阳也。故人亦应之。"

人是如何应之的呢？请看阳气和卫气的情况。

《素问·生气通天论》云："故阳气者，一日而主外，平旦人气生，日中而阳气隆，日西而阳气已虚，气门乃闭。"反映了人之阳气在早晨、中午、傍晚三个时间的活动规律（以上两段前文引用时已作语译，故在此从略）。

《灵枢·卫气行》云："阳主昼，阴主夜。故卫气之行，一日一夜五十周于身。昼行于阳，二十五周；夜行于阴，二十五周。"

《灵枢》中，还将人分为"阴人""阳人"和"五形（同'行'）人"。

《灵枢·通天》篇说："黄帝问于少师曰：余尝闻人有阴阳，何谓阴人，何谓阳人？"

"少师曰：天地之间，六合之内，不离于五，人亦应之，非徒一阴一阳而已……盖有太阴之人，少阴之人，太阳之人，少阳之人，阴阳和平之人。凡五人者，其态不同，其筋骨气血各不等。"

这段话的意思是：黄帝问少师说："我曾听说人有属阴的、属阳的，什么叫属阴的人？什么叫属阳的人？"

少师回答说："天地之间，四方上下之内都离不开五行的范畴，人体也是与五行相应的，并不仅有相对的一阴一阳而已……有属于太阴的人，有属于少阴的人，有属于太阳的人，有属于少阳的人，有属于阴阳和平的人。这五种类型的人，他们的形态不同，他们的筋骨强弱、气血盛衰也各不相同。"

《灵枢·二十五人》篇说："余闻阴阳之人何如？"

"伯高曰：天地之间，六合之内，不离于五，人亦应之。故五五二十五人之政，而阴阳之人不与焉。其态又不合于众者五……愿闻二十五人之形，血气之所生，别而以候，从外知内何如……"

"岐伯曰：先立五形金木水火土，异其五形之人，而二十五人具矣。"

这段话的意思是：黄帝说："我听说人体有属阴属阳，是怎样的？"

伯高说："天地之间，四方上下之内，离不开五行，人也与它相应。所以在五五二十五种的类型内，那属阴属阳的两类人是不在其内的。阴阳之人的形态与一般人不同，有太阳、少阳、太阴、少阴、和平等五种……现在希望听听二十五种人的形态、血气所生的特征，分别观察，从外表能够了解内脏的变化，怎么使我明白呢？"

岐伯说："首先确立金、木、水、火、土五种形态，区别五色，分开五声，二十五种人的形态特征就具备了。"

接着，根据阴阳五行理论，分出"木形人""火形人""土形人""金形人"和"水形人"；再结合五色、五音，归纳并分述了二十五人的不同特征。

（3）再看人之五脏与五行相对应

天有五行，人有五脏与之相应，五脏配五行：肝属木、心属火、脾属土、肺属金、肾属水（详见下文"取类比象"）。

从以上的论述中可以清楚地看到天之阴阳五行，是如何影响人之阴阳五行的，人受天地阴阳的支配，与四时之气相感应，从而形成了"四时阴阳五脏"的整体学说。

2. 强调人体与外界自然环境的统一与和谐

受《周易》"天人合一"整体观的影响，《内经》认为，人类生活在大自然中，与自然界息息相关。"上下之位，气交之中，人之位也"（《素问·六微旨大论》）。人与自然界的关系，首先表现为自然界是人类生存的必备条件，"人以天地之气生，四时之法成"（《素问·宝命全形论》），"天食人以五气，地食人以五味"（《素问·六节藏象论》）。基于这一认识，《内经》还进一步认为，自然界的运动变化直接或间接地对人体的生理活动有十分重要的影响，日月运行、四季阴阳的消长、寒暑变迁、六淫侵袭、水土改变等都可能破坏机体与外界环境的统一与和谐，引起人体生理机制的失调。

《素问·八正神明论》说："黄帝问曰：用针之服，必有法则焉，今何法何则？"

"岐伯对曰：法天则地，合以天光……凡刺之法，必候日月星辰，四时八正之气，气定乃刺之。是故天温日明，则人血淖液而卫气浮，故血易泻，气易行；天寒日阴，则人血凝泣而卫气沉。月始生，则血气始精，卫气始行；月廓满，则气血实，肌肉坚；月廓空，则肌肉减，经络虚，卫气去，形独居。是以因天时而调血气也。是以天寒无刺，天温无疑。月生无泻，月满无补，月廓空无治，是谓得时而调之。因天之序，盛虚之时，移光定位，正立而待之。故曰月生而泻，是谓藏虚；月满而补，血气扬溢，络有留血，命曰重实；月廓空而治，是谓乱经，阴阳相错，真邪不别，沉以留止，外虚内乱，淫邪乃起。"

这段话的意思是：黄帝问道：使用针刺治病，必须有一定的法则，这些法则是什么呢？

岐伯回答说：要根据天地阴阳的变比，结合日月运行的规律来研究……针刺的法则，必须观察日月星辰的运行和四时八正的气候变化，从而进行针刺。因为当天气温和、日月明朗的时候，人体的血气濡润流畅，卫气也浮行于表，所以血容易泻，气容易行。若天气寒冷，阴翳蔽日，则人身的血气流动艰涩，卫气也因之沉伏于里。月亮初生（上弦）的时候，血气就开始充盈，卫气也就随之运行；月亮正圆的时候，人体血气充实，肌肉也就坚劲；月朔无光的时候，人体肌肉就软弱，经络也就空虚，卫气消沉，形体独居。因此，必须顺应天时的变化来调理人体血气的活动。所以天寒的时候，不要用针刺之法；而天气温和的时候，用针刺之法就不必犹豫。月亮初生的时候，不要用泻法；月亮正圆的时候，不要使用补法；月朔无光的时候，则不要使用针刺治疗，这是根据天时变化调理气血的法则。根据天时运行的顺序和虚实不同的变化，通过一定的方位对日月光影的移动进行观察，以决定四时八正之气。所以说，月初生之时使用泻法，就会使内脏元气虚损；月正圆的时候使用补法，会使血气扬散外溢，以至于络脉中血液留滞，这叫作"重实"；月朔无光而用针刺，会使经络中气血紊乱，阴阳不调，真气不能内存，邪气不能驱散而深入体内，以至造成阳气外虚，阴气内乱，病邪乘机而起。

《素问·缪刺》篇指出："以月死生为数，用针者，随气盛衰，以为痏数，针过其日数则脱气，不及日数则气不泻……月生一日一痏，二日二痏，渐多之；十五日十五痏，十六日十四痏，渐少之。"

意思是说，以月亮的盈亏日数为针刺的次数。这是因为，使用针刺，必须顺应人体气血的盛衰变化来确定针刺的次数。如针刺超过相应的月亮盈亏日数，则会使正气耗散；针刺不及月亮的盈亏日数，则邪气留舍不得祛除……月生一日刺一次，月生二日刺二次，月生日多则刺数亦多；月生十五日刺十五次，至十六日为月亏开始的第一日，故刺十四次，月亏日数越多则刺数越少。

从以上论述中可以看到《内经》是如何具体阐述自然界四时八正的阴阳变化与人体的密切关系的。针刺结合天时，应月之盈亏，是古代针刺治疗的一个重要原则，在此基础上又提出了结合天时的实施方法。

《灵枢·岁露》篇指出："人与天地相参也，与日月相应也。故月满则海水西盛，人血气积，肌肉充，皮肤致，毛发坚，腠理郄，烟垢著。当是之时，虽遇贼风，其入浅不深。至其月廓空，则海水东盛，人气血虚，其卫气去，形独居，肌肉减，皮肤纵，腠理开，毛发残，膲理薄（疑为衍文），烟垢落。当是之时，遇贼风则其入深。"

这段话的意思是：人与天地相参合，与日月的相互转移也是相应的。所以月圆的时候，就影响到海水西盛，人身也会感到血气清畅，肌肉充实，皮肤致密，毛发坚固，腠理闭合，体表黑粗。在这个时候，即使遭到贼风，其侵入的部位是浅而不深的。到了月亮亏缺的时候，就影响到海水东盛，人身也会感到血气虚，卫气散，形体独存，肌肉消瘦，皮肤松弛，腠理开泄，毛发残缺，体表黑粗的现象衰落。在这个时候，如遭到贼风，其侵入的部位是会深的。

从这段论述中不难看出，古人经过长期的生活和医疗实践，已经认识到了天时对人体的生理、病理状态有着直接影响，从而为人体必须顺应自然规律、保持与自然环境的和谐统一提供了实践和理论依据。值得一提的是，产生于两千多年前的这一理论，近年已为现代科学所证实。美国罗斯·马瑞斯教授认为，月亮的周期性圆缺，对人体的健康乃至行为都有影响。他指出，满月到新月期间，人血管里的血液比其他时间容易流动，心脏病发作频率增高，甚至谋杀案件也比平时多。（《科学晚报》1986年1月9日）

近代著名医家恽铁樵曾经说，《内经》全书的灵魂所在即是"天人合一"，确实一语中的。

二、取象比类的思维格局

取象比类，属于古代沿袭的一种形象思维方法。由于历史条件和认识水平的限制，古代先哲们要论述事理，不可能建立在实验的基础上，大多通过微言大义、设象喻理的方式来论证一个个假说。《易传》认为，八卦的产生就是取象的结果。《系辞传》说，伏羲氏"仰则观象于天，俯则观法于地，观鸟兽之文与地之宜，近取诸身，远取诸物，于是始作八卦。"意思是说，伏羲氏仰观天象日月星辰，俯察地形山川泽壑，又观鸟兽动物的皮毛与地上的植物，近的取自身体，远的取自各物，因此开始创作八卦。这就是说，八卦的创造，是在对天地、鸟兽、人物等自然和社会现象作了充分的观察之后，以比类取象的方法才得以成就的，再通过八卦来"通神明之德""类万物之情"，即通过八卦来通晓万事万物变化的性质，来分类归纳万事万物的形状。

卦象是从具体的物象中概括出来的，卦象一旦形成，并不代表个别具体的物象，而是成为同类事物的概念的总括。因此，作为抽象的、以符号形式表现的卦象，它的适用范围被大大地扩充。它既可以帮助人们分析事物的特性，以别其"异"；又可以帮助人们概括事物的共性，以统其"类"。当人们掌握了事物的共性之后，便可以"引而伸之，触类而长之，天下之能事毕矣。"即引申八卦为六十四卦，碰上同类的事物加以扩大，那么天地间万事万物及其变化就概括无遗了。

《易传》还认为，"运数"也可以达到比类的思维效果，这是由于"象"

神奇三学易·道·医

是依靠"数"建立的。《说卦传》指出:"昔者圣人之作《易》也,幽赞于神明而生蓍,参天两地而倚数,观变于阴阳而立卦,发挥于刚柔而生爻。"意思是说,往昔圣人作《易》书,暗中赞助神妙而明显的变化,便创造了揲蓍之法,天地两相参杂而立数,观察揲蓍过程中阴阳老少的具体变化,从而确立它是六十四卦中的哪一卦,在七、八、九、六之数已得,阴阳老少既明的情况下,就可以发挥爻画是刚是柔的作用了。《系辞》又说:"参伍其变,错综其数。通其变,遂成天下之文;极其变,遂定天下之象。"意思是有了天地"两五"奇偶之数相互参杂,组成"大衍之数"以成其变化,又有了"三变"之后,将余下的数或三十六,或三十二,或二十八,或二十四再综合起来,通过"大衍之数"的变化,就定成了六爻刚柔互相参杂的种种文采;极尽"大衍之数"的变化,就定出了卦象,来象征天下万物的形象。

由此可知,"象"与"数"是互相联系、密不可分的。所谓"极数知来"(极尽大衍之数的推演变化,通过卦以知未来),就是指通过运数的比类,使人们的认识范畴更广泛,认识对象更具有抽象性。

《内经》的作者在探索建立中医理论体系时,吸收了《周易》的这种思维格局,大量运用取象比类的思维方法,通过模拟、比类来阐述人体的脏腑和生命现象。

《素问·金匮真言论》说:"东方青色,入通于肝,开窍于目,藏精于肝……其味酸,其类草木……其数八。"

"南方赤色,入通于心,开窍于耳,藏精于心……其味苦,其类火……其数七。"

"中央黄色,入通于脾,开窍于口,藏精于脾……其味甘,其类土……其数五。"

"西方白色,入通于肺,开窍于鼻,藏精于肺……其味辛,其类金……其数九。"

"北方黑色,入通于肾,开窍于二阴,藏精于肾……其味咸,其类水……其数六。"

这段话的意思是:东方主青色,与肝脏相应。肝开窍于目,精气藏于肝脏。在五味主酸,在品类为草木,在五行生成数是八。

南方主赤色,与心脏相应。心开窍于耳,精气藏于心脏。在五味主苦,在品类为火,在五行生成数是七。

中央主黄色，与脾脏相应。脾开窍于口，精气藏于脾脏。在五味主甘，在品类为土，在五行生成数是五。

西方主白色，与肺脏相应。肺开窍于鼻，精气藏于肺脏。在五味主辛，在品类为金，在五行生成数是九。

北方主黑色，与肾脏相应。肾开窍于二阴，精气藏于肾脏。在五味主咸，在品类为水，在五行生成数是六。

这段文字主要阐述五脏，明显地运用了《周易》取象、运数、比类的思维方式，既用了木、火、土、金、水"五象"，也用了八、七、五、九、六"五数"。这里需要解释一下"五数"的由来。《尚书·洪范》有"一曰水，二曰火，三曰木，四曰金，五曰土"之说，并有"天一生水，地六成之；地二生火，天七成之；天三生木，地八成之；地四生金，天九成之；天五生土，地十成之"的说法。因此，一、二、三、四、五分别代表水、火、木、金、土的生数，如果在各数上加土数五（因土生万物），即得六、七、八、九、十，则分别代表水、火、木、金、土的成数，是由一、二、三、四、五分别加五而成的意思。

《内经》应用取象比类、运数比类的方法，把五脏与五行、五数、五色、五味、五方、五季统配起来，这就构成了中医的整体模式，其目的在于概括藏象之间的固有联系，比较它们的异同，以便确定脏腑间的相互关系，从而有利于对它们之间的矛盾运动做出合理的推测。爱因斯坦曾这样说："科学是这样一种企图，它要把我们杂乱无章的感觉经验，同一种逻辑上贯彻一致的思想体系对应起来。""它要把一切概念和一切相互关系都归结为尽可能少的一些逻辑上独立的基本概念和公理。"（《爱因斯坦文集·关于理论物理学基础的考察》）中医这种整体结构的模式化，正是体现了科学体系简单化的原则。中医理论体系的形成正是如此。其客观基础就是古代医家在长期医疗实践中积累起来的"杂乱无章的感觉经验"。《内经》的作者运用五色、五味、五音等概念对五脏的特征加以规定，然后把这些概念和脏腑之间的相互关系"归结为尽可能少的""独立的基本概念"——五行；再依据五行之间的关系，建立相生、相克和乘侮等公理。

《素问·阴阳应象大论》说："故清阳为天，浊阴为地；地气上为云，天气下为雨；雨出地气，云出天气。故清阳出上窍，浊阴出下窍；清阳发腠理，浊阴走五脏；清阳实四支，浊阴归六腑。"

神奇三学易·道·医

这段话的意思是：所以说清轻的阳气上升为天，浑浊的阴气下降为地。地面上的水，由于天上热力的蒸发，可以化气上升为云，所以说"地气上为云"；云要变为下降的雨，必然遇到天空的冷气，所以说"天气下为雨"。但是推究雨的来源，它由于地气上升的水气形成的，所以说"雨出地气"；地气所以能上升为云，必须依赖天上热力的蒸发，因此说"云出天气"。以此理类比人体，清阳之气出于上窍，浊阴之气出自下窍。清阳之气外发于腠理，浊阴之气内走于五脏。清阳之气充实四肢，浊阴之气归于六腑。

《内经》作者为了探索人体物质代谢的规律，将天地、水气、云雨的升降、转化作类比，来阐明人体精与血气的相互转化。用雨来自地气上升形成云的现象，类比人体的"精"由"气"转化而成；用地气上升形成云的现象，类比人体的"精"可化为"气"。

除了用自然现象进行类比之外，《内经》还用社会现象进行类比，如《素问·至真要大论》中的"主客""君臣佐使"即是。

"《大要》曰：君一臣二，奇之制也；君二臣四，偶之制也；君二臣三，奇之制也；君二臣六，偶之制也。"

"木位之主，其泻以酸……火位之主，其泻以甘……土位之主，其泻以苦，金位之主，其泻以辛……水位之主，其泻以咸……厥阴之客，以辛补之……少阴之客，以咸补之……太阴之客，以甘补之……"

这为中医的病理、方剂配伍理论奠定了基础。

总之，《周易》的类比思维方式对中医理论的形成起了重要的作用。中医的许多由类比方法得出的结论，至今仍有指导意义。由于类比推理得出的结论的可靠性，往往取决于对象之间共有属性与推出属性之间的联系程度，即联系程度高，结论的可靠性就大；反之就小；没有联系，结论就往往是错误的。如果仅仅是抓住两个事物表面相似之处，进行简单的类比，而未涉及其本质，那么就难以揭示其内在的规律。

《周易》对《内经》在思维方法上的影响，还涉及其他一些方面，由于篇幅有限，不再一一论述。

通过本章的引证、分析和阐述，我们完全有充分的理由证明，《周易》确实在哲学思想、思维方法上给《内经》以极大的影响，而《内经》又对《周易》的哲学思想、思维方法有所充实与发展，使之在医学领域放出奇光异彩。《周易》对中医学的形成、发展是功不可没的。

第九章 《周易》与《伤寒论》

　　《伤寒论》是汉末著名医学家张仲景撰著的一部伟大的医学经典。他以丰富的临床经验为基础，将理法方药有机地融汇在一起，始创六经辨证理论体系和辨证论治方法。承前启后，继往开来，为中医学的发展奠定了坚实的基础。从它问世一千七百多年以来，历代医家莫不视之为圭臬，用之为指南，一直有效地指导着中医学的理论和思想方法的研究及临床实践，不仅对中国医学的发展起到了重大的推动作用，而且对世界医学的发展也产生了深远的影响。

　　本章欲就《周易》与《伤寒论》的关系做一初步的探讨，亦属于"医易学"中的一个新课题。迄今为止，就此课题进行研究者，人数还不太多。

　　通观《伤寒论校注》全书（刘渡舟主编，人民卫生出版社 1991 年 6 月出版），要想找出与《周易》有关的文字来，确实不易。中医界有这样的观点：两汉以前的医学著作中，尚未发现易学对医学的直接影响。无论在淳于意的"诊籍"中，或者是《难经》《神农本草经》及张仲景的《伤寒论》，均未涉及《周易》的卦形、卦名或卦爻辞。对淳于意的"诊籍"、《难经》和《神农本草经》与《周易》是否有关联，这里姑且不论，但说到《伤寒论》，我以为，不能断言与《周易》无关系。

　　通览全书，欲寻《周易》原文，好比瀚海觅舟；但《周易》中的哲学思想和思维方法是贯穿始终的。

第一节 《伤寒论》中的阴阳对立统一思想

《伤寒论》卷第一·辨脉法第一

"问曰：脉有阴阳，何谓也？"

"答曰：凡脉大、浮、数、动、滑，此名阳也；脉沉、涩、弱、弦、微，此名阴也。凡阴病见阳脉者生，阳病见阴脉者死。"

十分明确，本条开宗明义，提出以阴阳为辨脉之纲的观点。

"问曰：脉有阳结、阴结者，何以别之？"

"答曰：其脉浮而数，能食，不大便者，此为实，名曰阳结也……其脉沉而迟，不能食，身体重，大便反粳（yìng 硬，同硬），名曰阴结也。"

"阳结"与"阴结"，既指脉，又指证。就脉而言，浮、数皆为阳脉，二者相合为阳结；沉、迟皆为阴脉，二者相合为阴结。就证而言，阳结证与阴结证皆为阴阳偏盛之证。阳结者，病在阳明；阴结者，病在太阴。本条既用"阴阳"说脉，又用"阴阳"说证。

《伤寒论》卷第一·平脉法第二

问曰："何以知乘腑？何以知乘脏？"

师曰："诸阳浮数为乘腑，诸阴迟涩为乘脏也。"

本条所言，脉分阴阳，内应于脏腑。六腑为阳，泻而不藏；五脏为阴，藏而不泻。因而病腑多实而病脏多虚，故云"诸阳浮数为乘腑，诸阴迟涩为乘脏也"。这里又用"阴阳"说脏腑。

《伤寒论》卷第一·辨脉法第一

问曰："病有洒淅（xiǎnxī 显吸，恶寒貌。）恶寒，而复发热者何？"

答曰："阴脉不足，阳往从之；阳脉不足，阴往乘之。"

曰："何谓阳不足？"

答曰："假令寸口脉微，名曰阳不足，阴气上升阳中，则洒淅恶寒也。"

曰："何谓阴不足？"

答曰："尺脉弱，名曰阴不足，阳气下陷于阴中，则发热也。"

本条以寸、尺之脉而论阴阳从乘之虚证。阳在上，阴在下，阴不足，阳气下陷入阴中，以上就下，故曰从；从，随也。阳在上，阴在下，阳不足，阴气上入阳中，以下凌上，故曰乘；乘，凌也。"从"也罢，"凌"也罢，均反映出阴阳求统一的趋势。

"阴阳相搏，名曰动。阳动则汗出，阴动则发热。"

本条"阴阳相搏，名曰动"，体现了《周易》阴阳对立斗争的思想；"阳动则汗出，阴动则发热"正反映了阴阳彼此斗争的结果，谁居正位谁就示于人。这一条完全可以从《系辞传》中找到根据："变通者，趣时者也。吉凶者，贞胜者也。天地之道，贞观者也。日月之道，贞明者也。天下之动。贞夫一也。"这段话的意思是：一切变化运动均以当时的具体形势、环境、条件为转移，由于变化追随着时间条件走，所以矛盾的双方就不可能是一成不变的，而是彼此交迭相胜，不是凶胜吉，就是吉胜凶，谁居于正位谁就胜。天地的阴阳之"道"是对立的两个方面，但是彼此争胜的结果，常常是以一个方面示于人，谁居正位谁就示于人。日月往来常照天下，谁居于主导地位谁就明亮。天下事物运动的法则就是如此，在一定的时间条件下，矛盾着的双方不是此方战胜彼方，就是彼方战胜此方，总有一方居于正位。

以人体而言，"阴阳相搏"，即阴邪与阳邪相搏，阴脉与阳脉相搏，"搏"的结果，阳胜，阳居正位，"阳动则汗出"；阴胜，阴居正位，"阴动则发热"。

《伤寒论》卷第二·平脉法第二

"夫阳盛阴虚，汗之则死，下之则愈。阳虚阴盛，汗之则愈，下之则死……死生之要，在乎须臾，视身之尽，不暇计日，此阴阳虚实之交错，其候至微；发汗吐下之相反，其祸至速。"

本条就"阳盛阴虚"与"阳虚阴盛"之证的治法做了论述，强调指出：由于"阴阳虚实之交错，其候至微"，所以，在治疗上若"发汗吐下之相反，其祸至速"，会导致严重的后果。

第二节 《伤寒论》中的阴阳中和思想

《伤寒论》中的阴阳中和思想表现如下。

《伤寒论》卷第一·辨脉法第二

问曰："病有不战不汗出而解者，何也？"

答曰："其脉自微，此以曾发汗，若（或也）吐、若下，若亡血，以内无（通亡，伤也）津液，自阴阳自和，必自愈，故不战不汗出而解也。"

本条论不战、不汗而病解之理，待正气恢复，阴阳自和而病解，突出了《周易》的阴阳中和砚。

问曰："脉（诊也）病欲知愈未愈者，何以别之？"

答曰："寸口、关上、尺中三处，大小浮沉迟数同等，虽有寒热不解者，此脉阴阳为和平，虽剧当愈。"

本条阐述寸、关、尺三部之脉大小、浮沉、迟数同等，反映了阴阳已趋平和，故病虽剧而当愈。

问曰"凡病欲知何时得，何时愈？"

答曰："假今夜半得病者，明日日中愈；日中得病者，夜半愈。何以言之？日中得病夜半愈者，以阳得阴则解也；夜半得病明日日中愈者，以阴得阳则解也。"

本条主要从时间因素出发，阐述病由何时得而推知病在何时愈，其理在于阴阳相得而自和。当然，在临床中，影响病愈与否的因素还有很多。

《伤寒论》卷第一·平脉法第二

"问曰：翕奄沉（即脉大而盛，又忽而沉），名曰滑，何谓也？"

"师曰：沉为纯阴，翕（即起而盛动于上，旋复丛聚而合）为正阳，阴阳和合，故令脉滑，关尺自平。"

本条指出，阴阳和合，关尺之脉象自然平和。

"……（寸口）卫气和，名曰缓；荣气和，名曰迟；缓迟相搏，名曰沉。"

"……阴阳相抱，荣卫俱行……"

荣卫之气会见于寸口，故寸口之脉以测荣卫。缓、迟、沉者，论阴阳平和之象；由于寸口脉象平和，故"阴阳相抱"，荣卫方得俱行。

第三节　《伤寒论》中的阴阳互根思想

《伤寒论》中的阴阳互根思想表现如下。

《伤寒论》卷第一·平脉法第二

"问曰：脉有三部，阴阳相乘，荣卫血气，在人体躬。呼吸出入、上下于中，因息游布，津液流通。随时动作，效象形容，春弦秋浮，冬沉夏洪。察色观脉，大小不同，一时之间，变无经常（即规律），尺寸参差，或短或长，上下乖错，或存或亡。病辄改易，进退低昂，心迷意惑，动失纪纲。愿为具陈，令得分明。"

"师曰：子之所问，道之根源。脉有三部，尺寸及关，荣卫流行，不失衡铨。肾沉心洪，肺浮肝弦，此自经常，不失铢分。出入升降，漏刻周旋，水下百刻，一周循环。当复寸口，虚实见焉，阴阳相干……"

本条以阴阳为辨脉之纲领，论述了平人之脉、四时平脉、阴阳相等之平脉等。指出脉会寸口，随呼吸而往来；脉应四时，随气而改变；并阐述了五脏之平脉。这其中所贯穿的阴阳学说，自然不会与《周易》无关；单说"脉有三部，阴阳相乘"，就明确提出了寸、关、尺三部之脉，其阴阳是互根的；"变化相乘，阴阳相干"，又指出了五脏之平脉，其变化是相依的，其阴阳是相关的。这种阴阳互根的思想，其根源正在于《周易》。其中"肾沉心洪，肺浮肝弦""春弦秋浮，冬沉夏洪"，正如原文所说是"效象形容"，即《周易》中取象比类思维方法的具体运用。

第四节 《伤寒论》中的"天人合一"思想

《伤寒论》中的"天人合一"思想表现如下。

《伤寒论》卷第二·伤寒例第三中张仲景破例大段引用今已失佚的汉以前的医籍《阴阳大论》，作为外感热病学之概论，伤寒辨证之规范。这其中充分体现了《周易》"天人合一"的思想，也是汉以前医籍中引"易"入医的有力佐证！

"《阴阳大论》云：春气温和，夏气暑热，秋气清凉，冬气冰冽，此四时正气之序也。冬时严寒，万类深藏，君子固密，则不伤于寒，触冒之者，乃名伤寒耳。其伤于四时之气，皆能为病，以伤寒为毒者，以其最成杀厉之气也。中而即病者，名曰伤寒；不即病者，寒毒藏于肌肤，至春变为温病，至夏变为暑病。暑病者，热极重于温也。是以辛苦之人，春夏多温热病者，皆由冬时触寒所致，非时行之气也。凡时行者，春时应暖而反大寒，夏时应热而反大凉，秋时应凉而反大热，冬时应寒反大温，此非其时而有其气。是以一岁之中，长幼之病多相似者，此则时行之气也。夫欲候知四时正气为病及时行疫气之法，皆当按斗历（根据北斗七星斗柄所指方位的变化，来确定季节和节气的一种方法）占（测候）之。九月霜降节后宜渐寒，向冬大寒，至正月雨水节后宜解也。所以谓之雨水者，以冰雪解而为雨水故也。至惊蛰二月节后，气渐和暖，向夏大热，至秋便凉。从霜降以后至春分以前，凡有触冒霜露，体中寒即病者，谓之伤寒也。九月、十月寒气尚微，为病则轻；十一月、十二月寒冽已严，为病则重；正月、二月寒将渐解，为病亦轻。此以冬时不调，适有伤寒之人，即为病也。其冬有非节之暖者，名为冬温。冬温之毒与伤寒大异，冬温复有先后，更相重沓（重叠。指冬温发病有先后参差不齐、重叠交叉的现象），证如后章。从立春节后，其中无暴大寒又不冰雪，而有人壮热为病者，此属春时阳气发于冬时伏寒，变为温病。从春分以后至秋分节前，天有暴寒者，皆为时行寒疫也。"

　　这段文字，充分论证了四时正气与伤寒、温病、暑病、寒疫、冬温的关系，阐明了"其伤于四时之气，皆能为病，以伤寒为毒者"的观点。其中详细分析了不同季节为病的轻与重，这是《周易》"天人合一"思想在病因学说中的具体反映，不容置疑。

第五节　《伤寒论》中的阴阳消长思想

　　《伤寒论》中的阴阳消长思想表现如下。
　　《伤寒论》卷第二·伤寒例第三
　　"《阴阳大论》曰：……三月、四月或有暴寒，其时阳气尚弱，为寒所折，病热犹轻；五月、六月阳气已盛，为寒所折，病热则重；七月、八月阳气已衰，为寒所折，病热亦微，其病与温及暑病相似，但治有殊耳。十五日得一气，于四时之中，一时有六气，四六名为二十四气。然气候亦有应至乃不至，或有未应至而至者，或有至而太过者，皆成为病气也。但天地动静，阴阳鼓击（阴阳互相鼓动、推进）者，各正一气耳。是以彼春之暖，为夏之暑；彼秋之忿，为冬之怒（按：此亦阴阳互根的思想）。是故冬至之后，一阳爻升，一阴爻降也；夏至之后，一阳气下，一阴气上也。斯冬夏二至，阴阳合也；春秋二分，阴阳离也。阴阳交易，人变病焉。此君子春夏养阳、秋冬养阴，顺天地之刚柔也；小人触冒，必婴（遭受）暴疹（暴病。暴 pù，曝之本字，谓急疾猛烈）。"

　　这段文字是十二消息卦中阴阳消长思想在《伤寒论》中最生动、具体的表现。唐代僧人一行在《卦议》中说："十二月卦，出于孟氏（孟喜）章句，其说《易》本于气，而后人以人事明之。"（孟喜与十二消息卦，将在后文中介绍）这医学，自然也属"人事"的范畴。文中"三月、四月或有暴寒，其时阳气的尚弱，为寒所折，病热犹轻；五月、六月阳气已盛，为寒所折，病热则重；七月、八月阳气已衰，为寒所折，病热亦微"；自然界的阴阳消长，对人体疾病的轻重，起着至关重要的影响作用。至于"是故冬至之后，一阳爻升，一阴爻降也；夏至之后，一阳气下，一阴气上也。斯则冬夏二至，阴阳合也；春秋二分，阴阳离也"。这不就是具体运用十二消息卦的卦象来论述阴阳之消长吗？所以，说《伤寒论》未涉及卦象是没有根据的。第三章《周易》和第六章对十二消息卦及阴阳消长均作了详细的论述，这里就不再重复了。

《伤寒论》不仅涉及卦象，还涉及卦名。

《伤寒论》卷第二·伤寒例第三

四时八节二十四气七十二候决病法

立春正月节斗指**艮**（东北方）	雨水正月中指寅
惊蛰二月节指甲	春分二月中指卯
清明三月节指乙	谷雨三月中指辰
立夏四月节指**巽**（东南方）	小满四月中指巳
芒种五月节指丙	夏至五月中指午
小暑六月节指丁	大暑六月中指未
立秋七月节指**坤**（西南方）	处暑七月中指申
白露八月节指庚	秋分八月中指酉
寒露九月节指辛	霜降九月中指戌
立冬十月节指**乾**（西北方）	小雪十月中指亥
大雪十一月节指壬	冬至十一月中指子
小寒十二月节指癸	大寒十二月中指丑

二十四气，节有十二，中气有十二，五日为一候，气亦同，合有七十二候，决病生死，此须洞解之。第一句中"斗指艮"，是说北斗七星的斗柄指向艮，后面各句中都省去了"斗"字。

此法来自何处呢？来自汉代易学的卦气学说。

孟喜，西汉中期人，汉易中"卦气说"的倡导者。其特点是以阴阳说来解释《周易》，以《周易》的卦象来解说一年节气的变比（即以六十四卦配四时、十二月、二十四节气、七十二候，这就是所谓的卦气）并以此推断人事的吉凶。

京房，西汉中期人，他进一步发展了孟喜的卦气说，其易学的主要内容大抵包括卦气说、八宫卦说、五行说、阴阳二气说等，内容极为丰富。

这里要重点说明的是：孟喜以六十四卦解说一年节气的变化时，是以坎、震、离、兑为四正卦主管一年四季；京房则是这样的：四正卦中坎当十一月，离当五月，震当二月、巽当四月；其他四个基本卦则乾当十月、坤当七月、艮当正月、兑当八月。这是对孟喜学说的直接发展。张仲景将汉易的这项成果，运用到医学领域，用作决病之法。

第六节　《伤寒论》与《周易》的循环观

《伤寒论》与《周易》的循环观表现如下。

《伤寒论》卷第二·辨太阳病脉证并治上第五

"病有发热恶寒者，发于阳也；无热恶寒者，发于阴也。发于阳，七日愈；发于阴，六日愈。以阳数七、阴数六故也。"

对"发于阳""发于阴"，历来医家们的理解就不一致，现代医家倾向于三阳经病为"发于阳"，三阴经病为"发于阴"。对"七日愈""六日愈"则基本上沿袭金代医家成无己的观点："阳法火，阴法水。火成数七，水成数六。阳病七日愈者，火数足也；阴病六日愈者，水数足也。"若只从生成之数来理解，似太肤浅，其实质乃是《周易》循环观的体现。

泰卦九三"爻辞"："无平不陂，无往不复，艰贞无咎。勿恤其孚，于食有福。"《象》曰："无往不复，天地际也。"

九三已经离开"中位"，到达三个阳爻的最上方，是阳刚的极盛时期。大自然的规律，盛极必衰，否极泰来，周而复始，循环不已。所以告诫，安泰到达极盛，必然遭遇阻塞，现在正是临界点。因此，九三"爻辞"设诫说：天下事没有平坦的、没有总是平稳发展而无倾覆的，即言无常"泰"；没有总是上往而不复返的，即言三柔将下来而转成否。有平就有坡，有往就有来，这是客观的自然规律。因此，应当认识到，在艰难困苦中，安泰得来不易，仍要坚守纯正，一本初衷，才不会有灾祸。这样应得到的当会得到，自然在生活上就会幸福。《象传》说：没有只往不返的，这是天地间的自然规律。这便是《周易》的循环观。在《周易》中，否、泰两卦相互转化的过程，就是循环观的一种形式："泰"为阴平阳秘的生理过程，"否"为阴阳乖错甚至离决的病理过程，医家通过调节阴阳平衡，尽量使"否"向"泰"转化，以阻止或延缓"否"的形成。

《周易》的循环观，是以阴爻和阳爻的升降递变为依据的，其变动循环的规律是："初九：不远复，无祗悔，元吉"（"祗"与"适"相同，往、至的意思。"复"为阳复，有失才有复，无失则无复。剥卦的上九"一阳"被剥落，阳消失而成坤，然后一变而一阳生于下而成"复"，是失去不远就回复。初九阳刚失之不远就回复，它也可以象征"君子"有过失，知过就改，很快回复到正道上来。复卦初九"爻辞"）；"小往大来"（"小"指阴，"大"指阳；泰之上卦"坤"是纯阴的小，下卦"乾"是纯阳的大。"往"是往外，"来"是入内，亦即"坤"到了外卦，为"小往"；"乾"来到内卦，是"大来"。这一往来交换位置，就体现着天地阴阳二气的交和，在阴阳循环的过程中，由于"小往大来"，使对立面相反相成而达到了统一。泰卦卦辞）；"大往小来"（否卦中"乾"到了上卦，是"大往"；"坤"来居下卦，是"小来"。这一往来交换位置，就体现着阳气上腾不下交，阴气下降不上升，阴阳二气分离不相交接，在阴阳循环过程中，由于"大往小来"，使对立面处于闭塞的境地。否卦卦辞）；"反复其道，七日来复"（由复卦卦形来看，剥卦的"上九"剥落，成为纯阴的坤卦；这时，阳又在下方酝酿，当一个阳爻在"初"位出现时，成为复卦。这样阴阳去而复返，循环不已，要历经七个爻变。将一爻看作一日，那么从一阴发生到一阳复来，须经"七日"。复卦卦辞）。其他如"震来厉，亿丧贝，跻于九陵，勿逐，七日得"（"贝"是古代的贝币；"九陵"是九重山陵。震卦"六二"为阴柔，在"初九"阳刚的正上方。"初九"为震雷的开始，"六二"距"初九"最近，受震动最大，最危险，以至丧失亿万家财，逃往九重的山陵上去避难。不过，"六二"为柔爻，又居中位，柔顺中正；因而丧失的财物，不必去追寻，在短短七日内，就会失而复得。震卦六二"爻辞"）；"妇丧其茀，勿逐，七日得"（茀，头巾。一说妇人的首饰，或指车之前后的设障。妇女丢失了头巾，不必去寻找，过了七日，遗失的东西又会复得。既济六二"爻辞"）。为什么《周易》总以"七日"为期呢？这是因为一卦由六爻组成，一爻代表一日，任何一个爻位在经过一巡之后，就是第七日位置。复卦《象传》说："'反复其道，七日复来'，天行也。"三国时代的易学家虞翻认为：由姤（☰）一阳消，遁（☰）二阳消，否（☰）三阳消，观（☰）四阳消，剥（☰）五阳消，坤（☷）六阳消，至复（☳）一阳来复，历七变为"七日"。即从一阳消退至一阳息生又反归于正道，这七变是一个天道运行的消息盈虚的过程，亦即凶必定返回吉，危必定转为安，这是自然法则。而由姤卦之一阴生，至坤卦之六阴生，一爻为一日，历六变为"六日"。

综上所述，可以清楚地看到，《伤寒论》的"发于阳者，七日愈；发于阴者，六日愈。以阳数七、阴数六故也"，正是源于《周易》的循环观，实为"反复其道，七日来复"的写照。

病伤寒者，为人体阳气与寒邪搏斗的过程，《伤寒论》的六经辨证，是以阳气盛衰、消长为六经划分的标准：太阳病为阳气渐长，阳明病为盛极，少阳病为渐消；太阴病为始衰，少阴病为衰极，厥阴病为衰盛，阴阳复胜。又以发热与恶寒作为阳气盛衰的标志：发热为正胜邪的反映，恶寒甚至厥逆为邪胜正的表现。张仲景将伤寒病划为六个阶段，即一个周期。要么病愈，第二次再病出现新的周期；要么死亡，终结病的发展。这正是《周易》循环论"反复其道，七日来复"在伤寒病中的具体体现。

第七节　《伤寒论》的六经辨证理论渊源于《周易》和《内经》

《伤寒论》中的六经辨证理论体系和辨证方法，是在《周易》与《内经》的直接影响下形成的。

《伤寒论》的最大贡献，就在于始创六经辨证理论体系和辨证论治方法，其学术渊源和思维方法，是直接取法于《周易》和《内经》的。

一、《周易》六位说是《伤寒论》六经说之滥觞

在第三章中我们已经讲过，《周易》的六十四卦分别由六爻组成，每卦分为六位，分别代表事物由初生、壮盛、渐消、始衰、衰极、渐复的循环过程。以泰卦（☷☰）为例，自下而上，分为初、二、三、四、五、上六位。其中初、三、五、为阳位，二、四、上为阴位。初位表示事物的初级阶段，处于萌芽的幼稚状态；泰之初九，表示想动而往上应六四。二居下卦之中位，表示事物发展至此为最光盛的阶段，既不太过，也不太极；泰之九二为泰卦主爻，主一卦之义，应六五，二五相应以天包地，发扬光大了泰卦的天地往来交通之义。三居下卦之末，表示事物壮盛已过，开始渐消；泰之九三，表示下体三刚已终而泰通已将近过半，说明天下之事没有总是平稳发展而无倾覆的，没有总是上往而不复返的。有平就有坡，有往就有来，这是客观的自然规律。四位为上卦之初，说明事物至此，为另一状态（阴）之始；泰之六四表示泰

卦已脱离下卦的乾体而进入上卦的坤体，泰通过半，必将走向反面。五位居上卦之中位，表示事物发展至此，既不太过，也不太极；泰之六五，应于九二，说明六五柔爻居上体的中位，虽然很尊贵，但并不是久居之地，应该降尊而下从九二之正应，顺其形势发展的自然，从而获得福庆有大吉。上位为全卦之末，表示事物发展的极限阶段；泰之上六，居于泰通之极，泰通的穷极则当变，变即转化为否，泰极反否乃天命规律之自然，所以泰否两卦的卦象、卦辞、卦义皆相反。前文已有详述。

二、《素问·热论》六经分证是《伤寒论》六经说之基础

受《周易》的影响，《素问·热论》中对伤寒六经病的叙述形式与《周易》每一卦的卦名、卦辞、卦爻、辞的叙述形式极为相似。

《素问·热论》   《周易》

证名 伤寒   相当于 《周易》卦名

证名的概念   相当于 《周易》卦辞

今夫热病者，皆伤寒之类也

临床症状   相当于 《周易》爻辞

伤寒一日，太阳受之。

    二日，阳明受之。

    三日，少阳受之。

    四日，太阴受之。

    五日，少阴受之。

    六日，厥阴受之。

泰（䷊，常态）——→否（䷋，病态）

由此可见，伤寒发病之规律，正好符合由泰至否、由常至病的规律。代表常态的泰，转化为代表病态的否，是经过了爻位的顺序迁移的，即泰之初九迁为否之上九，九二迁为九五，九三迁为九四，六四迁为六三，六五迁为六二，上六迁为初六。

此时，若人体正气不衰，病邪不甚，治疗得法，便可再由否至泰，由病返常。

七日，太阳病衰。   相当于 《周易》爻辞

八日，阳明病衰。

九日，少阳病衰。

十日，太阴病衰。

十一日，少阴病衰。

十二日，厥阴病衰。

否（☷☰，病态）→泰（☰☷，常态）

在病情逐渐向愈的过程中，否卦之上九返还于泰卦之初九，九五返还于九二，九四返还于九三、六三返还于六四，六二返还于六五，初六返还于上六。

通过上述分析可以看出，《周易》的六位说、《素问·热论》的六经分证纲领，实为《伤寒论》六经辨证之滥觞和基础。

三、《伤寒论》六经辨证学说是对中医理论的重大贡献

《伤寒论》运用《周易》六位说思维方法，在《素问·热论》六经分证的基础上又有了很大的发展。

其一，《素问·热论》篇指出："今夫热病者，皆伤寒之类也""人之伤于寒也，则为热病。"迨至《难经》，对因伤寒而致的热病，在认识上又有进一步深化。《五十八难》说"伤寒有五，有中风，有伤寒，有湿温，有热病，有温病，其所苦各不同"，明确将热病划分为五类。《伤寒论》创立了外感热病辨证论治的理论体系，将热证分别立出"伤寒、中风、风温、温病、痉、湿、暍"等名目，从而大大丰富了中医学有关外感热病的内容。

其二，《素问·热论》六经传变的病证皆是热证，在治疗上也仅提出"各通其脏脉"与"其未满三日者，可汗而已；其满三日者，可泄而已"等治疗原则。《伤寒论》六经却体现了阴阳、表里、寒热、虚实的八纲辨证规律，并提出了汗、吐、下、和、温、清、补、消等治疗八法，从而奠定了中医学八纲辨证论治的理论基础。

其三，《素问·热论》六经传变，是由腑传脏的传变途径。而《伤寒论》之六经传变，改放在伤寒病的脉证上，如"伤寒一日，太阳受之，脉若静者，为不传；颇欲吐，若躁烦，脉数急者，为传也。""伤寒二、三日，阳明、少阳证不见者，为不传也。"（见《伤寒论》卷第二辨太阳病脉证并治上第五）"太阳病，寸缓关浮尺弱，其人发热汗出……""伤寒四、五日，脉沉而喘满，沉为在里，而反发其汗……"（《伤寒论》卷第五辨阳明病证并治第八）"伤

寒六、七日，无大热，其人躁烦者，此为阳去入阴故也。""伤寒三日，三阳为尽，三阴当受邪，其人反能食而不呕，此为三阴不受邪也。"（《伤寒论》卷第五辨少阳脉证并治第九）《伤寒论》对六经病传变的观察，既注意时间，更重视脉证；既重视理论对实践的指导，尤注重实践对理论的丰富与发展。

其四，特别值得提出并重视的是：在《伤寒论》中，张仲景首先将伤寒整个过程划分为阴阳两大类："发热恶寒者，发于阳也；无热恶寒者，发于阴也。"（《伤寒论》卷第二辨太阳病证并治上第五）以发热表明正气尚能抗邪，伴恶寒者，表明病在表，将表、热、实归为阳证；以无热恶寒表示阳虚不能温煦体表，将里、寒、虚归为阴证。在《伤寒论》中，张仲景根据《周易》的阴阳学说，运用六位变化的规律，在《内经》六经分证的基础上，总结出六经表证所共有的六经脉证的提纲和排布次序：太阳病→阳明病→少阳病→太阴病→少阴病→厥阴病六经病证。其提纲是：

"太阳之为病，脉浮，头项强痛而恶寒。"（《伤寒论》卷第二·辨太阳病脉证并治上第五）

本条为太阳表证病提纲，因为它概述了太阳表病所共有的脉证特点，从中还可以体现出太阳表证与太阳经脉的走行有着直接关系。太阳病为疾病发生的初始阶段，病情较轻，病位较浅，正气尚盛，相当于卦之初位，置于六位之首。"脉浮"反映邪正交争于表，"恶寒"反映邪始入人体，未与有形之物相结合，如恰当治疗，可尽快转愈；若失治或误治，邪可由表入里，变证蜂起，极易形成正虚邪实的危重症。

"阳明之为病，胃家实－作寒是也。"（《**伤寒论**》卷第五·辨阳明病证并治第八）

本条为阳明病提纲。"胃家实"三字，揭示了阳明病之病位、病性，高度概括了阳明病证的里、热、实三大特点。既谓之"实"，说明正盛邪实，正邪交争激烈，为三阳病之极盛时期，放在太阳病后，相当于卦之二位，为下卦之中位，症见大热、大渴、烦躁、谵语、身重气短，腹满而喘、大便难等。

"少阳之为病，口苦，咽干，目眩也。"（《伤寒论》卷第五·辨少阳脉证并治第九）

本条为少阳病提纲，皆胆腑郁火上炎之象。少阳病代表阳热消退阶段，以"口苦，咽干、目眩"为病变之特征，放在阳明病之后，太阴病之前（即阳经之末、阴经之前），以表示病机在半表半里，少阳为病，外可及于太阳，内可及于阳明，具有向内、向外的双向趋势；既可向表而解，又可入里转剧，相当于卦之三位，是下卦之末，具有互交互接之意。

"太阴之为病，腹满而吐，食不下，自利益甚，时腹自痛。若下之，必胸下结鞭。"（《伤寒论》卷第六·辨太阴病脉证并治第十）

本条为太阴病提纲。太阴病代表阴证中较轻浅的病证，脾阳虚弱、寒湿中阻是其病机之所在。太阴病也具有双向反转之机，若治之得法，尚可由虚变实，由阴转阳；误治或误下，则变证如麻。故太阴放在少阳病之后、少阴病之前，相当于卦之四位，是上卦之初，有交阳通阴之务。

"少阴之为病，脉微细，但欲寐。"（《伤寒论》卷第六·辨少阴病脉证并治第十一）

本条为少阴病提纲。脉微主阳虚，脉细主阴弱，先言微而后言细，揭示少阴病虽具有阴阳两虚之情，但以阳虚为重。少阴病证可分为少阴阳虚寒化证、在此基础上的阳虚阴竭证及少阴阴虚热化证三种。少阴病是三阴病之最重阶段，病机是阳气衰微，阴寒极盛，故放在太阴病之后，为阴之中位，相当于卦之五位。

"厥阴之为病，消渴，气上撞心，心中疼热，饥而不欲食，食则吐蛔，下之利不止。"（《伤寒论》卷第六·厥阴病脉证并治第十二）

本条为厥阴病提纲。两阴交尽，谓之厥阴。厥阴为"一阴"，"一阴至厥作晦朔"，阴尽为"晦"，阳生为"朔"，其中见少阳之气，所以厥阴之中，阴中有阳，这就决定了厥阴病的主要证候，表现为寒热错杂证。厥阴病表示疾病的渐复阶段，"阴寒至极转于衰化，阳衰已穷始于来复"正反映了寒热错杂之机，相当于卦之六位，预示着周而复始。

六经辨证的提纲既已确立，张仲景便将条文逐一落实，凡符合某经提纲的，都注明"某某病"予以重新归类，分属六经病证之中。在六经外感热病的治疗上，分为阴阳两大类和六个层次。阴阳两类为大体系：病见于阳的，多阴不足而阳有余，多投以清热方药治之，以期存其阴；病见于阴的，阳不足而阴有余，多投以辛热方药治之，以回其阳。六个层次为小体系：病见太阳，则以汗法；病在阳明，投以清下；病在少阳，法以和解；病在太阴，应以温脾；病在少阴，重在回阳；病见厥阴，寒热并用。真可谓纲举目张，体系完备，条理清晰。

通过上面的引证与分析，我们可以清楚地看到《周易》对《伤寒论》的影响所涉及的方面，与前一章所论《周易》对《黄帝内经》的影响所涉及的方面有惊人的相似之处。或许有人会说，《伤寒论》主要受《黄帝内经》的影响。我们不否认《内经》对《伤寒论》的影响，至于是否"主要"，还有待进一步研究。在这里，我们想提醒读者注意以下两点：一是《黄帝内经》成书于西汉初年，《伤寒论》成书于东汉末年，其间相距400年的时间，这就决定了《内经》必然要对张仲景这样的大医家产生重大影响。二是不要忘记汉代易学发展的情况。从第一章的"汉代易学概况"中，我们已经对汉代易学的发展历史有所了解。汉易的主流是以孟喜、京房为代表的"象数之学"。该派着重于卦象及《周易》中一些特定数字的研究，他们认为，八卦即是宇宙的一个缩影，举凡历法、四时节气、音律等，皆与卦象相通，甚至人类社会的发展变化，也可以用八卦表示出来。这种倾向成为汉易的主流，影响十分深远。除象数派之外，还有义理派与道家黄老易学。既然《周易》对《黄帝内经》的作者产生了重大的影响，那么，《周易》本身及汉易的发展形势也不可能不对张仲景这样伟大的医学家产生影响；从另一个角度来说，张仲景不会置《周易》及汉易的发展形势于不闻不问，上面的引证与分析，就已经回答了这个问题。假如认为上面的引证，只能证明《内经》对《伤寒论》的影响，显然是十分狭隘与片面的。张仲景在《伤寒论》中，除在自序中提到《素问》《九卷》（即《灵枢》）之名外，正文中既未再提，也未直接引用《黄帝内经》之文句。可见即使对医学经典，他也只是吸取其精华、其思想。对《周易》也是如此，他是吸收其哲学思想、运用其思维方法，《伤寒论》与《内经》一样，都是医易结合的典范。忽视甚至否认《周易》对《伤寒论》的影响，不仅有碍于全面深入地研究这一伟大的医学经典，而且从哲学与思维科学的角度，是对《伤寒论》学术价值的一种贬低。

第十章 王冰以《易》释《内经》

　　王冰是中医学史上成就卓著、贡献非凡的医学家，如果没有他以 12 年的辛苦勤劳，"精勤博访""刻意研精，探微索隐"，把"世本纰缪，篇目重叠，前后不伦，文义悬隔，施行不易，披会亦难"的《素问》，经精心整理研究，而为成一部"昭彰圣旨，敷畅玄言，有如列宿高悬，奎张不乱，深泉净滢，鳞介咸分"的医学经典，真不知《素问》能否流传至今？在整理《素问》的过程中，王冰十分推崇《易经》，将伏羲氏之《易经》、神农氏之《神农本草经》和黄帝的《黄帝内经》（尽管是以上古圣人之名附会而成此书名），称为"三圣道"。而王冰本人既精通《易》理，又深谙医理，是一位通晓医易的大师。

　　王冰自号"启玄子"，其所启之"玄"，实乃医理之玄、《易》理之玄。他是医学史上以《易》文释医之钜典《素问》的第一人！虽然，阐发之处不多，难免令人遗憾，但从中可以窥视唐代医家在研究医易相关中的观点和方法，以及所取得的成就。

　　通览王冰所注之《黄帝内经素问》一书，其中引《周易》原文 20 次，引《易》理 6 次，引唐人《易义》1 次，涉及乾、坤、离、否、坎、泰等卦，以及《说卦传》和《系辞传》的内容，其中有一处误引，由林亿给予订正。

　　现将王冰以《易》解《素问》的内容，汇集并加以阐释如下。

　　（1）《上古天真论》："岐伯曰：女子七岁，肾气盛，齿更发长。"

　　王冰注："老阳之数极于九，少阳之数次于七，女子为少阴之气，故以少阳数偶之，明阴阳气和，乃能生成其形体，故七岁肾气盛，齿更发长。"

　　这里王冰运用《易》理，主要解释为什么"女子肾气盛，齿更发长"要定在"七岁"？其原因是：女子为少阴之气，只有以少阳之数七配之，以表明阴阳二气和合，才能生成女子的形体。

（2）《上古天真论》："丈夫八岁，肾气实，发长齿更。"

王冰注："老阴之数极于六，少阴之数次于八，男子为少阳之气，故以少阴数合之。《易·系辞》曰：'天九地十'，则其数也。"

此注亦运用《易》理，主要解释为什么"丈夫肾气实，发长齿更"要定在"八岁"？其原因是：男子为少阳之气，只有以少阴之数八合之，以表明阴阳二气和合，才能生成男子的形体。

以上两条注中分别提到了"老阳之数极于九，少阳之数次于七"和"老阴之数极于六，少阴之数次于八"，那么，这七、八、九、六是怎么得来的呢？其含义和作用是什么？在第三章中，我们曾经对筮与卦的哲学内涵作过介绍，讲到筮的实质是数，是数学运算；卦的实质是卦画，是符号。筮是用数来直接辨吉凶的。古代的筮法很多，大部分已失传，但从孔子保留在《易·系辞》中的这种筮法来看，筮辨吉凶与阴数、阳数有关。我们的上古先人，发现了自然数中阴数与阳数是对立统一的。《系辞上》云："天一，地二；天三，地四；天五，地六；天七，地八；天九，地十。天数五，地数五，五位相得各有合。"这是从筮发展到卦的决定性的一步。从阴数与阳数的对立统一，进而认识到天地间的万事万物都是阴阳对立的统一，这是人类在认识上的一大飞跃！由于有了这个飞跃，又发明了两个具有高度概括性和抽象性的、表现事物的阴与阳的符号—与 -- ；在这两个符号的基础上，再进一步组合为四个符号⚌、⚍、⚎、⚏，即老阳、少阳、老阴、少阴。筮与卦之所以能联系起来，关键正在于阴阳。筮由数的阴数与阳数来计算，卦由阴画与阳画来组成。筮是一种数学计算活动，通过它，将数的阴阳转化为卦画符号的阴阳，从而求出六画卦的卦象。

第三章中我们详细地罗列了筮进行"分二""挂一""揲四""归奇"四个步骤，反复进行三次，从而得到或七，或八，或九，或六。得六、八便画一阴爻；得九、七便画一阳爻。于是九称老阳，七称少阳；六称老阴，八称少阴。在《周易》六十四卦中，全部以九与六名爻，不以七与八名爻；阳爻皆称九，阴爻皆称六，这是由于《周易》占"变爻"而不占"不变爻"的缘由。所谓"变爻"，是说虽然是个阳爻，但它将变成阴爻；虽然是个阴爻，但它将变成阳爻。那么，九与六是变爻，七与八是不变爻。上古先人的数学观念认为：阳数以进为大，阴数以退为大；阳数进至九已老，无处可进只得退，退而变为八，于是阳转为阴；阴数退至六已老，无处可退则进，进而变为七，

神奇三学易·道·医

于是阴转阳，九与六是老阳老阴，它们的变化是质变，故称"变爻"；七未老，有处可进，乃进为九，阳进仍为阳；八未老，有处可退，乃退为六，阴退仍为阴；少阳少阴是量变，故称"不变爻"。

至于此条注中所引的"《易·系辞》曰：'天九地十'，则其数也"与此两注中的老阳、老阴、少阳、少阴之概念并无什么内在联系，所指亦不明，且"天九地十"这一句，脱离了前文，很难说明什么问题。这里要指出的是，有的版本为了与"地十"相应，将"老阴之数极于六"误作"极于十"，这是不对的，是对"老阴之数"为什么要"极于六"不甚明了所致。

（3）《上古天真论》："二八肾气盛，天癸至，精气溢泻，阴阳和，故能有子。"

王冰注："男女有阴阳之质不同，天癸则精血之形亦异，阴静海满而去血，阳动应和而泄精，二者通和，故能有子。《易·系辞》曰：'男女构精，万物化生'，此之谓也。"

此注引《系辞》原文来解释生育问题。王冰首先指出，在生育问题上，男女在阴阳上有本质的不同，天癸在精血上有形态的差异，只有当"阴静海满而去血，阳动应和而泄精"，在男女通和的状态下，才能受孕怀胎，这是医理；用易理解释：好比天地阴阳二气交融，使万物普遍化生一样，男女和动物两性，只有通过形体的交合，然后才能使万类化生。

由此看来，无论是《素问》，还是《周易》，不仅十分重视生育这个关系到人类自身繁衍发展的大问题，而且把它摆到哲学、医学中的相当高的位置。

（4）《四气调神大论》："阳气者闭塞，地气者冒明。"

意思是说，天的清阳之气闭塞了，地之浊阴之气则上冒而昏蒙。

王冰注："阳谓天气，亦风热也。地气谓湿，亦云雾也。风热之害，人则九窍闭塞；云雾湿之为病，则掩翳精明。取类者，在天则日月不光，在人则两目藏曜也。《灵枢经》曰：'天有日月，人有眼目。'《易》曰：'丧明于易'。岂非失养正之道耶？"

此条注对《周易》之引文有误，所以林亿在《新校正》中指出："《易》无此文，岂误记'丧羊'为'丧明'耶？"从而纠正了王冰的误引。

《周易》的大壮卦六五爻辞有"丧羊于易，无悔"之句。大壮卦（䷡）的九三、九四两爻皆取羊为象，以代表阳刚，至六五而为柔爻，阳刚不见了，故称"丧羊"。"易"字，谓疆场也，即指六五爻为一卦刚爻与柔爻的分界线。王冰本想引"丧羊于易"来解释天的清阳之气闭塞了，地的浊阴之气则上冒而昏蒙，有如"大壮"卦的六五之位所出现的情况那样，代表阳刚的九三、九四两爻不见了，丧于六五之位——刚爻与柔爻的分界线上，谁料将"丧羊"误书为"丧明"。林亿纠正了这一引文的失误，却未深入阐明其中的含义，这是美中之不足。

（5）《四气调神大论》："交通不表，万物命故不施，不施则名木多死。"

意思是说，地气不升，天气不降，上下失去交通，万物生化长育之机不得施展，生机既无可施，那么即使是巨大的名树也会死亡。

王冰注："夫云雾不化其精微，雨露不霑于原泽，是为天气不降、地气不腾，变化之道既亏，生育之源斯泯，故万物之命无禀，而生然其死者，则名木先应，故云'名木多死'也。'名'谓名果珍木；'表'谓表陈其状也。《易·系辞》曰：'天地纲缊，万物化醇，'然不表交通，则为否也。《易》曰：'天地不交，否'。"

《四气调神大论》原文是讲如果地气不升，天气不降，上下失去了交通，万物生长化育之功能得不到施展的机会，即使是名木大树也会死亡（名，大也），更何况人体呢？这个思想，原本来自《周易》之否卦，否的含义就是闭塞，否卦卦体是下坤上乾，乾为天，坤为地，天在上是阳气上腾不下交，地在下是阴气下降不上升，阴阳二气分离不相交接，万物不得雨露滋润，必然枯死。王冰所引《系辞》"天地纲缊，万物化醇"，则是强调"只有天地阴阳二气交融密结在一起，才能最后凝固变化成万物的形体"的"变通"思想，若"不表交通，则为否也"。紧接着又引否卦之《象传》"天地不交，否"之原文，以进一步申明《周易》否卦之思想：天上地下互不往来、绝对对立，便是阴阳二气的闭塞。

（6）《四气调神大论》："夫四时阴阳者，万物之根本也，所以圣人春夏养阳，秋冬养阴，以从其根。"

意思是说，四时阴阳的变化，是万物生长收藏的根本，所以圣人在春夏两季重视保养阳气，秋冬两季重视保养阴气，以顺从根本。

王冰注："时序运行，阴阳变化，天地合气，生育万物，故万物之根悉归于此。阳气根于阴，阴气根于阳。无阴则阳无以生，无阳则阴无以化；全阴则阳气不极，全阳则阴气不穷；春食凉、夏食寒以养于阳，秋食温、冬食热以养于阴；滋苗者必固其根，伐下者必枯其上，故以斯调节，从顺其根，二气常存，盖由根固，百刻晓暮，食亦宜然。"

王冰在此注中，运用《周易》阴阳互根的思想来解释《素问》的这一段原文。《素问》原文包含两个方面：一是说四时阴阳的变化，是万物生长收藏之根本；二是说圣人在春夏重视养阳，秋冬重视养阴，以顺从四时之变化。为什么要这样呢？从《易》理而言，阴阳是互根的。清代易学家李光地把阴阳互根思想概括为"交易"与"变易"。他说："交易者，阴中有阳，阳中有阴，互藏其宅者也；变易者，阴极而阳，阳极而阴，互为其根者也。互藏其宅，故其情相求而相须；互为其根，故其道相生而相济也。"所谓"互藏其宅""互为其根"，实质是讲阴阳对立面的斗争与变化，《易传》将阴阳的这种关系称作"消息盈虚"。从医理而言，王冰说：人体"阳气根于阴，阴气根于阳；无阴则阳无以生，无阳则阴无以化；全阴则阳气不极，全阳则阴气不穷"。对于《素问》所说的"春夏养阳，秋冬养阴"，王冰以阴阳互根之理明确指出："春食凉、夏食寒以养于阳，秋食温、冬食热以养于阴……以斯调节从顺其根。"其充分体现了《易》理与医理的密切结合。

（7）《金匮真言论》："东方青色，入通于肝，开窍于目……其味酸，其类草木，其畜鸡……西方白色，入通于肺，开窍于鼻……其味辛，其类金，其畜……"

在"其畜鸡"与"其畜马"句下，王冰分别注："鸡为畜，取巽言之，《易》曰：'巽为鸡'。""畜马者，取乾也，《易》曰：'乾为马'。"

这里首先要说明的是"畜"字。其本义是"人所饲养的禽兽"。在古代，牛、马、羊、豕、鸡、犬称之为"六畜"。《周易·说卦传》中以禽兽之名配八卦，除上述"六畜"外，再加"龙"和"雉"。王冰引《说卦传》文"巽为鸡"，其含义是什么呢？《说卦传》中有"巽为风"之说，是言风为巽卦之本象。姚配中注曰："阴阳之气，以雷动，以风行。"并引荀爽《九家易》曰："风，应节而变，变而不失时。鸡时至而鸣，与风相应也。"高亨亦注曰："风吹而万物动，鸡晨鸣而人与鸟兽等起而活动。"巽卦方位在东南，这也与句首的"东方"相应，因为整个这段《素问》原文，是岐伯回答黄帝关于"五脏应四时，各有收受乎"（既然五脏与四时的变化是相应的，那么，它们之间互为影响吗）的提问的。

引《说卦传》"乾为马"，其含义是乾代天，天健行。马在六畜中是最健行的，所以"畜马者，取乾也"。《说卦传》中不仅说"乾为马"，还有"乾为良马、为老马、为瘠马、为驳马"之说。为良马，取其健行而不止；为老马，取其久行而不息；为瘠马，取其马健之最坚强者，瘠谓多骨少肉，代表健；为驳马，因驳为赤色，乾为大赤，所以又为赤色之马。乾卦方位在西北，与原文中的"西方"相应。

（8）《阴阳应象大论》："阴阳者，天地之道也。"

意思是说，阴阳是宇宙间的普遍规律。

王冰注："谓变化生成之道也。《老子》曰：'万物负阴而抱阳，冲气以为和。'《易》曰：'一阴一阳之谓道。'此之谓也。"

在注释中，王冰用一句十分精炼而概括性极强的话："谓变化生成之道也"，阐明了"阴阳者，天地之道也"的实质。然后分别以《老子》与《易传》之原文作为充分的论据。我们知道，阴阳是《周易》思想的根本观念，但是在《易经》中，阴阳却隐而不显，含而不露，深深地埋藏在卦画符号和晦涩的文辞之中。《老子》最先提出"阴阳"的概念，并有"万物负阴而抱阳，冲气以为和"的观点（见《老子》四十二章），明确指出了万物禀赋阴阳二气的相交而生，这阴阳二气互相激荡而生成的新的和谐体，始终调养万物。而《易传》则在易学史上第一次发掘出了深藏在《易经》中的"阴阳"这一伟大思想，以明确的阴阳概念作为基本范畴来阐释卦象、爻象，以及事物的根本性质，并概括出"一阴一阳之谓道"这一命题，作为整个《周易》的哲学基础。"一阴一阳之谓道"出自《系辞传》。焦循注曰："一阴一阳者，阴即进为阳，阳即退为阴也。道，行也，往来无穷，故阴阳互更。""一阴一阳"与"阴阳"的含义是不同的，"阴阳"指的是气，气是实在可见的、形而下的。古人认为，万物莫非气，气总是有阴有阳，万事万物也分阴分阳。而"一阴一阳"指的是气的流动，是说事物处在发展变化的动态之中，一会儿是阴，一会儿是阳；阴转为阳，阳又转为阴，阴阳交迭。"道"即规律，是指一阴一阳对立转化的普遍规律，这个"道"是以物为舍，在物之中的"道"。与《老子》四十二章中"道生一"之"道"迥然不同，老子的"道"是脱离万事万物、独立不改、没有舍的"道"。

《素问》之原文，只讲到了"阴阳是宇宙间的普遍规律"，王冰引用《老子》与《周易》，意在一方面强调"万物禀赋阴阳二气的相交而生，这阴阳二气互相激荡而生成新的和谐体"；另一方面强调一阴一阳对立面的互相转化、往来无穷，才是宇宙间最根本的普遍规律。可以说其将《素问》的原文，引向一个更深更高的层次。

（9）《阴阳应象大论》："神明之府也。"

意思是说，自然界万物运动变化的动力与显露于外的形态或现象的场所。

王冰注："府，宫府也。言所以生杀变化之多端者，何哉？以神明居其中也。下文曰天地之动静，神明为之纲纪，故《易·系辞》曰：'阴阳不测之谓神'，亦谓居其中也。"

《素问》的原文是说"阴阳是神明之府"。变化莫测之谓"神"，事物昭著之谓"明"。这句话的意思是：阴阳的变化很难窥测，而阴阳的现象又极为显著。《淮南子·泰族训》云："其生物也，莫见其所养而物长；其杀物也，莫见其所丧而物亡，此之谓'神明'。"王冰说，宇宙间万物生杀变化多端的原因就是由于"神明居其中"。"神明"为天地动静的纲领。据此，"神明"可理解为自然界万物运动变化的动力和显露于外的形态或现象的概况。"府"，指场所、地方。

为了进一步阐明阴阳变化难以窥测这个道理，王冰引用了《系辞》中"阴阳不测之谓神"这句话。"阴阳不测"与上注中所引"一阴一阳"不同。"一阴一阳"所反映的是事物变化的必然性，一切事物在任何情况下都要按照"一阴一阳"的规律来发展变化。而"阴阳不测"反映的则是事物发展变化的偶然性。事物分阴分阳、阴阳交迭是必然的；在一定的情况下，阴阳究竟怎样交迭，阴阳孰先孰后、孰强孰弱都带有偶然性。对"阴阳不测之谓神"，张载注曰："一，故神；两在，故不测。"焦循注曰："通变则阴阳不测；专于阴、专于阳则可测变矣。"何楷注曰："阴阳不测则无在而无不在，必名之为'神'始尽也。"张载以"两在"、焦循以"通变"、何楷以"无在而无不在"来解"不测"，是深得其文旨。此句是说阴阳对立之转化非常神速不可测变，当你把握阴时，它却转化成阳；当你把握阳时，它却转化成阴。"神"字，不是人格化的"神"，而是作动词"神速"解。理解了这句话的含义，对于王冰所说的"神明居其中""神明为之纲纪"就明了无余了。

（10）《阴阳应象大论》："中央生湿……"

此句上下文是"东方生风……南方生热……中央生湿……西方生燥……北方生寒……"

王冰注："阳气盛，薄（按：通'搏'）阴气，固升；升薄相合，故生湿也。《易义》曰：'阳上薄阴，阴能固之，然后蒸而为雨。'明湿生于固阴之气也。"

此注运用"易"理，阐释"湿"之成，是由于"阳上薄阴，阴能固之，然后蒸而为雨"，由雨生湿。

《易义》一书，《新唐书·艺文志》载："卢行起《易义》五卷（原注：字孟起，大中六合丞）。"卢氏于唐宣宗大中（847—860年）年间为六合（今属江苏南京市，秦汉时置郡，隋废郡为县）县丞。由此可知，王冰不仅以《周易》原文释《素问》，同时还参阅了当时一些解释《周易》的有关著作。

（11）《阴阳离合论》："圣人南面而立，前曰广明，后曰太冲。"

意思是说，圣人面对南方站立，前面就称为"广明"，后面就称为"太冲。"

王冰注："广，大也。南方丙丁，火位主之，阳气盛明，故曰大明也。向明治物，故圣人南面而立。《易》曰：'相见乎离'，盖谓此也。然在人身中则心脏在南，故谓'前曰广明'；冲脉在北，故谓'后曰太冲'。然'太冲'者肾脉与冲脉合而盛大，故曰'太冲'。"

此注中，王冰运用后天八卦图的思想，即以八卦配八方、配四时来论述万物产生和发展的时空条件。《阴阳离合论》的主旨是：阴阳合之则为一气，分之则为二；推之则可十、可百、可千、可万，乃至无穷，此为"易"之理；从医理言之，人身之经络也是如此，分而言之谓之"离"，有阴经、阳经，阴阳经中尚有太、少、明、厥之分；并而言之谓"合"，表里同归一气，互相协调。所以《阴阳离合论》本身，就是一篇医"易"结合的典范之文，是《内经》理论的重要篇章。

王冰在注中引了《易·说卦传》中"相见乎离"的句子，单看此句，义仍不明，必须要看此句的前后文："帝出乎震，齐乎巽，相见乎离，致役乎坤，说言乎兑，战乎乾，劳乎坎，成言乎艮。"先看有关注释。吴澄注曰："帝，主宰万物者也。役，犹使也。说者，物皆收敛，各得自遂而说（悦）也。言，助辞。战者，斗敌也。劳，去声，劳动之余而休息曰'劳'。成，完全也。"来知德注曰："且言'帝'，则有主宰之意。"所以"帝"字，不可作"上帝"解，而是指万物生机的主宰者。此外，在《说卦》中，还以后天八卦来代表八方和八个季节。古人以一年约为360日，分为八个季节，每个季节为45天。这八卦代八方八季的次序是：震为东方，为正春；巽为东南方，为春末夏初；离为南方，为正夏；坤为西南方，为夏末秋初；兑为西方，为正秋；乾为西北方，为秋末冬初；坎为北方，为正冬；艮为东北方，为冬末春初。由于季节的变化，以及万物的春生、夏长、秋收、冬藏，故更可用八卦来说明阴阳与万物的变化。不仅如此，《说卦传》的这段文字，还以八方八季来说明"帝出乎震"至"成言乎艮"，即从八季的正春为万物的主宰者使万物生长开始，至八季的冬末春初，使万物成终而又成始止，将始与终结合起来说明宇宙间万物终而复始的道理。

再看这段译文：万物的主宰用雷震的威力使万物出生，用巽风的吹拂使万物生长整齐，用离日的光明使万物相见，用坤地的抚育使万物保养，用兑秋的金气使万物成熟喜悦，用乾之初冬的气息使万物处在阴阳二气的搏斗之中，从而出现了生与死的斗争，用坎之正冬使疲劳的万物走向休息与归藏，用艮之冬末春初来使万物成终成始。

掌握了四时规律、通晓养生之道的圣人，之所以面向南站立，就是为了顺应四时变化，以便"向明治物"，主宰人世。此外，王冰还以八卦之理，结合人身来说明"心脏在南"，它好比是主宰万物的"帝"与主宰人世的"圣人"一样，是人身之主宰。其融"易"理于医理之中，是何其深邃与神妙！

（12）《六节藏象论》："天以六六为节，地以九九制会，天有十日，日六竟而周甲，甲六复而岁终，三百六十日法也。"

意思是说，天以甲子六周之六节成为一年，人以九窍九脏与地之九州九野相合。天有十干，代表十日，十天干配十二地支经六十日（即天干六竟）而甲子复遇（即甲周），甲子重复六次就是一年，这就是三百六十日的推算方法。

王冰注："十日，谓甲乙丙丁戊己庚辛壬癸之日也。十者，天地之至数也。《易·系辞》曰：'天九地十'，则其义也。六十日而周甲子之数，甲子六周而复始，则终一岁之日，是三百六十日之岁法，非天度之数也，此盖十二月各三十日者，若除小月其日又差也。"

《六节藏象论》一文，先论"六六之节""九九制会"；后论藏象，以说明天人相应的道理。其中"六六之节"的含义是：古人以甲子计年、计日，天干始于甲，地支始于子。以计日而言，干支排列六十天为一周，因此称一个甲子的六十日为一节。甲子六周为六节，计三百六十日为一年，故谓"六六之节"。"九九制会"的含义是：九九，在地指九州九野，在人指九窍九脏。制，正也；会，通也。九九制会，指人之九窍九脏、地之九州九野与天之六六之节是互相配合、息息相通的。

在本篇中，岐伯这样说："'六六之节'和'九九制会'，是用来标志天度和气数的。天度是说明日月行程迟速的，气数是说明万物生化程序的。天为阳，地为阴；日属阳，月属阴……自古以来，通晓天地运行规律的人，都知道阴阳是自然界一切事物的根本，故地之九州、人之九窍，都与天气相通。阴阳在不断的运动中，化生五行和三阴三阳之气。天有三气，地有三气，人也有三气，三三为九。九在地分为九野，九野应九脏，所以人体的脏腑分为四个形脏、五个神脏，合为九脏，与天地之气相应。"

由此看来，王冰引《易·系辞》的"天九地十"，并说"则其义也"，与上面之文意甚难吻合，若"附会"言之，九，当指地之九州九野；十，当指天之十干（十日），或许可以圆其说。

（13）《六节藏象论》："夫自古通天者，生之本，本于阴阳，其气九州九窍，皆通乎天气。故其生五，其气三，三而成天，三而成地，三而成人。"

意思是说，自古以来，通晓天地运行规律的人，都知道阴阳是自然界一切事物的根本。所以地之九州、人之九窍，都与天气相通。由于阴阳矛盾双方不断运动的结果，化生出自然界的木火土金水五行；阴阳运动变化的作用，表现为三阴三阳的气化功能。天有三气，地有三气，人也有三气。

王冰注："非唯人独由三气以生，天地之道亦如是矣。故《易》乾、坤诸卦皆必'三'矣。"

本段原文及王冰注中都提到了人之"三气"，是指人体的三阴三阳之气。天地也分别有三阴三阳之气：风、寒、暑、湿、燥、火，是天之三阴三阳；木、君火、相火、土、金、水，是地之三阴三阳。所以王冰说"非唯人独由三气以生，天地之道亦如是矣。"那么王冰说"《易》乾、坤诸卦皆必'三'矣"，是何义呢？这里涉及八卦的产生问题。《系辞传》中有一段重要的话："易有太极，是生两仪，两仪生四象，四象生八卦。""易"非指《周易》，乃是指宇宙的变化。这句话是说：宇宙的变化是从太极开始的，即一分为二，出现了两仪，就是阴与阳，用符号表示是：--、—。阴阳两仪再一分为二，便产生了四象：==、==、==、==，分别叫少阳、老阳、老阴、少阴。四象再一分为二，分别重以--、—，就生成了八卦，老阳==重以—，变为乾☰；重以--，变为兑☱。老阴==重以—，变为艮☶；重以--，变为坤☷。少阳==重以—，变为巽☴；重以--，变为坎☵。少阴==重以—，变为离☲；重以--，变为震☰。这就是"乾、坤诸卦皆必'三'矣"的由来。魏荔彤在《大易通解》中，论述到八卦的象气义理时说："伏羲画卦时，分动静、阴阳为一奇一偶，此乾坤之根柢也。各加一奇一偶，而少阴少阳四象得矣，此即水火之根柢也。再各加一奇一偶，而三画之卦备，风雷山泽俱成矣。"这里说出了八卦创始者，从表示阴阳--、—的一奇一偶，如何画出三画八卦的思维过程。《系辞》说："八卦而小成"，即三画八卦，仅仅象征天地、山泽、水火、风雷简单的事物，是"易"道的小成；《说卦传》说："是以立天之道曰阴与阳，立地之道曰柔与刚，立人之道曰仁与义，兼三才而两之，故《易》六画而成卦。分阴分阳，迭用柔刚，故《易》六位而成章。"意思是：表现"一阴一阳"为对立统一的"道"，它普遍存在于天、地、人，即整个自然界和人类社会之中，但有不同的表现形态：天是无形的，体现这种无形的"道"就是阴阳的对立统一；地上万物是有形有质的，体现这种有形的"道"就是刚柔的对立统一；人是有思想、有情志的，若将这种"道"赋予人身，那就是仁与义的对立统一。同时把代表天、地、人三才的三画再加重复，上两爻代表天之"道"，下两爻代表地之"道"，中间两爻代表人之"道"，所以《易经》要六爻成为一卦。代表天、地、人的六爻又各分一阴一阳，初位为地之阳，二位为地之阴；三位为人之阳，四位为人之阴；五位为天之阳，六位为天之阴，两两构成对立的统一，而六爻刚柔在六位上的运动变化，又不是固定不变的，它体现着"道"的实际运动变化。这样，六位的阴阳与六爻的刚柔互相交错，从而构成了一部《易》书的根本章法。

天、地、人"三才"，在《周易》中是三个重要的概念。《周易》的一切思想几乎都与这三个概念有关，离开了"三才"，则无《易》可言。在《说卦传》的作者看来，易卦之所以由三画变成六画，是依据天、地、人"三才"而来，反映出三阴三阳的思想，这种说法或许并不一定符合六画卦形成的实际，但却集中反映出《周易》的思维模式的一大特色：天、地、人构成了客观世界的实在内容，人作为认识的主体，所能涉及的一切问题，都包含在天、地、人及其相互构成的关系之中。

《六节藏象论》就是吸取了《周易》的"天人合一"思想，从人与自然的关系出发，用阴阳四时的论点说明各脏腑的功能，并以五脏为中心联系体内和体外，指出了内脏与形体方面的联系、内脏之间的功能联系和内脏与四时相应等，充分体现了天人相应的道理。

（14）《诊要经终论》："七月八月，阴气始杀，人气在肺。"

意思是说，七月、八月，是自然界阴气开始肃杀的时期，人体经脉之气在肺。

王冰注："七月三阴爻生，八月阴始肃杀，故云'阴气始杀也。'然阴气肃杀类合于金，肺气象金，故人气在肺也。"

《诊要经终论》的主旨是指出诊病的要领，在于掌握十二经脉之气顺应四时阴阳消长变化的规律，并以此作为针刺的重要原则。那么，四时阴阳消长的规律是怎样的呢？十二经脉之气又如何顺应它呢？《诊要经终论》的开始是这样说的："正月二月，天气始方，地气始发，人气在肝①。三月四月，天气正方，地气定发，人气在脾②。五月六月，天气盛，地气高，人气在头③。七月八月，阴气始杀，人气在肺④。九月十月，阴气始冰，地气始闭，人气在心⑤。十一月、十二月，冰复，地气合，人气在肾⑥。"意思是：诊察疾病的要领在于掌握人体经气，顺随自然界阴阳消长变化的规律：正月、二月，是自然界的阳气开始升发萌动的时期，人体经脉之气在肝；三月、四月，是自然界阳气升发正盛的时期，人体经脉之气在脾；五月、六月，是自然界阳气上升极盛的时期，人体经脉之气上集于头；七月、八月，是自然界阴气开始肃杀的时期，人体经脉之气在肺；九月、十月，是自然界阴气渐渐转向闭敛匿藏的时候，人体经脉之气在心；十一月、十二月，是自然界阴气极盛、阳气闭藏的时期，人体经脉之气在肾。

王冰对上面原文，分别是这样注释的：

①方，正也，言天地气正发，生其万物也。木治东方，王七十二日，犹当三月节后一十二日是木之用事，以月而取，则正月二月；人气在肝。

②天气正方，以阳气明盛、地气定发，为万物华而欲实也。然季终土寄而王，土又生于丙。故人气在脾。

③天阳赫盛，地炎高升，故言天气盛、地气高。木性炎上，故人气在头也。

④见本段引文 14 王冰注。

⑤阴气始凝，地气始闭，随阳气而入，故人气在心。

⑥阳气深复，故气在肾也。夫气之变也，故发生于木，长茂于土，盛高在上，肃杀于金，避寒于火，伏藏于水，斯皆随顺阴阳气之升沉也。

《诊要经终论》的原文源于《周易》十二消息卦（见第三章第四部分），

王冰注中"七月三阴爻生"句，则是运用汉人孟喜的"卦气说"，来解说一年节气的变化。

十二消息卦，本是表现刚柔消长思想，因为这十二卦，恰好与一年十二个月的数字相应，《周易》作者认为这不是偶然的。十二卦的刚柔消长正好反映了天道运行十二个月消息盈虚的变化，这在《周易·彖传》中有明显的认识，但却没有明确地把十二消息卦同十二个月搭配起来，是汉代易学家孟喜在"卦气说"中将二者搭配起来，从而使十二个阴消阳息之卦与一年十二个月的阴阳变化相适应，从整体上反映出《周易》中这样的思想：事物发展变化的过程和天道运行一样，是刚长柔消、柔长刚消；阴长阳消、阳长阴消；刚柔阴阳相互消长的过程。

《素问》吸取了《周易》的这个思想，使之与人的十二经脉相结合，王冰在这个基础上进行了系统的阐释，并用"三阴爻生"点明此篇与《周易》的渊源关系。

(15)《三部九候论》："九候之脉，皆沉细悬绝者为阴，主冬，故以夜半死；盛躁喘数者为阳，主夏，故以日中死。"

意思是说，九候之脉都沉细悬绝，为阴气盛，为冬季所主，死于夜半阴盛之时；九候之脉现躁急盛数，为阳气过盛，为夏季所主，死于日中阳盛之时。

王冰注："位无常居，物极则反也。乾坤之义，阴极则'龙战于野'，阳极则'亢龙有悔'，是以阴、阳极脉，死于夜半、日中也。"

《三部九候论》详细地论述了三部九候的诊脉之法。此段原文，着重从沉细悬绝的阴盛之脉象与躁急盛数的阳亢之脉象，论述其死之不同时间。这里王冰分别引《易·坤》之上六"爻辞"的"龙战于野"来说明"阴极"；《易·乾》之上九"爻辞"的"亢龙有悔"来说明"阳极"，从而将诊脉之法提到了一个哲学的高度。

现代易学家尚秉和说："阳极反阴，阴极反阳，乃天道之自然。"王冰以"物极必反"的法则，来解说"位无常居"，事物是如此，疾病、脉象之阴阳亦如此。阴极脉，有如"龙战于野"。在坤卦中，经过六爻的阴阳消长变化，当发展至上六时，坤阴即将转化为乾阳，于是就一反柔顺以从阳的本性，而与乾阳发生了绝对的排斥与抗争，故称"龙战"。由于乾卦的六爻皆取"龙"为象，可知"龙战"是指坤阴与乾阳而战。"于野"二字，按蔡渊注："野者，极外之地，上居极外，故称'野'也。"这是说坤阴与乾阳之战，发生在一卦终极的上爻。这条"爻辞"还说"其血玄黄"，是说两龙相斗，其流出的血成玄黄（即天地）之色。这条"爻辞"的《象传》曰："龙战于野，其道穷也。"指明了从初爻的一阴一阳结成的矛盾统一体，到此时已经发展到了穷极之地，不可能再继续存在下去了。

那么对于坤阴为什么也称"龙"呢？坤卦《文言传》中说："阴疑于阳必'战'，为其嫌于无阳也，故称'龙'焉。"意思是说，坤阴经过了六爻的发展变化，它的势力已经与乾阳相似了，这就必然发生斗争。恐人误解"必战"不是坤阴与乾阳之战，为了别生这个嫌疑，故称"龙"，以明确是极盛的坤阴与衰败的乾阳发生了你死我活之战。

阳极脉，有如"亢龙有悔"。在乾卦中，发展至上爻。龙已飞到了极点，必有忧悔。这条"爻辞"的《象传》曰："'亢龙有悔'，盈不可久也。"姚配中注："盈，满也。久，长也。阳极则生阴，故'盈不可久'。"这一物象反映乾阳已发展到了穷极之地，不可能长久地存在下去，将要向阴的方面转化，与坤卦上六的"其道穷也"紧紧相对。

至于"死于夜半、日中"，这是根据一天之中阴阳消长的变化，结合病变的性质，来判断死期。原文中还有"平旦死""日夕死""日乘四季死"之说。张志聪注解说："平旦、日夕，系阴阳两分之时，寒热者乃阴阳两伤之病，是以应时而死。热中及热病者，阳盛之极，故死于日中之午。病水者，阴寒之邪，故死于夜半之中。土位中央，王于四季，其脉乍疏乍数乍疾乍迟，乃土气败而不能灌溉四脏，故死于辰戌丑未之时也。"

（16）《宝命全形论》："天覆地载，万物悉备，莫贵于人，人以天地之气生，四时之法成。"

意思是说，天地之间，万物之中，没有什么比人更宝贵的了。人依靠天地之气而生成，顺应四时变化规律而生活。

王冰注："天以德流，地以气化，德气相合，而乃生焉。《易》曰：'天地絪缊，万物化醇'，此之谓也。则假以温凉寒暑，生长收藏，四时运行而方成立。"

《宝命全形论》强调自然界是人类生命的源泉，人与自然关系密切，自然界运动的变化直接或间接地影响人体。所以上文说："人以天地之气生，四时之法成。"王冰注中说"天以德流，地以气化"，是进一步突出强调"天地"

在生化中的作用：天把其无疆之德传布于万类，地以其坤元之气生成万物。"德气相合，而乃生焉"，即是乾卦《彖传》所说的"云行雨施，品物流形"（通过阴阳二气的交合——天行云施雨于地，从而才使万品物类流动而成形体）和坤卦《彖传》所说的"坤厚载物，德合无疆"（阴气承奉乾阳之气而运动，是因为天之大无物不包，地之厚无物不载，天能包容地，所以地的品德顺从天并与之相结合，这种结合所发挥的生化功能是无边无际的）。而《易·系辞传》的"天地纲缊，万物化醇"所阐述的正是这种情况。《系辞传》又说："广大配天地，变通配四时，阴阳之义配日月，易简之善配至德。"意思是：《周易》之书的广大，可以与天地相匹配；《周易》之书所讲的"穷则变，变则通"，可以与春夏秋冬四时运行无终无始相匹配；《周易》之书所讲的阴阳对立统一、互相转化，可以与日月往来相匹配；《周易》之书所讲的关于两性创造万物的易知简从之理，可以与天地创始万物至高无上的德行相匹配。

深刻领会《周易》的上述思想理论，对于从医学角度进一步认识自然界（天地）是人类生命的源泉及人与自然的密切关系，无疑是十分有益和必要的，因为这种认识是建立在哲学理论的基础之上。

（17）《太阴阳明论》："故喉主天气，咽主地气。故阳受风气，阴受湿气。"

意思是说……所以如此，是由于喉与天气相通，咽与地气相通，阳经易受风邪的侵袭，阴经易为湿邪侵扰。

王冰注："同气相求尔。"

《太阴阳明论》列举太阴、阳明表里二经的阴阳异位、更虚更实、更逆更从的变化，进而推至三阴三阳六经及其所属脏腑的发病规律，外感六淫之邪则阳受之，阳受之则病在六腑；饮食起居不节则阴受之，阴受之则病在五脏。

王冰以"同气相求"之"易"理，来阐释"阳受风气，阴受湿气"之医理，又是将病理变化归于哲理。"同气相求"，语出《周易》乾卦之《文言》："子曰：'同声相应，同气相求。水流湿，火就燥；云从龙，风从虎。圣人作而万物觌。本乎天者亲上，本乎地者亲下。各从其类也。'"这是《周易》一条十分重要的思想。意思是：孔子说：声同的相互应和，气同的相互求取。水流向低湿处，火趋向干燥处。云跟从龙，风跟从虎。圣人作起则万民仰见而天下归服。本受气于天者是动物含灵之属；天体运动，含灵之物亦运动，是亲附于上。本受气于地者是植物，无识之属；地体凝滞，植物亦不移动，是亲附于下，是各自顺从它的类别。

这段话的实质是讲互相感应具有同一性，这个思想与本篇中岐伯的一段话是非常吻合的。岐伯曰："阳者，天气也，主外；阴者，地气也，主内。故阳道实，阴道虚。故犯贼风虚邪者，阳受之；食饮不节起居不时者，阴受之。阳受之则入六腑，阴受之则入五脏。入六腑者身热不时卧，上为喘呼；入五脏䐜满闭塞，下为飧泄，久为肠澼。"（所谓阳，类属于天气，主向外；所谓阴，类属于地气，主向内。阳气性刚，多现实证；阴气性柔，多现虚证。凡是外来的虚邪贼风，易犯阳分；饮食不节、起居失时，则易损伤内在的阴气。阳分受邪，往往入侵六腑；阴气受病，每多累及五脏。邪入六腑所产生的病证，多见身热不得安卧，气上逆而喘促；邪入五脏所产生的病证，则为脘腹胀满，闭塞不通，在下则完谷不化，病久则肠之不利）这正是"同声相应，同气相求……本乎天者亲上，本乎地者亲下，各从其类"的"易"理在医学上最具体生动的表现。

(18)《天元纪大论》："太虚寥廓，肇基化元，万物资始，五运终天。"

意思是说，无比辽阔的天空是宇宙变化的原始基础，也是万物资生的起始。五运周而复始地周天运行。

王冰注："五运，谓木火土金水运也；终天谓一岁……言五运更统于太虚，四时随部而迁复，六气分居而异主，万物因之以化生，非曰自然，其谁能始？故曰'万物资始'。《易》曰：'大哉乾元，万物资始，乃统天。云行雨施，品物流形。'孔子曰：'天何言哉！四时行焉，百物生焉。'此其义也。"

《天元纪大论》主要论述宇宙中元气不断运动变化的规律。天，指整个宇宙；元，指原始之气而言；纪，即规律。张志聪说："此篇总论五运主岁，六气司天，皆本乎天之运化，故曰《天元纪大论》。"古人认为，无限辽阔的宇宙之间，充满了不断运动着的大气，这大气是宇宙间万事万物的本原。这"天元"之气虽大也是有一定规律的，"五运六气"学说即是阐述这个规律。

王冰在注中说得非常好："五运更统于太虚，四时随部而迁复，六气分居而异主，万物因之以化生。"没有这"天元"之气，谁能作为万物的"开始"呢？为了更进一步说明这个道理，王冰引用了《周易》乾卦的《象传》："大哉乾元，万物资始，乃统天。云行雨施，品物流形。"从"易"理的角度，阐释"乾阳元始之气"的伟大功用："盛大无际的乾阳原始之气啊，万物皆取它而为开始，它乃是天的本原。万物只有通过阴阳二气的交合——天行云施雨于地，从而才能使万品物类流动而成形体，进而逐渐地繁茂亨通起来。"

万物以"乾元"为开始，从医理角度而言，人类的生命又何尝不是以"乾元"为开始呢？张介宾说"医易同源"，此言不谬，于此更见其"源"之所在。为了更进一步赞颂"天元"之功德，王冰又引孔子之语："天何言哉！四时行焉，百物生焉。"这句的意思是：天还用说什么呢？在宇宙之间，四时按阴阳消长的规律在运行着，百物在阴阳的变化发展中生化着。

（19）《天元纪大论》："布气真灵，总统坤元。"

意思是说，将天元真灵之气布施于万物，是总统万物生长化育的根源。

王冰注："太虚真气无所不至也，气齐生有，故禀气含灵者，抱真气以生焉。总统坤元，言天元气常司地气，化生之道也。《易》曰：'至哉坤元，万物资生，乃顺承天'也。"

此句原文是说明"乾元"对"坤元"的"总统"关系。王冰指出，所谓"真灵"是指"太虚真气"，即天地真灵之精气。它充满宇宙，无处不在；但必须是"气齐（通跻）"方可"生有"。所谓"气齐"，是指地气上升，《礼·乐记》云："地气上齐，天气下降。"而地气就是"坤元"。王冰解释说："总统坤元，言天元气常司地气，化生之道也。"并引用《周易》坤卦之《象传》："至哉坤元，万物资生，乃顺承天。"从"易"理的角度，阐释"坤阴元始之气"的伟大功用："至极无限的坤阴原始之气啊，万物皆取它而生成形体，它又总是顺从和承奉天的乾元之气而运动。"

万物依靠"坤元"而成形体，从医理角度而言，人类的生命又何尝不是依"坤元"而成形体呢？"阳施阴受""阳始阴生"是其验也。

（20）《天元纪大论》："曰阴曰阳，曰柔曰刚。"

意思是说，天道有阴阳之运动变化，地道则有刚柔的区别。

王冰注："阴阳，天道也；刚柔，地道也。天以阳生阴长，地以柔化刚成也。《易》曰：'立天之道曰阴与阳，立地之道曰柔与刚。'此之谓也。"

此句原文是讲"天道"与"地道"的，王冰在阐释了"天以阳生阴长，地以柔化刚成"之后，又引用了《易·系辞传》"立天之道曰阴与阳，立地之道曰柔与刚"。韩康伯注："阴阳言其气，刚柔言其形。"吴澄注："立者，两相对之谓。天地人之道无独而有对。""道"，是一阴一阳的对立统一。古人认为天是无形的，体现这种无形的"道"就是阴阳的对立统一；地上的万物是有形质的，体现这种有形的"道"就是刚柔的对立统一。

（21）《天元纪大论》："生生化化，品物咸章。"

意思是，自然界万物的生化和品类，都明显地反映出来了。

王冰注："上'生'谓生之有情有识之类也；下'生'谓生之无情无识之类也。上'化'谓形容彰显者也；下'化'谓蔽匿形容者也。有情有识、彰显形容，天气主之；无情无识、蔽匿形容，地气主之；禀元灵气之所化育尔。《易》曰：'天地纲缊，万物化醇。'斯之谓也。"

王冰用了大量的文字，对上'生'、下'生'、上'化'、下'化'做了详尽的解释，反而将问题复杂化了。其实，"生生"，就是"生而又生"，所谓"孳息（生长）不绝，进进不已"；化，意即生，"化化"同"生生"。"生生化化"，就是不停地滋长发育。至于"天地纲缊，万物化醇"，在前文第5条中已有解释，于此不再赘述。

以上4处引文都出自《太始天元册》。它原是一部天文书，今已失佚。由于它运用"易"理解释万物的生生化化和品类的万端，《素问》便将其中的有关原文全部引用，从而使它的思想观点成为《素问》中一个不可分割的部分。

（22）《天元纪大论》："天有阴阳，地亦有阴阳①……故阳中有阴，阴中有阳②。"

王冰注：

①天有阴，故能下降；地有阳，故能上腾，是以各有阴阳也。阴阳交泰，故变化由之成也。

②阴阳之气极则过亢，各兼之。《阴阳应象大论》曰：'寒极生热，热极生寒。'又曰：'重阴必阳，重阳必阴。'言气极则变也，故阳中兼阴，阴中兼阳。《易》之卦，离中虚，坎中实，此其义象也。

注①原文及王冰注涉及"阴阳交泰"。《周易》泰卦卦体为下乾上坤，乾天本在上而来居于下，坤地本在下而往居于上，这一往来交换位置，体现着阳气上升，阴气下降，天地二气交合，对立面相反相成而达到统一。《天元纪大论》中的这句原文却说"天有阴阳，地亦有阴阳"；王冰在注释中又强调指出："天有阴，故能下降；地有阳，故能上腾……阴阳交泰，故变化由之成也。"不难看出，这正是《素问》作者对《周易》泰卦思想的发展，王冰不仅领悟了这一点，并做了绝好的阐释，突出了"天之阴下降，地之阳上腾"

神奇三学易·道·医

也属"阴阳交泰"，真是"识契真要"。

注②原文及王冰注涉及"阳中兼阴，阴中兼阳"，气极则变的问题，在《周易》中即阴阳互根。王冰引用八卦中的"离中虚、坎中实"来阐释阴阳互根的思想。离为附丽，☲是一阴附着于二阳中间，故为"阳中有阴"；坎为陷也，☵是一阳陷入二阴中间，故为"阴中有阳"，这便是离、坎二卦的义象，你中有我，我中有你。

（23）《天元纪大论》："动静相召，上下相临，阴阳相错，而变由生也。"

意思是，天地之气有动有静，互相感召，上下相交，阴阳互根，产生了天地间无穷无尽的变化。

王冰注："天地之道，变化之微，其由是矣。孔子曰：'天地设位，而《易》行乎其中。'此之谓也。"

这条原文是说，天地之间阴阳变化的方式有相召、相临、相错。王冰注中所引孔子之语，出自《周易·系辞传》："子曰：'《易》，其至矣乎！夫《易》，圣人所以崇德而广业也。知崇礼卑，崇效天，卑法地。天地设位，而《易》行乎其中矣'。"意思是：孔子说，《周易》这部书，它是至高无上的了！《周易》，圣人用它来充实自己的德行，扩大自己的业绩。它的智慧崇高，它的礼仪谦卑，崇高效法天，谦卑效法地。天地定位，卑高已陈，而《周易》所讲的阴阳变化就流行于天地之间了。

那么这段话中的"易"理与医理有何联系呢？林亿《新校正》对此句的阐释，一语中的。"《五运行大论》云：'上下相遘，寒暑相临，气相得则和，不相得则病'"。（司天在泉之气上下相交，寒暑往来的客气轮流加临于主气之上，六气之间相互生旺则和顺无病，若六气之间克贼不和则易引起疾病）医易相通，如鼓应桴，确实如此。

（24）《五运行大论》："帝曰：地之为下否乎？岐伯曰：地为人之下，太虚之中者也。"

意思是，黄帝问：地是否处在太虚的下面？岐伯答：地在人的下面，而处于太虚之中。

王冰注："言人之所居，可谓下矣，征其至理，则是太虚之中一物尔。《易》曰：'坤厚载物，德合无疆。'此之谓也。"

《五运行大论》的这段原文，主要讨论天、地、人三者在宇宙中的位置问题。王冰在注中用"人之所居"释"地"，故谓"下"，追求其至理，也不过是"太虚中一物。"为证此说，引《周易》坤卦《彖传》"坤厚载物，德合无疆"之句。蜀才注曰："天有无疆之德而坤合之。"《彖传》此句的意思是：坤阴承奉乾阳之气而运动，是因为天之大无物不包，地之厚无物不载；天能包容地，所以地的品德就是顺从天，并与之相结合，这种结合所发挥的作用是无边无际的。

（25）《六微旨大论》："帝曰：其升降何如？"岐伯曰："气之升降，天地之更用也①。帝曰：愿闻其用何如？岐伯曰：升已而降，降者谓天；降已而升，升者谓地②。"

意思是，黄帝问：天地之气是如何升降运动的？岐伯答：气的升降运动，是天地相互作用的结果。黄帝问：我想了解天地之气是如何互相作用的？岐伯答：由升而降，降是天气的作用；由降而升，升是地气的作用。

王冰注：

①升谓上升，降谓下降；升极则降，降极则升；升降不已，故彰天地之更用也。（按：更用，交替作用。即后文所谓"升已而降，降者谓天；降已而升，升者谓地"）

②气之初，地气升；气之中，天气降。升已而降，以"下"彰天气之下流；降已而升，以"上"表地气之上应。天气下降，地气上腾，天地交合，泰之象也。《易》曰："天地交泰"。

注①原文是说天地之气的升降，是交替作用的结果。这种交替作用体现了一条十分重要的"易"理：物极必反。表现在气的升降上则是如王冰所说的"升极则降，降极则升"。天地之气的升降如此，人体之气升降又何尝不如此？注②原文是说天地之气是如何交替的，即由升而降，为天气的作用；由降而升，为地气的作用。王冰以"天地交合，泰之象也"加以阐释，并引《周易》泰卦《彖传》"天地交泰"以证之。泰卦卦体为下乾上坤，乾阳为天，天本在上而来居于下；坤阴为地，地本在下而往居于上，即是天气由升而降，地气由降而升，达到了阴阳二气交合，使上下变通。人体之阴阳又何尝不是通过上下变通、二气交合而呈泰象呢？

《内经》认为，人类生活在大自然中，与自然界息息相关。《六微旨大论》指出："上下之位，气交之中，人之居也。"大自然是人类赖以生存的必不可少的条件，《宝命全形论》说"人以天地之气生，四时之法成"；《六节藏象论》说"天食人以五气，地食人以五味"。这就充分说明自然界的运动变化，或直接或间接地影响到人体，而人体对这些影响也必然会相应地反映出各种不同的生理、病理变化。上面所述的医易结合，不仅说明了人与自然的密切关系，还告诉人们应当能动地掌握并适应自然界的变化，以争取生存的主动权。

（26）《六微旨大论》："帝曰：迟速往复，风所由生，而化而变，故因盛衰之变耳。成败倚伏游乎中，何也？"

意思是，黄帝问：由于六气迟速往复的运动，这是产生风的缘由；意思是，由于化与变的作用，因此便产生了盛衰的变化。为什么说，生成与衰败是互相包含的呢？

王冰注："夫倚伏者，祸福之萌也：有祸者，福之所倚也；有福者，祸之所伏也。由是故祸福互为倚伏。物盛则衰，乐极则衰，是福之极，故为祸所倚。否极之泰，未济之济，是祸之极，故为福所伏。然吉凶成败，目击道存，不可以终自然之理，故无尤也。"（按：尤，过错。）

王冰此注主要阐释"成败倚伏游乎中，何也？"其中主要的观点是《老子》的"祸兮福之所依，福兮祸之所伏"，同时，涉及了《周易》的否、泰、未济、既济四卦。

为什么说，"生成与衰败是互相包含的"呢？在《六微旨大论》中，岐伯对此作了回答："成败倚伏生乎动，动而不已，则变化作矣。"（岐伯说：生成的过程中，已经潜伏着衰败的因素；当衰败过程开始的时候，已包含着新事物生成的因素。但生成与衰败的根本原因在于运动，由于不停地运动，才产生出变化）岐伯的这个回答，其思想渊源在哪里呢？在《周易》与《老子》。

首先看"福之极"的表现，是"物盛""乐极"，而"祸之所倚"则是盛中有衰，乐中有哀。其次看"祸之极"的表现，是"否极""未济"，而"福之所伏"则是"否极泰来""未济而济"。

在对待祸福凶吉的观点上，《周易》和《老子》是一致的，充满了辩证法。这里我们着重分析《周易》中的"否极之泰"与"未济之济"。"之"，返，到达。

否为闭塞。《周易·杂卦传》曰："否泰，反其类也。"泰为泰通；泰通的反面就是闭塞，而闭塞的反面自然是泰通。所以否泰两卦的卦象、卦辞、卦义都是相反的。《序卦传》曰："履为泰然后安，故受之以泰。泰者，通也。物不可以终通，故受之以否。"否卦卦体是下坤上乾，表现天地不交而万物不通；就自然界讲，天地互相不交合则万物不能生生，此为"否极"。与否卦相对的是泰卦，其卦体是下乾上坤，表现天地交而万物通；就自然界讲，天地能够互相交合对立统一，则万物就能生生不穷，此为"物极必反"。"否极"则必"反泰"，由闭塞而变为泰通。

未济，事未成功之时也。既济，言历尽艰险之后已经取得成功。《杂卦传》曰："既济，定也。"定，即大功已成、大局已定。所以未济与既济两卦的卦象、卦辞、卦义都是完全相反的。未济卦卦体为下坎上离，䷿，其卦义是事物未取得成功，还要继续奋斗，经过不懈努力以取得成功，亨通之道就包含在其中。《象传》曰："火在水上，未济。君子以慎辨物居方。"慎，审慎；辨物，辨别各类事物；居方，方以类聚。离为火，坎为水，是火在水上。火性炎上而居上，水性润下而居下，水火不相交，不能发挥济物之功，故称"未济"。君子观此象，要分辨和区别各类事物的不同点，由同而求异，从而看到它们各居一方、不相合的矛盾性，以审慎的态度对待它们，使事物向成功方面发展，此为"未济之济"之意。就"易"理而言，"未济"终于必济，这是事物发展的规律。既济卦卦体为下离上坎，䷾，其卦义为大局已定，天下太平，形势很好。这是"未济"所追求的目标。但是《象传》曰："既济'亨'，小者亨也。"是说如果用发展变化的观点去看问题，事物的变化总是成功者退，方来者进，成功就意味着转向失败，它的发展前途就有一定的局限，只能"小亨"而不能"大亨"。《象传》又曰："水在火上，既济。君子以思患而预防之。"坎为水，离为火，是水在火上。水性润下，火性炎上，二者是矛盾对立的，但水火不相入而相资，二者对立统一起来以发挥其济物的功能，故称"既济"。君子观此象，既要看到水上火下，虽相为用，又要看到一旦水决则火灭，火炎则水涸，在水火相交之中潜伏着相害的危机，从而采取措施预防它转向未济。

《周易》之中的"否极之泰""未济之济"，其哲学意义极其重要，其思想内涵极其丰富，它不仅包含着祸福成败的相互倚伏，而且还包含着"防患于未然"的可贵警示。将此"易"理施之于医，其理深矣，其用广矣，其功著矣。

（27）《气交变大论》："夫德化政令灾变，不能相加也[1]；胜复盛衰，不能相多也[2]；往来大小，不能相过也[3]；用之升降，不能相无也[4]。各从其动而复之耳[5]。"

意思是，五运的德化政令灾变有着一定的规律，不能随意加减；胜复、盛衰各有一定的常数，不可有或多或少的变动；太过的大年、不足的小年，往来交替，不能越过常规；阴阳的升降运动，不可一时缺少。复气的产生，也是随着胜复关系的变动而来的。

王冰注：

①天地动静，阴阳往复，以德报德，以化报化，政令灾害及动复亦然，故曰"不能相加"也。

②胜盛复盛，胜微复微，不应以盛报微，以化报变，故曰"不能相多"也。

③胜复日数多少皆同，故曰"不能相过"也。

④木之为胜金必报，火、土、金、水皆然，未有胜而无报者，故曰"不能相无"也。

⑤动必有复，察动以言复也。《易》曰："吉凶悔吝者生乎动。"此之谓软？天虽高，不可度；地虽广，不可量，以气动复言之，其犹视其掌矣。

《气交变大论》主要讨论阴阳五运六气的太过不及，对引起自然界万物灾害和人体发病的关系。上面的引文，是岐伯针对黄帝关于"五运德化政令的动静变化，对人体和物有怎样的损益"的提问，从五个方面对此所做的回答。王冰在对最后一句的注释中引用了《周易·系辞传》的"吉凶悔吝者，生乎动"。就"易"理而言，吉凶悔吝是卦爻的具体命辞："吉凶者，言乎其得失也。"是说卦辞爻辞有言吉、有言凶，是告诉人们行事或有得，或有失；"悔吝者，言乎其小疵也"，是说卦辞爻辞有言悔、有言吝，是告诉人们行事虽然没有太大的差失，但却有小的毛病。而吉凶悔吝的命定，完全是根据六爻刚柔变化运动当不当位和乘承比应关系而产生的。"吉凶者，贞胜者也"。这是说由于变化追随着时间条件走，所以矛盾的双方就不可能是一成不变的，而是彼此交迭相胜，即非凶胜吉，则吉胜凶，谁居于正位谁就胜。

以此"易"理而言医理，《气交变大论》中重点论述了关于岁运太过不及胜复变化与自然界和人体疾病的关系，很好地印证了"吉凶悔吝者，生乎动"。岁运太过，即一气偏盛而流行，就会导致气候的异常变化和有关疾病的发生。如岁木太过，自然界则风气流行，而形成生气独治。在物候上表现为云物飞动，草木不宁；在人体一方面可引起所胜之脏发病，另一方面还可使与本运相应之脏亢盛而为病。岁运不及，一气偏衰则所不胜之气流行或出现兼并，就会导致气候的异常变化和有关疾病的发生。如岁木不及，自然界金燥之气大行，使生气失其政令。在物候上表现为草木晚荣，肃杀而甚；在人体可引起与本运相应的肝脏受克而发病。

　　《黄帝内经》中《周易》的思想是非常丰富的，第六章已有论述。王冰对《黄帝内经》中医易相关的内容是十分重视的，以《易》解经，不仅多所注释，而且开掘颇深，给后人的启迪是深刻的。在医易相关研究中，王冰开了以《易》解经的先河，为我们在学术上指点迷津，树立楷模。

第十一章　王冰以《老子》《庄子》
释《内经》

　　王冰博学多才，精通经史诸子，对《黄帝内经素问》的注释，充分显示了他超人的学识和杰出的才华。他不仅开了以《易》注《内经》之先河，还大量引用《老子》《庄子》的原文来释《内经》。老庄本属道家，不是宗教，而是学术派别；《老子》《庄子》不是神学经典，都是学术著作，是道家学说的代表。道家学说的中心内容是以老庄的自然天道观为主，强调人们在思想、行为上应效法"道"的"生而不有，为而不恃，长而不宰"；政治上主张"无为而治""不尚贤，使民不争"；伦理上主张"绝仁弃义"，以为"夫礼者忠信之薄而乱之首"，与儒家学说形成了鲜明的对立。与此同时，《老子》《庄子》中也载录了一定的医学思想，尤其是庄子，他不仅创新和发展了道家的理论体系，而且对医学还有很深的造诣，将许多有关医学的内容写进《庄子》一书中。通观《老子》《庄子》，可以明显地看到许多有关医理的论述，乃至句段及问答形式等，这些都给《内经》以极大的影响。试看下面引文对比。

　　"天之道，其犹张弓欤？高者抑之，下者举之，有余者损之，不足者补之。天之道，损有余而补不足……"（《老子·七十七章》）

　　"其高者，因而越之；其下者，引而竭之"；"血实宜决之，气虚宜掣引之。"（《素问·阴阳应象大论》）

　　"甘其食，美其服，安其居，乐其俗……"（《老子·八十一章》）

　　"美其食，任其服，乐其俗，高下不相慕……"（《素问·上古天真论》）

　　"天地者，万物之父母也，合则成体，散则成始。"（《庄子·达生》）

　　"阴阳者，天地之道也，变化之父母，生杀之本始。"（《素问·阴阳应象大论》）

　　"圣人休焉，休则平易矣，平易则

　　"圣人为无为之事，乐恬淡之能。"

恬淡矣。"(《庄子·刻意》)

"平易恬淡，则忧患不能入，邪气不能袭。"(《庄子·刻意》)

"阴阳和静，鬼神不扰。"(《庄子·缮性》)

(《素问·阴阳应象大论》)

"恬淡虚无，真气从之，精神内守，病安从来?"(《素问·上古天真论》)

"阴平阳秘，精神乃治。"(《素问·生气通天论》)

《庄子》是通过黄帝、老子、庄子等人的对话形式，来阐发世道之演变、人生之哲理和养生之奥旨的；《内经》则运用黄帝、岐伯、雷公、鬼臾区等人的相互问答，来阐述医理、探求养生之道。

需要明确指出的是，无论是《老子》还是《庄子》，都不讲炼丹，反对迷信鬼神和巫术，这种思想在《内经》中得以充分体现，《素问·五脏别论》中明确提出："拘于鬼神者，不可与言至德。"

一、王冰引用《老子》《庄子》注解《素问》

因为《内经》与《老子》《庄子》有着如此密切的渊源关系，所以王冰把老庄思想作为注解《素问》的重要依据，先后引用《老子》《庄子》共有20次之多。

（1）《上古天真论》："岐伯对曰：上古之人，其知道者，法于阴阳，和于术数。"

意思是说，上古时代的人，懂得养生之道，能够适应寒来暑往的阴阳规律，和调于养生的各种方法。

王冰注："上古，谓玄古也；知道，谓知修养之道也；夫阴阳者，天地之常道；术数者，保生之大伦，故修养者必谨先之。《老子》曰：'万物负阴而抱阳，冲气以为和'。"

引文出自《老子·四十二章》。意思是万物各自包含着阴与阳两个方面。这阴阳二气，互相激荡，而生成新的和谐体。《上古天真论》是《素问》的第一篇，第一篇中岐黄问答所涉及的第一个论题就是有关养生，而"岐伯对曰"又是整个《素问》中首先提出"阴阳""术数"的；王冰此注，又是全书注文中首先引用经典——《老子》的，其目的在于运用道家学说阐明宇宙万物的生成过程，从而让人们认识这样一个道理：阴阳者，天地之常道；术数者，保生之大伦（道理）。

（2）《上古天真论》："今时之人不然也，以酒为浆，以妄为常，醉以入房，以欲竭其精，以耗散其真。"

意思是说，现在的人就不是这样了，把酒当作浆液一样的贪饮不止，生活毫无规律，酒后频于房事，以致竭尽精气，耗散真元。

王冰注："乐色曰欲，轻用曰耗。乐色不节则精竭，轻用不止则真散，是以圣人爱精重施，髓满骨坚。《老子》曰：'弱其志，强其骨'。"

引文出自《老子·三章》。本章主旨是讲"无为而治"。这两句的意思是减损人们的心志（便没有刚愎自用的行为）；增强人们的体魄（就可以日出而作，日入而息）。王冰引此文，意在强调养生之要在于减弱对色欲的追求（即"弱其志"），这样骨骼才能强壮。此条注文之中王冰还注道："河上公曰：'有欲者亡身'；《曲礼》曰：'欲不可纵'。"都是强调了放纵色欲对人身的极大危害。河上公，葛洪《神仙传》称其善解老子《道德经》义旨，汉文帝时，曾结草为庵于河上之滨，文帝喜读《老子》，常遣使齎问之，亦为道家人物。

（3）《上古天真论》："不知持满，不时御神。"

意思是，不知保持真元之充实，过分地使用脑力。

王冰注："言轻用而纵欲也。《老子》曰：'持而盈之，不如其已。'言爱精保神，如持盈满之器，不慎而动，则倾竭天真。"

引文出自《老子·九章》。意思是执求不止并想事事满足，倒不如适时罢手。这段的下文是：锤砺不止而使之尖锐（即锋芒显露），不可能保持长久。金玉满堂，谁又能永久保住他的财富。富贵而骄傲的人，最后必定自取其祸。王冰运用《老子》"事不可过，过则危"的思想来解释养生之道，既符合哲理，又符合医理。

王冰此注，是承上段《素问》原文，而引《老子》之语告诫人们要"爱精保神"。

（4）《上古天真论》："务快其心，逆于生乐。"

意思是，追求一时的快乐，违反养生之乐趣。

王冰注："快于心欲之用，则逆养生之乐矣。老子曰：'甚爱必大费'，此之类欤？夫甚爱而不能救，议道而以为未然者，伐生之大患也。"

引文出自《老子·四十四章》。原意是说过分地爱名，就必然要付出重大的损耗。此章最后还说：只有知足知止，才可不受大辱，不遭危险，而生命也必能得以久存。王冰引"甚爱必大费",则是发挥了《老子》的思想,用以解释养生之道,其中"甚爱",不仅指"过分地爱名",并且指"过分地喜爱酒色",必然极大地损耗真元。

(5)《上古天真论》:"起居无节,故半百而衰也。"

意思是,起居无常,所以五十岁左右就衰老了。

王冰注:"《老子》曰:'物壮则老,是谓不道,不道早已。'此之谓离道也。"

引文出自《老子·三十章》。此章本是从哲学角度概括军事理论和战争指导思想的。此句意思是万事万物,一到强大壮盛的时候,就开始趋于衰老。所以黩武逞强,是不合于"道"的,不合于"道",就会很快灭亡。王冰运用《老子》"物壮则老"的思想,来说明人生从强壮到衰老的过程必然性,但是由于那些贪恋酒色的人就像穷兵黩武的用兵者一样,不懂得"适可而止",所以五十岁左右就衰老了,这就是"不道",并会"早已(亡)",王冰称之为"离道"。

(6)《上古天真论》:"气从以顺,各从其欲,皆得所愿。"

意思是,正气从而调顺,各人对自己的希望和要求,都能满足愿望。

王冰注:"《老子》曰:'知足不辱,知止不殆,可以长久'。"

引文出自《老子·四十四章》。意思是知道满足,便不会遭受侮辱;知道适可而止,便不会遇到危险;这样才能长久地存在下去。

《素问》此段原文讲到,上古对养生之道有高度修养的人教导人们:只要意志安闲而少有欲望,心情安定而无所恐惧,适当劳动而不疲倦,这样真气从顺而调和,精神内守而不耗散,疾病还会从哪里来呢?王冰引《老子》这段话来为《素问》作注,是十分贴切的。

(7)《上古天真论》:"故美其食,任其服,乐其俗,高下不相慕,其民故曰朴。"

意思是,上古对养生之道有高度修养的人,吃东西不论精粗都觉得甘美,穿衣服也不讲究,安乐于一般世俗的生活,没有地位高低所引起的羡慕,因此,这样的人可谓朴实。

王冰注:"至无求也,是所谓心足也。《老子》曰:'祸莫大于不知足,咎莫大于欲得,故知足之足,常足矣。'盖非谓物足者为知足,心足者乃为知足矣。不恣于欲,是则朴同,故圣人云:我无欲,而民自朴。"

引文出自《老子·四十六章》。意思是祸患没有比不知足更重，灾难没有比贪得无厌更惨。所以，知道满足的心理平衡，才是永远的满足。老子的"知足"，与庄子轻视物质（财富与地位）的享受，其思想是一致的。王冰将老庄的"知足"观用于养生，有两方面的含义：即不仅表现在对物质上要知足，还要在思想上也要知足，并说"心足"就是"至无求"。庄子在《刻意》中说："众人重利，廉士重名，贤人尚志，圣人贵精。"

（8）《上古天真论》："是以嗜欲不能劳其目，淫邪不能惑其心。"

意思是，因此，嗜欲不能使有修养的人的眼目疲劳，淫乱邪说不能诱惑他们的心志。

王冰注："目不妄视，故嗜欲不能劳；心与玄同，故淫邪不能惑。《老子》曰：'不见可欲，使民心不乱。'又曰：'圣人为腹不为目也'。"

引文出自《老子·三章、十二章》。前一句的意思是不显现名利的可贪，就能使人的心思不被感动。后一句出自第十二章，全章是讲人的感官：过分追求色彩的享受，终致视觉迟钝，视而不见；过分追求声音的享受，终致听觉不灵，听而不闻；过分追求味道的享受，终致味觉丧失，食而不知其味；过分纵情于骑马打猎，追逐鸟兽，终致心神不宁，放荡不安；过分追求金银珍宝，终致行伤德坏，身败名裂。所以圣人的生活，只求饱腹，不取奢侈浮华，他们抛弃后者（目）而采取前者（腹）。老子认为，感官会减损人性，使人丧失天性的五种要素是：一为五色，五色会迷乱众人的视觉，使其所见不明；二为五音，五音会惑乱众人的听觉，使其听力不聪；三为五臭，五臭熏染众人的嗅觉，使其鼻塞不通；四为五味，五味污浊了众人的味觉，使其食不知味；五为欲望，欲望混乱了众人的心扉，使其心情浮躁。老子的这种思想，对《素问》产生了极大的影响，如在《生气通天论》中，就对五气、五味对人的危害作了详尽的论述。

"受雾露风邪的侵袭，可以发生寒热。如春天伤于风邪，邪气留连不去，则可以发为泄利；夏天伤于暑邪，则至秋变生疟疾；秋天伤于湿邪，使肺气上逆而为咳嗽，亦可以发展为痿厥；冬天伤于寒邪，到春天往往转为温病。"

"阴精的生成，取源于食物中的五味所化生，藏阴精的五脏，又由于五味太过而受伤，所以过食酸食，使肝气过盛，脾气受克而衰弱；过食咸食，使肾气受伤，骨气劳伤，肌肉痿弱，水气上凌而心气受抑；过食甘食，使心气喘满，土胜则水病，面色发黑，肾气失去平衡；过食苦味，则脾气不得濡润，以致胃气过燥而强厚；过食辛味，使筋脉受损，失去柔和而弛缓，精神也受到危害。"

（9）《上古天真论》："愚智贤不肖，不惧于物，故合于道。"

意思是，无论愚昧、聪明、贤德与不肖的人，都对外界事物没有恐惧的心理，这就合于养生之道。

王冰注："情计两亡，不为谋府；冥心一观，胜负俱捐，故心志保安，合同于道。庚桑楚曰：'全汝形，抱汝生，无使汝思虑营营'。"

王冰此注中引了《庄子·庚桑楚》中的一段话，意思是保全你的形体，护养你的生命，不要使你的思虑焦忧。此节文字是南荣趎请教老子，谈护养生命的道理时，庚桑楚的一段插话。庚桑楚，为老子的弟子，独得老子之道。王冰说，只要一个人没有了情感与心计，就不会有谋议了；潜心苦思，专心一意，胜负之念全部捐弃，心志保安，这就合于养生之道了。道家的这种养生观，在《素问》中也得到充分体现。（见下文对庄子"真人""至人""圣人""贤人"的分析）

（10）《上古天真论》："所以能年皆度百岁而动作不衰者，以其德全不危也。"

意思是，上古对养生之道高度修养的人，之所以能活到一百多岁，而动作不显得衰老，是因为他们掌握了养生之道，才能保全天真之气不受危害。

王冰注："《庄子》曰：'执道者德全，德全者形全，形全者圣人之道也。'又曰：'无为而性命不全者，未之有也'。"

引文出自《庄子·天地篇》，王冰引用有误。原文为："执道者德全，德全者形全，形全者神全，神全者，圣人之道也。"意思是执持大道的人德行完备，德行完备的人形体健全，形体健全的人精神饱满，精神饱满便是圣人之道。王冰此处强调"形全"，主要针对寿高而不衰来说的。庄子十分看重"德"，他认为，万物得到道而生成，便是"德"；没有成形体时却有阴阳之分，犹且流行无间，称之为"命"；（元气）运动稍时滞留便产生了物，万物生成，具有各自的样态，就称为"形"；形体保有精神，各有规则，便称为"性"。经修养再返于"德"，"德"同于"太初"（宇宙始原）。（《庄子·天地》）

那么，王冰为什么又强调庄子"无为而性命不全者，未之有也"的思想呢？因为人过于喜悦，就会伤阳气；过于愤怒，又会伤害阴气。阴阳二气不调，四时也就不顺，寒暑节气亦随之不和，这样就会伤害人体，使人喜怒无常，思虑不安，居无定处，进而导致行为失去准则，矫情诈伪便从中而生。在《庄子·在宥篇》中，广成子曾这样向黄帝传授养生"至道"。

"来！吾语汝至道。至道之精，窈窈冥冥；至道之极，昏昏默默。无视无听，抱神以静，形将自正。必静必清，无劳汝形，无摇汝精，乃可以长生。目无所见，耳无所闻，心无所知，汝神将守形，形乃长生。慎汝内，闭汝外，多知为败。我为汝遂于大明之上矣，至彼至阳之原也；为汝入于窈冥之门矣，至彼至阴之原也。天地有官，阴阳有藏，慎守汝身，物将自壮。我守其一以处其和，故我修身千二百岁矣，吾形未常衰。"

这段话的意思是：来！我告诉你"至道"。"至道"的精粹，深远暗昧；"至道"的极致，静默沉潜。视听不外用，抱守精神的宁静，形体自然能健康。清神静虑，不要劳累你的形体，不要耗费你的精神，才能长生。眼睛不要被眩惑，耳朵不要被骚扰，内心不要多计虑，你的精神守护着形体，形体才能长生。持守你内在的虚静，弃绝你外在的纷扰，多智巧便要败坏，我帮助你达到大明的境地，到达"至阳"的根源；帮助你进入深远的门径，到达"至阴"的根原。天地各司其职，阴阳各居其处，谨慎守护你的自身，万物会自然昌盛。我持守"至道"的纯一而把握"至道"的和谐，所以我修身一千二百岁了，形体却还没有衰老。

《庄子》的这段话，是对《素问》最贴切、最具体的"注释"，可以清晰地看到《庄子》思想对《素问》的深刻影响。

（11）《上古天真论》："行不欲离于世，被服章，举不欲观于俗。"

意思是说，圣人从外表行动上看，并不超脱现实，穿着服饰亦同常人，但他们处理事物的举止就不同于世俗了。

王冰注："圣人举事行止，虽常在时俗之间，然其见为则与时俗有异尔，何者？贵法'道'之清静也。《老子》曰：'我独异于人，而贵食母。'母，亦论'道'也。"

引文出自《老子·二十章》。意思是世人都竞逐浮华，崇尚文饰，唯独我与众不同，见素抱朴，是由于我得到了万物之本母——"道"。

那么，老子的笔下"圣人"究竟是怎么"举不欲观于俗呢？"是这样的：世人自满自得，似乎有用不尽的才智和能力；唯有我好像匮乏不足的样子。我真是愚人的心肠啊！是那样的混沌。世人都光耀自炫，唯独我昏昏昧昧；

世人都清楚精明，唯独我无所识别。我恬淡宁静，好像大海一样寂寥广阔；我无系无絷，好像大风一样，没有目的，没有归宿。世人好像皆有所用，皆有所为，唯独我愚钝且鄙陋。世人都竞逐浮华，崇尚文饰，唯独我与众不同，见素抱朴。任继愈说，这是一首貌似自嘲、实系自吹的哲理诗。王冰引用这段《老子》之文，更多的用意在于强调"圣人"无为，所以在下句原文的注释中，王冰说道："圣人为无为，事无事，足以内无思想，外不劳形。"

（12）《四气调神大论》："天气，清净光明者也，藏德不止，故不下也。"

意思是说，天气是清净光明的，天之精气含蓄而不显露，健运不息，所以万物生气才会不息。

王冰注："四时成序，七曜周行，天不行言，是藏德也。德隐则应用不屈，故不下也。《老子》曰：'上德不德，是以有德也。'言天至尊高，德犹见隐也，况全生之道而不顺乎天！"

引文出自《老子·三十八章》。意思是，品德高尚的人不在乎形式上的"德"，因此有德。《老子》，又名《道德经》，"道"和"德"是《老子》哲学中的基本概念。"道"含有"法则"和"普遍规律"的意思，老子却把它看成是产生和支配万物的精神实体，"德"是"道"的基本特征和体现，在《老子·第十章》中，老子对"德"作了一个全面而形象的论述。

你能摄持躯体，专一心性，使精神和形体合一，永不分离吗？你能保全本性，持守天真，集气到最柔和的心境，像婴儿一样的纯真吗？你能洗净尘垢、邪恶，使心灵回复光明澄澈而毫无瑕疵吗？你爱民治国，能自然无为吗？你运用感官动静语默之间，能致虚守静吗？你能大彻大悟，智无不照，不用心机吗？

这些事如果都能做到的话，便能任万物之性而化生，因万物之性而长养。生长万物而不据为己有；兴作万物而不自恃己能；长养万物而不视己为主宰。这就是最深的"德"了。

王冰引《老子》"上德不德，是以有德"来注解此段《素问》原文，其目的在于说明"天至尊高，德犹见隐也，况全生之道而不顺乎天"这个道理。《素问》中"德"的含义源于《老子》之"德"，意思是指自然气候中含有促进万物与人类生化作用的能量。《四气调神论》提出根据季节特点保养阳气、阴气说。张志聪说："四时阴阳之气，生长收藏，化育万物，故为万物之本。春夏之时，阳盛于外而虚于内；秋冬之时，阴盛于外而虚于内，故圣人春夏养阳，秋冬养阴，以从其根也。"这就告诉我们，春夏秋冬四季的阴阳变化，是促使万物生长化收藏的根本动力（即"德"），而阴阳又是互根的，人体亦应顺从阴阳的变化以调之，养阳以助生长之能，养阴以益收藏之本。所以王冰强调"全生之道"应"顺乎天"！

（13）《四气调神大论》："故阴阳四时者，万物之终始也，死生之本也，逆之则灾害生，从之则苛疾不起，是谓得道。道者，圣人行之，愚者佩之。"

意思是说，因此，天地阴阳四时之气变化，是万物终而复始的由来，也是万物生死的根本。违背了这个规律则生灾害，顺从了这个规律则不会发生重病，这样便可以说真正掌握了养生的道理。圣人能够奉行这个道理，而愚昧的人却背道而驰。

王冰注："圣人之心合于道，故勤而行之；愚者性守于迷，故佩服而已。《老子》曰：'道者，同于道；德者，同于德；失者，同于失。同于道者，道亦乐得之；同于德者，德亦乐得之；同于失者，失亦乐得之。'愚者未同于道德，则可谓失道者也。"

王冰将"愚者佩之"解释为"愚者性守于迷，故佩服而已。"其中"佩"字解错了。佩，通"倍"。《说文解字》："倍，反也。""佩"即违反之义。

引文出自《老子·二十三章》。意思是归依于道的人，与道合一；归依于德的人，与德合一；归依于天的人，与天合一。与"道"一致的人，"道"也愿意得到他；与"德"一致的人，"德"也愿意得到他；与"天"一致的人，"天"也愿意得到他。此段原文中的"失"，高亨认为是"天"。他说："失，当作天。形近而讹。老庄特重'道''德''天'三字，故此文并举之。《庄子·天下篇》：'以天为宗，以德为本，以道为门，兆于变化，谓之圣人。'亦此三字并举，可为佐证。今此文'天'讹为'失'，而老子之旨晦，其文亦难通也。"高说是，今从之。

王冰引用此文，其目的在于强调依归于养生之道的圣人，与道、德、天都是合一的，因此，道、德、天都乐于得到他。

（14）《阴阳应象大论》："黄帝曰：阴阳者，天地之道也。"

意思是，黄帝说：阴阳是宇宙间的普遍规律。

王冰注："谓变化生成之道也。《老子》曰：'万物负阴而抱阳，冲气以为和。'《易·系辞》曰：'一阴一阳之谓道。'此之谓也。"

《老子》与《周易》关于阴阳是宇宙普遍规律的论述，见本书专论。

（15）《六微旨大论》："故无不出入，无不升降。化有小大，期有近远，四者之有，而贵常守，反常则灾害至矣。故曰：无形无患。此之谓也。"

意思是，在天地万物之中，升降出入无处不有，只是变化的大小、时间的远近不同而已。升降出入的运动，必须有一定的规律性，否则，就产生灾害，所以说：没有形体就没有灾害。讲的就是这种情况。

王冰注："夫喜于遂，悦于色，畏于难，惧于祸，外恶风寒暑湿，内繁饥饱爱欲，皆无形所隐，故常婴患累于人间也。若使想慕滋蔓，嗜欲无厌，外附权门，内丰情伪，则动以牢网，坐招燔炳，欲思释缚，其可得乎？是以身为患阶尔。《老子》曰：'吾所以有大患者，为吾有身；及吾无身，吾有何患？'此之谓也。夫身形与太虚，释然消散，复未知生化之气为有而聚耶？为无而灭乎？"

引文出自《老子·十三章》。意思是我之所以有祸患，是由于我有此身体；如果我没有这个身体，我还有什么祸患呢？

王冰引此段，主要针对《素问》原文"无形无患"而言的。事实上，人，是不可能无形的，"形"是人的具体表现。"无形无患"是道家思想在《内经》中的具体反映，是对"患"的一种消极态度。凡是有血有肉的人，是不可能"无形无患"的；只有"神仙"才"可以"做到，所以本段《素问》的下文就这样说，只有"真人"才不受升降出入的影响，形体不生不化，能与天地变化的规律融合一体。作为医学，"无形无患"的思想是不足取的。

（16）《三部九候论》："帝曰：以候奈何？岐伯曰：必先度其形之肥瘦，以调其气之虚实，实则泻之，虚则补之。"

意思是，黄帝问：怎样根据三部九候的道理进行诊察呢？岐伯答：必先观察患者的形体肥瘦，然后调理气血的虚实，实则泻之，虚则补之。

王冰注："实泻虚补，此所谓顺天之道也。《老子》曰：'天之道损有余补不足也'。"

引文出自《老子·七十七章》。原文是："天之道，其犹张弓欤？高者抑之，下者举之，有余者损之，不足者补之。天之道损有余而补不足。"意思是：天道的作用好像张弓射箭一样。高了就把它压低一点，低了就把它抬高一点，拉过了就把它放松一点，不足时就把它拉紧一点。天之"道"也是减少有余的来补给不足的。老子用"天之道"来推及"人之道"，主张"人之道"应效法"天之道"。

王冰此注所强调的是将"天之道损有余而补不足",用于"医之道","实泻虚补",以顺从"天之道",从而顺应自然界万事万物的同一性和均衡性,这是医道中的哲学。

(17)《刺法论》:"故刺法有全神养真之旨,亦法有修真之道,非治疾也,故要修养和神也。道贵常存,补神固根,精气不散,神守不分,然即神守而神不去,亦能全真,人神不守,非达至真,至真之要,在乎天玄。"

意思是说,所以针刺法有保全精神、调养正气之功,这种方法取法于道家修养真气的道理,不是专为治病而设的,因此,要修养真气调和精神,养真之道应铭记在心。补养精神,维护人身的根本,使精气不散乱,神与形不分离。只有神能守舍,才能保全真气;如果形神失守,就达不到养真的目的。养真的要理,在于天息——鼻息通于天。

王冰注:"人在母腹,先通天玄之息,是谓玄牝,名曰谷神之门,一名神颥(yǔ),一名上部之地户,一名人中之岳,一名胎息之门,一名通天之要。人能忘嗜欲,定喜怒。又所动随天,玄牝之息,绝其想念,如在母腹中之时,命曰返天息,而归命回入寂,诚反太初,还元胎息之道者也。"

王冰此注,重点在于注释天玄。有的人将"天玄"释为"有似天空那样宽广玄妙"(王琦等《素问今释》414页),似有望文生义之嫌。王冰以"天玄之息"释"天玄"是十分贴切的。"天玄之息"就是下句《素问》原文的"神守天息"之"天息"。张介宾注:"天息者,鼻息通乎天也。"即鼻息与自然界生息相通。这是道家修养真息的一种方法,王冰分别用"玄牝""谷神之门""神颥""上部之地户""人中之岳""胎息之门""通天之要"加以解释。所谓"天玄",犹如人在母腹中之时的胎息。

王冰注中引用了"玄牝""谷神之门",其名源于《老子·六章》:"谷神不死,是谓玄牝。玄牝之门,是谓天地根。绵绵若存,用之不勤。"其中"谷神"形容"道"的虚无寂静,如风箱,是道家的"空";"牝"象征创生作用,"玄牝"谓不可思议的创生力。这段话的意思是:虚无而神妙的"道"(谷神)是永恒存在、变化不穷的。它能产生天地万物,所以称作"玄牝"。这幽深的生殖之门,就是万物的根源。它连续不断,愈用愈出,永不穷尽。王冰将老子的这种思想用来阐明修养真气、调和精神的道理。

(18)《本病论》:"此谓得守者生,失守者死,得神者昌,失神者亡。"

意思是说,神气守位的可生,神气不能内守的就死;凡神气充实的身体就健壮，神气失守的就死亡。

王冰注："《老子》云：'气来人身谓之生，神去于身谓之死。'故曰：命由神生，命生神在；若命生神去，即命夭矣。"

引文出自何处，不详。王冰引《老子》此文，意在进一步阐明两个问题：①气与神之于身之重要作用，攸系身之死生。②神为命之主，命与神之关系如影随身，不可分离。

(19)《解精微论》："夫心者，五脏之专精也；目者，其窍也；华色者，其荣也。是以人有德也，则气和于目，有亡，忧知于色。"

意思是说，心，专主五脏之精气；目，是它的外窍；面部光华色泽是它的外部表现。因此，人体调摄得宜，则脏气和调上注于目，若有失意忧愁，则能从面部颜色反映出来。

王冰注："德者，道之用，人之生也。《老子》曰：'道生之，而德畜之。'气者，生之主、神之舍也。天布德，地化气，故人因之以生也。气和则神安；神安则外鉴明矣。气不和则神不守，神不守则外荣减矣。故曰：人有德也，气和于目；有亡也，忧知于色也。"

"德"是什么？王冰说是"道之用，人之生也"。即是"道"的功用，是人的生命。

引文出自《老子·五十一章》。为了全面理解"道生之，而德畜之"，有必要首先弄懂这章的全文："道生之，而德畜之；物形之，而器成之。是以万物尊道而贵德。道之尊也，德之贵也，夫莫之爵，而恒自然也。故道生之，德畜之，长之育之，亭之毒之，养之覆之。生而弗有，为而弗恃，长而弗宰，是谓玄德。"这段话的意思是："道"生长万物，而"德"繁殖万物；体质构成万物的形状，而形范完成万物的品类。因此万物都尊崇"道"而贵重"德"。"道"之所以被尊崇、"德"之所以被贵重，并没有谁给它们高贵的地位，而是它们永远就是如此自然而然。所以，"道"生长万物，"德"繁殖万物，使万物生长、发育，使万物结子、成熟，对万物抚养、保护。生长万物而不据为己有，帮助万物而不自恃有功，引导万物而不宰制它们，这就叫作"玄德"（幽深玄远的德）。

我们在前文中已讲到，"道"和"德"是《老子》哲学的基本概念。老子将"道"看作产生和支配万物的精神实体，把"德"看成是"道"的基本特征和体现。所以王冰就用"德者，道之用，人之生也"来阐明"道""德"

和"生（生命）"三者之间的关系，并说"天布德，地化气，故人因之以生也"；张仲景在《伤寒论序》中也这样说：天布五行（即是"德"），以运万类；人禀五常，以有五脏（即"生"）。其理一也。《解精微论》是解释人之精神所动而产生哭泣涕泪的精微原理的，五脏之精气由"道"而生，由"德"而畜，王冰运用《老子》的这种思想，来说明"气者，生之主，神之合""人有德也，气和于目；有亡也，忧知于色也"，这是道家思想在医理中的生动、具体的体现。

二、《庄子》中的"神人""真人""至人""圣人""贤人"

《上古天真论》中，提出了四种养生家的名称："真人""至人""圣人""贤人"并对这四种养生家的特点一一进行了具体的阐述。真人，是神仙一流；至人，是道家修炼者；圣人与贤人，显然亦有区别，但这两种人还存在于现实生活之中。四类养生家的出现，是道家对中医学影响的具体例证。《庄子》一书中有关于"神人""真人""至人""圣人""贤人"的文字，是对神仙和圣贤者形象最初的生动描述。

①《天下篇》云："不离于宗，谓之天人；不离于精，谓之神人；不离于真，谓之至人；以天为宗，以德为本，以道为门，兆于变化，谓之圣人；以仁为恩，以义为理，以礼为行，以乐为和，熏然慈仁，谓之君子。"

这段话的意思是：不离于宗本，称为"天人"；不离于精微，称为"神人"；不离于真质，称为"至人"。以天然为宗主，以德为根本，以道为门径，预见变化的征兆，称为"圣人"；以仁来施行恩惠，以义来建立条理，以礼来规范行动，以乐来调和性情，表现温和仁慈，称为君子。

②《外物篇》云："圣人之所以骇天下，神人未尝过而问焉；贤人所以骇世，圣人未尝过而问焉；君子所以骇国，贤人未尝过而问焉。"

意思是说，心静可以调补疾病，按摩可以防止衰老，宁定可以平息急躁。虽然如此，乃是劳碌的人所要做的，心逸的人却未尝去过问。圣人用来惊动天下的事，神人未尝去过问；贤人用来惊动世间的事，圣人未尝去过问；君子用来惊动国家的事，贤人未尝去过问。

《庄子》中提到的"神人""真人""至人""圣人""贤人"，有属于社会生活、政治生活范围的；也有属于修身养性范围的，从上面两段引文则可以看出。在此，我们不谈前者，只谈后者，看庄子是如何分别描述的。

（一）关于"神人"

（1）《逍遥游》："藐姑射之山，有神人居焉，肌肤若冰雪，绰约若处子；不食五谷，吸风饮露；乘云气，御飞龙，而游乎四海之外。其神凝，使物不疵疠而年谷熟。"

意思是说，在遥远的姑射山上，住着一位神人，肌肤像冰雪一样洁白，容态如处女一样柔美；不吃五谷，吸清风饮露水；乘着云气，驾着飞龙，遨游于四海之外。他的精神凝聚，使物不受灾害，谷物丰熟。

（2）《逍遥游》："之人（指神人）也，之德也，磅礴万物以为一，世蕲乎乱，孰弊弊焉以天下为事？之人也，物莫之伤，大浸稽天而不溺，大旱金石流、土山焦而不热。"

意思是说，那位神人，他的德量，广被万物合为一体，人世喜纷扰，他怎肯劳劳碌碌去管世间的俗事呢！这种人，外物伤害不了他，洪水滔天也不会被溺毙，大旱使金石熔化、土山枯焦，而他也不会感到热。

（3）《天地篇》："愿闻'神人。'曰：'上神乘光，与形灭亡，此谓照旷。致命尽情，天地乐而万事消亡，万物复情，此之谓混冥。"

意思是，请说说"神人"。谆芒说：至上的神人乘驾光辉，不见形迹，这称为照彻空旷。究极性命，发挥性情，和天地共乐而万事不牵累，万物回复真情，这就是混同玄冥。

这就是庄子笔下的"神人"。

（二）关于"真人"

这种"神人"，庄子又称之为"真人"，在《徐无鬼篇》中，曾这样写道：

"是以神人恶众至，众至则不比，不比则不利也。故无所甚亲，无所甚疏，抱德炀和以顺天下，此谓真人……古之真人，以天待人，不以人入天。古之真人，得之也生，失之也死；得之也死，失之也生。"

意思是说，因此神人讨厌招引众人，招引众人来就不和睦，不和睦就有不利的事。所以没有过分的亲近，没有过分的疏远，抱德养和来顺应天下，这就称为真人……古时的真人，以自然待人事，不以人事干预自然。古时的真人，得失听其自然，以得为生，以失为死；以得为死，以失为生。

在《庄子》中，还有多处对"真人"的描述。

（1）《大宗师》："且有真人而后有真知。何谓真人？古之真人，不逆寡，不雄成，不谟士。若然者，过而弗悔，当而不自得也；若然者，登高不栗，入水不濡，入火不热。是知之能登假于道者也若此。"

"古之真人，其寝不梦，其觉无忧，其食不甘，其息深深。真人之息以踵，众人之息以喉……"

"古之真人，不知说（悦）生，不知恶死；其出不䜣，其入不距；翛然而往，翛然而来而已矣。不忘其所始，不忘其所终；受而喜之，忘而复之，是之谓不以心损道，不以人助天。是之谓真人。"

"若然者，其心忘，其容寂，其颡頯；凄然似秋，暖然似春，喜怒通四时，与物有宜而莫知其极。"

"古之真人，其状义而不朋，若不足而不承；与乎其觚而不坚也，张守其虚而不华也；邴邴乎其似喜乎！崔乎其不得已乎！滀乎进我色也，与乎止我德也；厉乎其似世也！謷乎其未可制也，连乎其似好闭也，悗乎忘其言也……故其好之一也，其弗好之一也。其一也一，其不一也一。其一与天为徒，其不一与人为徒。天与人不相胜也，是之谓真人。"

这几句的意思是：有真人才能有真知。什么叫真人？古代的真人，不违逆微小，不自恃成功，不谋谟致士众；若如此，错过了天时，也不悔吝；分命偶当，不以自得为美。若如此，登高不颤抖，下水不觉湿，入火不觉热。只有知识达到与道相结合的境界，才可以做到。

古代的真人，睡觉不做梦，醒来无忧愁，饮食不求精美，呼吸来得深沉。真人的呼吸直达涌泉，普通人的呼吸只止于咽喉……

古代的真人，不知道悦生，不知道恶死；他出生不欣喜，入死不拒绝，无拘无束地去，无拘无束地来。不忘记自己的生之源，也不追求自己的死之归；事情来了欣然接受，忘掉死生而复归自然，这就是不用心智去损害道，不用人的作为去辅助天然。这就是真人。

像这样，他的心里忘却了一切，他的容貌静寂安闲，他的额头宽大恢宏，冷肃得像秋天一样，温暖得像春天一样，一喜一怒如四时运行一样的自然，对于任何事物都适合其宜，而无法测知他的底蕴。

古代的真人，神态巍峨而不畏缩，好像不足却又不居人下；独立不群并非固执，心志开阔而不浮华；舒畅自适好像很喜欢，而一举一动好像不得已；内心充实而面色可亲，德行宽厚而令人归依；精神辽阔犹如广大的世界，高远超迈而不拘礼法，沉默不语好像封闭了感觉，不用心机好像忘了要说的话。天与人是合一的，不管人喜好或不喜好，都是合一的；不管人认为合一或不合一，它们也都是合一的。认为天和人是合一的就与自然同类，认为天和人是不合一的就与人同类。把天和人看作不是互相对立的，这就叫作真人。

这段文字，庄子对真人的精神面貌作了多方面的描写，集中到一点就是能了解人与自然为息息相关而不可分割的整体、与自然为亲和的关系的人，便是"真人"，真正体现了庄子"天人合一"的观念。庄子的"天人合一"观所表达的是人和宇宙的一体感，人对宇宙的认同感与融合感。

（2）《列御寇》："为外刑者，金与木也；为内刑者，动与过也。宵人之离外刑者，金木讯之；离内刑者，阴阳食之。夫免乎外内之刑者，唯真人能之。"

这句话的意思是：作为体外的刑罚，是刀斧和桎梏；内心的刑罚，是动摇和懊恼。小人遭受外刑，用刀斧、桎梏来问罪；遭受内刑，阴阳交错来剥蚀他。能够避免内外刑罚的，只有真人才能做到。

庄子认为，只有"真人"，才能免于内、外刑罚。

庄子笔下的"神人""真人"，即是神仙。道家的神仙，"不同于一般鬼神，不是生活在冥冥之中的精灵，而是现实生活中个体生命的无限延伸和直接升华。神仙的最大特点是，其一形如常人而能长生不老；其二逍遥自在，神通广大"。（任继愈《中国道教史》第10页）正因为如此，"真人"的概念便被古代医家们所接受，而且奉为第一等的养生家，《素问》中的"真人"，正是源于《庄子》。对比《上古天真论》中那段描述"真人"的文字，从中可以清楚地看到《素问》中的"真人"，就是由《庄子》中的"神人""真人"演变而来的："上古有真人者，提挈天地，把握阴阳，呼吸精气，独立守神，肌肉若一，故能寿敝天地，无有终时，此其道生。"

（三）关于"至人"

庄子说："不离于真，谓之至人。"即其修养与真人相似，亦能保精全真，长有天命，属于神仙之类。

（1）《人世间》："古之至人，先存诸己而后存诸人。"

意思是说，古代的"至人"，先求充实自己，然后才去扶助他人。

（2）《应帝王》："无为名尸，无为谋府；无为事任，无为知主。体尽无穷，而游无朕；尽其所受乎天，而无见得，亦虚而已。至人之用心若镜，不将不迎，应而不藏，故能胜物而不伤。”

意思是说，绝弃求名的心思，绝弃策谋的智虑；绝弃专断的行为，绝弃智巧的作为。体会那无穷的大道，游心于寂静的境域；承受着自然的本性，而不自我夸耀，这也就达到了空明的心境。“至人”的用心有如镜子，任随事物的来去而不加迎送，如实反映而无所隐藏，所以能够胜物而不被物所损伤。

（3）《天道篇》：“夫道，于大不终，于小不遗，故万物备，广广乎其无不容也，渊渊乎其不可测也。形德仁义，神之末也，非至人孰能定之！夫至人有世，不亦大乎！而不足以为之累。天下奋柄而不与之偕，审乎无假而不与利迁；极物之真，能守其本，故外天地，遗万物，而神未尝有所困也。通乎道，合乎德，退仁义，宾礼乐，至人之心有所定矣。”

意思是说，“道”，对于所有大的事物都无穷尽，对于所有小的事物都不遗漏，所以具备在万物之中，广大啊，无所不容；渊深啊，不可测量。刑、赏、仁、义乃是精神的末迹，若不是“至人”，谁能够确定它！“至人”有天下，责任不是很大吗？却又不能牵累他。天下奋争柄权却不为之心动，处于无待却不为之利诱，穷极事物的真性，能持守根本，所以能无视天地，忘怀万物，而精神未尝有所困扰。贯通于“道”，融合于德，辞退仁义，摒弃礼乐，“至人”的心境就静定了。

（4）《天运篇》：“古之至人，假道于仁，托宿于义，以遨逍遥之墟，食于苟简之田，立于不贷之圃。逍遥，无为也；苟简，易养也；不贷，无出也。古者谓是采真之游。”

意思是说，古代的“至人”，假道于仁，托足于义，以悠游于逍遥的境地，生活在简略的田园，立身于不施与的园圃。他逍遥，便能无为；简略，便容易满足；不施与，便不耗费。从前称这做“采真之游”。

（5）《达生篇》：“子列子问关尹曰：‘至人潜行不窒，蹈火不热，行乎万物之上而不栗。请问何以至于此’？”

关尹曰：“是纯气之守也，非知巧果敢之列，居，予语汝！凡有貌象声色者，皆物也，物与物何以相远？夫奚足以至乎先？是形色而已。则物之造乎不形而止乎无所化，夫得是而穷之者，物焉得而止焉！彼将处乎不淫之度，而藏乎无端之纪，游守万物之所终始，壹其性，养其气，合其德，以通乎物之所造。夫若是者，其天守全，其神无隙，物奚自入焉’！”

列子问关尹说：“圣人潜行水中不受阻碍，脚踩烈炎不觉炙热，行走在万物之上而不畏惧。请问为什么能达到这种地步？"

关尹说："这是保守纯和之气的缘故，不是智巧果敢所能做得到的。坐下，我告诉你：凡是有形象声色的，都是人，人与人为什么有很大的差别呢？同样是具有形色，（有些人）为什么能够超在（他人的）前面呢？而至人能够达到不露形迹且臻于不变灭的境地，能达到这种境界而穷理尽性的人，外物又怎能进入心中来搅扰他呢！至人要处于不过当的限度，而藏心于循环变化的境地，神游于万物的根源，专一他的本性，涵养他的精气，融合他的德行，以通向自然。像这样的人，他的天性完备，他的精神日夜无隙，外物怎么能侵入呢？"

（6）《田方子》："至人之于德也，不修而万物不能离焉，若天之自高，地之自厚，日月之自明，夫何修焉……夫至人者，上窥青天，下潜黄泉，挥斥八极，神气不变。"

意思是说，至人之德，不需修饰而万物自然会受影响，就像天自然的高，地自然的厚，日月自然的光明，哪里还需要修饰呢？至人，上窥青天，下隐黄泉，精神奔放遨游于八方，神色不变。

（7）《庚桑楚》："夫至人者，相与交食乎地而乎乐乎天，不以人物利害相撄，不相与为怪，不相与为谋，不相与为事，翛然而往，侗然而来。是谓卫生之经已。"

意思是说，至人，求食于地而与天同乐，不因人与物、利与害而受搅扰，不立怪异，不图谋虑，不务俗事，无拘无束而去，纯真无知而来。这就是护养生命的道理了。

（8）《外物篇》："唯至人乃能游于世而不僻，顺人而不失己。"

意思是，唯有至人才能游心于世而不偏僻，顺随人情而不丧失自己。

（9）《列御寇》："小夫之知，不离苞苴竿牍，敝精神乎蹇浅，而欲兼济道物，太一形虚。若是者，迷惑于宇宙，形累不知太初。彼至人者，归精神乎无始，而甘冥乎无何有之乡。水流乎无形，发泄乎太清。"

意思是，凡夫的心智，离不开应酬交际，在浅陋的事务中劳弊精神，还想要普济群生而引导众物，来达到太一形虚的境界。像这样的人，被宇宙的形象迷惑，劳累形体却不认识太初的境况。那至人，精神归向于无始，而沉湎在无何有之乡。他就像水流出于无形，其精神发源于太清。

庄子笔下的"至人"，亦属神仙一流。在许多方面与"神人""真人"的修养是相似的，因此，"至人"同样具有前文所引的神仙的两个特点。"至人"在品德与养生方面所达到的境界，从上面的引文中可以一览无余了。古代医学家们，鉴于"至人"在养生方面的特点，将其奉为第二等的养生家，《素问》中的"至人"，正是源于此。为了证实这个观点，试看《素问》原文："中古之时，有至人者，淳德全道，和于阴阳，调于四时，去世离俗，积精全神，游行天地之间，视听八达之外，此盖益寿命而强者也，亦归于真人。"杨上善这样说："积精全神，能至于德，故称'至人'。"

（四）关于"圣人"

（1）《大宗师》："死生，命也，其有夜旦之常，天也。人之有所不得与，皆物之真情也……特犯人之形而犹喜之。若人之形者，万化而未始有极也，其为乐可胜计邪！故圣人将游于物之所不得遁而皆存。"

意思是，人的死生是必然不可免的，就像永远有黑夜和白天一样，是大自然的规律。许多事情是人力所不能干预的，这都是物理的实情……人们只获得形体就欣然自喜。如果知道人的形体千变万化而没有穷尽，那么这种欢乐能计算得清楚吗？所以圣人要游于不得亡失的境地，并与大道共存。

（2）《天地篇》："夫圣人，鹑居而鷇（kòu 叩）食，鸟行而无彰，天下有道，则与物皆昌；天下无道，则修德就闲；千岁厌世，去而上仙；乘彼白云，至于帝乡；三患莫至，身无常殃；则何辱之有！"

意思是，圣人，随遇而安，无心求食，如鸟飞行而无迹；天下太平，便与众同昌；天下混乱，便修德闲居；年高时满足于世，解脱人间，随白云飘散，至于虚无之乡；病、老、死三患不来，身不遇灾，还有什么可忧虑的呢？

（3）《天地篇》："吾闻之夫子，事可求，功可成，用力少，见功多者，圣人之道。今徒不然。执道者德全，德全者形全，形全者神全。神全者，圣人之道也。托生与民并行而不知其所之，汒乎淳备哉！功利机巧必忘夫人之心。若夫人者，非其志不之，非其心不为。虽以天下誉之，得其所谓，謷然不顾；以天下非之，失其所谓，傥然不受。天下之非誉，无益损焉，是谓全德之人哉！"

意思是，我听老师说：事情求可行，功业求成就，用力少而见效多的，就是圣人之道。现在才知道不是这样。执持大道的人德行完备，德行完备的人形体健全，形体健全的人精神饱满，精神饱满的人便具有了圣人之道。托迹人世悠游自在而不知所往，淳和真朴，功利机巧必定不放在这种人的心上。

这就是圣人！像这样的人，不是他志存的不会去求，不是他心愿的不想去做。纵然举世都称誉他，只要合于他的心意，便傲然不顾；纵然天下都非议他，只要不合于他的心意，便漠然不受。世上的毁与誉，对于他无损无益，这便是全德的（圣）人啊！

（4）《天道篇》："天道运而无所积，故万物成……圣道运而无所积，故海内服。明于天，通于圣，六通四辟于帝王之德者，其自为也，昧然无不静者矣。圣人之静也，非曰静也善，故静也；万物无足以扰心者，故静也。水静则明烛须眉，平中准，大匠取法焉。水静犹明，而况精神！圣人之心静乎！天地之鉴也，万物之镜也。夫虚静、恬淡、寂寞，无为者，天地之本，而道德之至，故帝王圣人休焉。休则虚，虚则实，实则备矣。虚则静，静则动，动则得矣。静则无为，无为也则任事者责矣，无为则俞俞，俞俞者忧患不能处，年寿长矣。夫虚静、恬淡、寂寞，无为者，万物之本也。"

意思是，自然规律的运行是不停顿的，所以万物得以生成……圣人之道的运行是不停顿的，所以海内宾服。明于自然规律，通于圣人之道，六合四时畅达于帝王之德的，任各物自动，万物无不静悄悄地自生自长。圣人的清静，并不是说清静好，所以才清静；万物不能搅扰内心，才是真正的清静。水清静便能明澈照见须眉，水平面合乎规准，可以被大匠所取法。水清静便能明澈，更何况精神呢！圣人的内心是清静的，可以作为天地的明鉴，万物的明镜。虚静、恬淡、寂寞、无为乃是天地的本源和道德的极致。所以帝王、圣人就休止在这种境界上。心神休静便空明，空明便得充实，充实便是完备。心境空明便清静，清静而后活动，活动而无不自得。清静便无为，无为便任事各尽其责。无为便安逸，安逸的人不被忧患所困扰，年寿便能长久。虚静、恬淡、寂寞、无为才是万物的本源。

（5）《刻意篇》："圣人之生也天行，其死也物化；静而与阴同德，动而与阳同波；不为福先，不为祸始；感而后应，迫而后动，不得已而后起。去知与故，循天之理。故曰无天灾，无物累，无人非，无鬼责。不思虑，不豫谋。光矣而不耀，信矣而不期。其寝不梦，其觉无忧。其生若浮，其死若休。其神纯粹，其魂不罢。虚无恬淡，乃合天与德。"

意思是说，圣人生存时顺自然而行，死亡时与外物融化；静时与阴气同隐寂，动时与阳气同波流；不做幸福的起因，不为祸患的开始；有所感而后回应，有所迫而后动作，不得已而后兴起，抛弃智巧伪诈，顺着自然的常理。

所以说，圣人没有天灾，没有外物的牵累，没有人的菲薄，没有鬼神的责罚，不须思虑，不作预谋，光亮而不会刺耀，信实而不必期求；睡着不做梦，醒来无忧愁；生时如浮游，死后如休息；心神统一，精力不疲；虚无恬淡，才合自然的德行。

（6）《缮性篇》："虽圣人不在山林之中，其德隐矣。"

意思是说，即使圣人不在山林之中，然而他的德性也如同隐没了。

（7）《庚桑楚》："出无本，入无窍。有实而无乎处，有长而无乎本剽，有所出而无窍者有实。有实而无乎处者，宇也；有长而无本剽者，宙也。有乎生，有乎死，有乎出，有乎入，入出而无见其形，是谓天门。天门者，无有也，万物出乎无有。有不能以有为有，必出乎无有，而无有一无有。圣人藏乎是。"

意思是说，生来没有踪迹，消失不见藏所。有实在而没有处所，有成长而没有始终，有所出没有孔窍的，却真实存在；有实在而没有处所的，便是"宇"；有成长而没有始终的，便是"宙"。有生，有死，有出，有入，入出而不见其形，是为自然之"总门"。自然的"总门"，就是"无"与"有"，万物生于"无""有"。"有"不能以"有"生出"有"，必定出于"无有"，而"无有"全然是"无有"的。圣人就游心于这种境界。

（8）《则阳篇》："圣人达绸缪，周尽一体矣，而不知其然，性也。复命摇作而以天为师，人则从而命之也。"

意思是说，圣人贯通纠结，周遍万物合为一体，却不知道所以然，这是出于本性。动作生长复归本命而以自然为宗，人们因此称他为圣人。

（9）《列御寇》："圣人安其所安，不安其所不安；众人安其所不安，不安其所安。"

意思是说，圣人安于自然，不安于人为；众人安于人为，不安于自然。

这就是庄子笔下的"圣人"。"圣人"不同于"真人"与"至人"，他没有广大的神通，也不能长生不老；他有生又有死，他生活在人世之间，而不在山林之中，能随遇而安；天下太平，他便与众同昌；天下混乱，他便修德闲居；他追求的是虚静、恬淡、寂寞、无为，一切顺自然之本性。所以古代医家将"圣人"奉为第三等的养生家。《素问》中的"圣人"具有道家"圣人"的特点："其次有圣人者，处天地之和，从八风之理，适嗜欲于世俗之间，无恚嗔之心，行不欲离于世，被服章，举不欲观于俗，外不劳形于事，内无思想之患，以恬愉为务，以自得为功，形体不敝，精神不散，亦可以百数。"

（五）关于"贤人"

《庄子》一书中，对于"贤人"的直接论述仅有两处。

（1）《刻意篇》："贤人尚志，圣人贵精。"

意思是，贤人崇尚志节，圣人宝贵精神。

（2）《山木篇》："君子不为盗，贤人不为窃。"

意思是，君子不做盗劫的事，贤人不做偷窃的事。

然而，间接描绘"贤人"，却有多处。

（3）《刻意篇》："刻意尚行，离世异俗，高论怨诽，为亢而已矣；此山谷之士，非世之人，枯槁赴渊者之所好也……就薮泽，处闲旷，钓鱼闲处，无为而已矣；此江海之士，避世之人，闲暇者之所好也。"

意思是，雕砺心志崇尚品行，超脱世俗，言论不满，表现高傲而已；这是山林隐士，愤世之人，刻苦自砺，牺牲自我的人所喜好的……隐逸山泽，栖身旷野，钓鱼闲居，无为自在而已；这是悠游江海之士，避离世事之人，闲暇隐居者所喜好的。

（4）《缮性篇》："古之所谓隐士者，非伏身而弗见也，非闭其言而不出也，非藏其知而不发也，时命大谬也。当时命而大行乎天下，则反一无迹；不当时命而大穷乎天下，则深根宁极而待，此存身之道也。"

意思是，古时所谓的隐士，并不是隐匿形体而不见的人，并不是闭塞言论而不宣示，也不是潜藏智慧而不表露，而是时机大相悖谬呀！逢着时机而大行于天下，就返回"至一"的境界而不显形迹；不逢时机而穷困于天下，就深藏缄默来等待，这是保全生命的方法。

（5）《缮性篇》："古之治道者，以恬养知；知生而无以知为也，谓之以知养恬。知与恬交相养，和理出其性。"

意思是，古时修道之人，以恬静涵养智慧。智慧生成，却不外用，称为以智慧涵养恬静。智慧与恬静交相涵养，而和顺从本性中流露出来。

《缮性篇》的主旨是讲"以恬养知"，即修治本性，透过内心的恬静以涵养生命的智慧，这是符合"贤人尚志"的宗旨的。《素问》中的"贤人"是"法则天地，象以日月，辨列星辰，逆从阴阳，分别四时，将从上古合于同道，亦可使益寿而有极时。"

综上所述，我们可以清楚地看到道家思想在《内经》中有丰富的内容。一部《内经》，不仅体现了"医易同源"，也同样体现了"医道同源"。王冰以《周易》和老庄解《内经》，正是从"易"与"道"的两个源头来揭示医易与医道的关系，对医学的探源溯流，王冰可谓是先驱！穷原竟委，踵事增华，其功大矣！然而，对于医学与道家、道教之关系的研究至今尚不够深入，还有待于有识之士进一步探微索隐。

第十二章　张介宾集诸家之大成创"医易学说"

张介宾，这位明代著名的医学家，以三十年的光阴和心血，运用《周易》的哲学思想和方法，对《内经》详加注释，编成《类经》；并在综汇前人成果的基础上，对医易同源、医易相关进行了系统研究，撰有《医易义》《大宝论》《真阴论》《太极图论》及《阴阳体象》等一系列专著，从而成为"医易学说"的创始者，对医学与"易"学的结合做出了非凡的贡献，可谓中国医学史上的第一人！其成就之卓著、其影响之深远，无与伦比。

《医易义》一开篇，他就无限感慨地讲述了他的思想认识转变过程。

"余尝闻之孙真人曰：'不知《易》，不足以为太医'，每窃疑焉。以谓《易》之为书，在开物成务，知来藏往；而医之为道，则调元赞化，起死回生。其义似殊，其用似异。且以医有《内经》，何借于《易》？舍近求远，奚必其然？"

"而今也年逾不惑，茅塞稍开，学到知羞，方克渐悟。乃知天地之道，以阴阳二气而造化万物；人生之理，以阴阳二气而长养百骸。《易》者，易也，具阴阳动静之妙；医者，意也，合阴阳消长之机。虽阴阳已备于《内经》，而变化莫大乎《周易》。故曰：天人一理者，一此阴阳也；医易同源者，同此变化也。岂非医易相通，理无二致？可以医而不知《易》乎？"

在历代医家之中，张介宾首提"医易同源"，并且如此情真意切地阐述了医与《易》之间的密不可分的关系，实在是难能可贵的。

通观张介宾的医易学说，是将《周易》理论、思想和宋代陈抟、周敦颐、邵雍、程颢、程颐、朱熹等易学大师的成果，全面而系统地与中医学说紧密地结合在一起，富有鲜明的时代特色和创新精神。与前代医家零星地、不系统地以"易"解医相比，张介宾把医易学说提高到了一个前无古人的水平。

张介宾"医易学说"的主要思想内容表现在以下方面。

第一节　医易学说，自成体系

张介宾的"医易学说"，以宋元"易"学为基础，高屋建瓴，形成体系。

在第四章有关"宋代医易相关概况"中我们曾这样说过，尽管宋代是中国古代哲学思想发展史上一个很重要的时期，也是易学发展最为繁荣和重要的时期之一，然而历史却给我们留下了一个难以理解的事实，即易学对医学的影响却是甚微，无显绩。同样，历史又是这样让人难以理解，宋元之后，历经了400多年，到了明代，由于宋代易学的影响，而造就了一个杰出的医易汇通大家——张介宾。

从明初至清初仍是宋易的时代，其特点：一是从宋代承袭和发展而来的义理易学；二是从宋代承袭和发展而来的图书易学。加之明代理学亦十分盛行，在这样的历史背景下和学术氛围中，张介宾独取《内》《难》之精华，撷"易"理之精义，综前人之成果，向医易领域的纵深开拓，朝医易学说的高峰攀登。

说起宋易象数学派中的图书易学，必须要追溯其创始者陈抟。陈抟是五代宋初著名的道教学者、神仙家，其学对宋代之内丹道及象数易学影响极大。陈抟解《易》的突出特点是利用图式，这与唐和五代的道家用图式说明炼丹过程的传统有继承关系。陈抟承袭这种图式的做法，用来讲阴阳奇偶之数和乾坤坎离等卦象，成为宋代以图书来讲象数的首创者。这里简要介绍陈抟的《太极图》《无极图》和《河图》《洛书》。这些内容都反映在张介宾的"医易学说"中。

《太极图》，即《先天太极图》，又称《天地自然之图》，为陈抟所创。此图极其巧妙地描绘了阴阳二气的消长过程，从其图式来看，源于《周易参同契》正四卦说。魏伯阳以乾坤为天地之象、坎离为日月之象来说明炼丹药取法于天地日月之象。后来，俞琰在《周易参同契发挥释疑》中又将乾坤定为人身之象：乾首坤腹；坎离是身中药物，即水火或阴阳二气，以表示炼内丹的过程。图中的阴阳环抱，本于《参同契》中的月体纳甲说。道教《太平经》中，有阳极反阴，阴极反阳；南方极阳而生阴，北方极阴而生阳，阴阳周流相抱；极阴生阳，阴止阳起等，这实际上是太极图的文字描述。

请看太极图。乾上坤下，即天上地下，犹人身首乾、腹坤，身中具有水火二气，火气上升，水气下润，此为人体天生的自然状态。此图式是对《系辞传》所说的"易有太极，是生两仪"最形象的解释。图为圆形，表示太极；图中有黑白两条鱼形，即阴阳二气的环抱之状。阴气盛于北方，为纯阴，居坤卦之位；阳气盛于南方，为纯阳，居乾卦之位。阴气极于北，左方自震（东北）卦之位一阳始生，阳气尚弱，经离（正东）卦位、兑（东南）卦位，而达到乾（西南）卦位，长为纯阳，至此，阳气已至极盛，卦象为三阳。动极而静，阳气极于南，同时阴始生，经巽（西南）卦之位一阴二阳，阴气尚弱，经坎（正西）卦位、艮（西北）卦位，而达到坤（正北）卦位，长为纯阴，至此，阴气已至极盛，卦象为三阴。静极复动，阴阳动静，互为其根，此长彼消，彼盛此衰，往复运动，循环不已。图中左白部分，位居东方，与右白部分彼此呼应，左右二白，环抱着黑的部分，表示二阳夹一阴，为离之卦象，这就是对过阴在中；相反，右黑部分与左黑部分彼此呼应，环抱着白的部分，表示二阴夹一阳，为坎之卦象，这就是对过阳在中。图中黑白两条鱼尾，表示阴阳二气之初起；黑白两鱼头，分别表示阳起而迫阴，阴避阳，回入中宫；阴起而阳迎，阳避阴，回入中宫。图中白点为阳精，含于黑中，表示月中含有阳精，阴中有阳；黑点为阴精，含于白中，表示日中含有阴魄，阳中有阴。日月在运行中，黑白二点蕴而不露，当望夕之时，月出东方，坎离易位；盛阳将变革，日中之阴魄才发挥作用，与对方之阴相感应，流出而为生阴之本，相反，当晦朔之间，盛阴将变革，月中之阳精将发挥其作用，与对方之阳相感应，发泄而出，成为生阳之本。

太极图所讲的是阴阳二气的消长和阴阳动静、互根等观念，无疑对张介宾、孙一奎、赵献可等明代医家产生了很大的影响，他们用此图来阐述医理。

请看无极图（图12-1）。无极图是方士们用以"明逆则成丹之法"的。所谓"逆则成丹"，是取《周易·说卦传》中"《易》逆数也"之义。《说卦传》云："知往者顺，知来者逆，是故《易》逆数也。"这句话的意思是：八卦所代表的天地风雷水火山泽等现象，相互交错，使森罗万象都具备在六十四卦之中，可以用来了解过去，预知未来。了解过去，可以依发展顺序往后顺推，所以说"知往者顺"；判断未来，是由已知逆测未知，向前倒算，所以说"知来者逆"。而过去人人都能知道，但逆测未来，则只有依据《易》的卦爻来判断。所以说《易》是"逆数"，即追溯以往、推测未来的意思。

此图自下而上，其最下为元牝之门，指人身两肾间空虚处，是为祖气，即丹田之气，由此生出。

第二圈为炼精化气，炼气化神，即"炼有形之精，化为微芒之气；炼依稀呼吸之气，化为出有入无之神"（明末学者黄宗炎《太极图辨》）。

第三圈名五气朝元，即使所炼之气贯彻于五脏六腑，"而为中层之左木火、右水金、中土相联络之一圈"（《太极图辨》），亦即以所炼之气统率水火木金土五气，凝聚在一起。其中水（肾）火（心）二气最为重要，"火性炎上，逆之使下，则火不燥烈，唯温养而知煦；水性润下，逆之使上，则水不卑湿，唯滋养而泽"（《太极图辨》）。

第四圈名为取坎填离，此圈分黑白而相间杂，为水火交媾而孕之意，其中小白圈指圣胎。

最上之一圈名为炼神还虚，还于元始，复归无极。即圣胎加以修炼，进入此圈，就达到了神仙境地。此境地无有极限，与祖气所出元牝之门相呼应。

可以看出，无极图所表示的是炼内丹的过程：最下一圈为虚无，至当中一段为有，再至最上一圈又为虚无，这是一个自"无"而"有"又反归于"无"的过程，以"虚无"为"万有"之根本。此图式亦是受《周易参同契》的影响而形成的，对后来的道教易学和理学乃至医学都产生了很大的影响。后来，周敦颐吸收了"无极"思想，将道家讲长生秘诀的无极图改造成为论述天地人物生成的太极图（参阅本书），并把"无极"作为其哲学的最高范畴；朱熹又把"无极"与"太极"视为一物，使两个概念统一起来。

《河图》《洛书》《周易·系辞传》中仅有"河出图，洛出书，圣人则之"一句，至陈抟《龙图易》问世，人们才真正得以知《河》《洛》之图为何物。

《河图》即"九宫图"，是中五立极，临制四方，奇数一、三、七、九分居于北、东、西、南四正位，偶数二、四、六、八分居于四隅，成为九宫

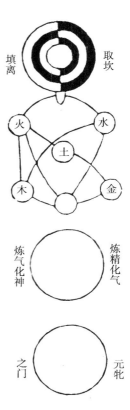

图 12 - 1　无极图

图，纵横斜之数相加，皆为十五。

《洛书》又称"五行生成图"，即五行之生数与五行之成数合在一起。配以五行，则下北方为天一生水，地六成之；上南方为地二生火，天七成之；左东方为天三生木，地八成之；右西方为地四生金，天九成之；中央为天五生土，地十成之。

这两个图式皆可生成八卦之象，除去中宫之五，则一、三、七、九、二、四、六、八，分别居于八位，成为八卦之象。后来，宋代的易学家据此画出了"先天八卦图"，又称"伏羲八卦方位图"，也就是今天常见的八卦图，相对的各卦，阴阳恰好相反。宋代易家邵雍对此这样说明："乾南坤北、离东坎西，震东北，巽西南，兑东南，艮西北。自震至乾为顺，自巽至坤为逆。"相对的两卦，阴阳爻相反是错卦，序数的和是九。

陈抟利用图式说《易》，由他所创制的上述图式，以及这些图式所包含的一些重要思想，对后来宋易中象数派和义理派都有很大的影响。需要指出的是：宋代的易学家们治《易》，多借《周易》来阐发自己的思想，所以与孔子在《易传》中所阐发的义理有很大的不同，但研究的思路却基本上沿袭了《易传》的路子。至于起源于汉代魏伯阳的《参同契》以图式来讲炼丹理论的道教易学，经陈抟之演变，成为图书易学，不仅不同于孔子的《易传》，而且更加远离于《周易》之本义了。当然，宋代易学的象数派学者如周敦颐、邵雍等人都非神仙之人，他们虽然继承了陈抟以图式解《易》的形式，但不像陈抟那样利用图式来讲解道教教义和神仙术，而是进入了一个具有较高哲学意义、诸如以研究宇宙生成等为目的的、高层次学术领域。

周敦颐是宋代理学的开山祖，又是宋代极富影响的大易学家。他的传世易著有《太极图说》与《易通》。

周敦颐的太极图（图12－2），是在改造了陈抟讲

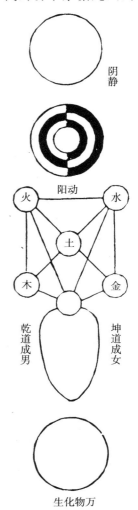

阴静

阳动

火　　　水

土

木　　　金

乾道成男　　坤道成女

生化物万

图12－2　太极图

神奇三学易·道·医

246

长生秘诀的无极图基础上生成的，它主要论述天、地、人物的生成，其中"无极""太极"之说不仅影响很大，争论也很大。《太极图说》中的文字解说云：

"无极而太极。太极动而生阳，动极而静，静而生阴。静极而复动。一动一静，互为其根。分阴分阳，两仪立焉。阳变阴合，而生水火木金土，五气顺布，四时行焉。五行一阴阳也，阴阳一太极也，太极本无极也。五行之生也，各一其性。无极之真，二五之精，妙合而凝。乾道成男，坤道成女。二气交感，化生万物，万物生生化化而变化无穷焉。唯人也得其秀而最灵。形既生矣，神发知矣，五性感动而善恶分，万事出矣。圣人定之以中正仁义（圣人之道，仁义中正而已矣）而主静（无欲故静），立人极焉。故圣人与天地合其德，日月合其明，四时合其序，鬼神合其吉凶。君子修之吉，小人悖之凶。故曰'立天之道，曰阴与阳；立地之道，曰柔与刚；立人之道，曰仁与义。'又曰'原始反终，故知死生'。大哉易也，斯其至矣。"

上面的太极图式，见于南宋易学家朱震的《汉上易传·易卦图》，《易卦图》是以各种图式解说《易传》中的一些文句，共收图式40余幅，包括自汉到北宋的各家说法。史料证明，这幅图式为周氏太极图"最真而最先"的面貌，今本《太极图说》是经过朱熹整理而流传下来的，与朱震所录图式有所不同。

周敦颐的《太极图说》，从形式到内容都受道家学说和道教的影响，他依《系辞传》"易有太极"一段文字，来讲宇宙的生成过程，讲人类的特点及修成圣人的方法。黄宗炎在《太极图辨》一书中，对周氏于"太极"之前又讲"无极"、于修养方法上讲主静，批评他是"欲合老庄于儒""恐非圣人本旨"，远离孔子所传易学，不无道理；但是周氏把道家观念引入儒家的解《易》系统，这对后来的易学产生了极大的影响。《太极图说》中的宇宙生成论，是讲宇宙从无而为有，属唯心论。其中"五行一阴阳也，阴阳一太极也，太极本无极也"便是总的概括。周敦颐关于太极能动静，动而生阳，静而生阴，阐明了太极是如何生两仪的问题。这是以往的易学家没讲过的问题。

从医易的角度看，这种阴阳动静观，对金元、明代的医家影响颇大，特别是对命门学说的形成，有更直接的作用。张介宾的"医易学说"，其理论基础是"阴阳太极"说，可以说是植根于宋易，其中图书易学对张氏的影响不可低估。

第二节 "阴阳太极"，以为中心

历代医家援《易》解医，都十分重视《周易》的阴阳学说，这从前面几章对《内经》《伤寒论》及有关医家的医易相关研究中，可以清晰地看出这一点；但是对"太极"则极少涉及。即使涉及，顶多引用《系辞》中的"易有太极，是生两仪"而已。明代医家则不然，孙一奎的医易论中就有《"太极图"抄引》和"太极图"的内容，并且明确地告诉人们："夫五行异质，四时异气，皆不能外乎阴阳。阴阳异位，动静异时，皆不能离乎太极。人在大气中，亦万物中一物耳，故亦具此太极之理也……攻是业（医业）者，不能寻绎太极之理，岂知本之学哉!"赵献可的医易论也重视并论及太极，云："夫人受天地之气以生，亦原具太极之形，在人身之中，非按形考索，不能穷其奥也。"孙、赵二氏，皆以"太极"论说命门。

张介宾则吸收了前代和同代医家的医易成果，将其"医易学说"建立在"阴阳太极"说的基础上。从图书易学中，我们就已经看到了这一点，下面再从宋易的象数和义理学派的角度论述一下这个问题，主要介绍邵雍与朱熹的思想观点对他的影响。

张介宾的"阴阳太极"说，就其理论渊源来说，来自《周易》的"易有太极，是生两仪"及汉代的阴阳五行学说；但是必须指出的是，宋易中象数学派诸如邵雍、朱熹等人在治《易》中取得的新成就、形成的新观点，对他的影响更直接、更明显。可以这样说，张介宾的"医易学说"吸收了宋代哲学中最新、最高的成果，与前代医家单纯以《周易》的原始理论来解释医学迥然不同!

（一）关于"太极"，在宋易中有了新意

北宋易学象数学派代表人物邵雍，把数与象的根源归结为太极。他在《观物外篇》中说："太极一也，不动；生二，二则神也。神生数，数生象，象生器。"意思是：太极是一，一不动；二为其所生，二具有变化不测的性能；有了二便有了数的变化，有了一系列的数，也就产生了阴阳刚柔等爻象和卦象；有了爻象和卦象，也就有了有形的个体事物。对太极之"一"，邵雍又有"道为太极"之说，认为"天由道而生，地由道而成"。他还有"心为太极"之说，认为"先天之学，心法也。故图皆自中起，万化万事，生乎心

也”。从认识论的角度看，邵雍的先天图是一种主观先验的模式，将易学的法则视为人心的产物属于主观唯心的先验论。

南宋易学义理派的代表人物朱熹认为，太极（理）借助于气（阴阳）的动静变化，从而产生了世界。他说："太极分开，只是两个阴阳，阴气流行则为阳，阳气凝聚则为阴，消长进退，千变万化，做出天地间无限事来，以故无往而非阴阳，亦无往而非太极。"（张介宾《类经图翼·太极图论》）朱熹的太极观与理气关系论，集中反映了其本体论哲学的客观唯心主义的体系。在解释"易有太极"时，朱熹有以下观点："易者，阴阳之变。太极者，其理也。"（《周易本义》）"所谓太极，亦曰理而已矣。"（《楚辞集注》）"阴阳只是阴阳，道是太极。"（《朱子语类》）就筮法而言，"当未画卦前，太极只是一个混沌的道理，里面包含阴阳、刚柔、奇偶，无所不有。乃备画一奇偶，便是生两仪"。（《朱子语类》）"且夫《大传》之'极'者，何也？即两仪、四象、八卦之理，具于三者之先，而缊于三者之内也。"（《文集·答陆子静》）由上述引文中可以看出：朱熹认为，太极是易学与哲学的最高范畴，就是"理"，就是"道"；两仪、四象、八卦之画，乃是太极之理的展开；太极之理居于两仪、四象、八卦之先；卦爻象形成的法则与天地万物形成的法则是一致的。关于理气之关系，朱熹说："有是理，便有是气，但理是本。""天下未有无理之气，亦未有无气之理。气以成形，而理亦赋焉。"（《朱子语类》）"周子曰：'无极之真，二五之精，妙合而凝。'所谓真者，理也；所谓精者，气也。"（《文集》）这些观点主要的意思是：从天地万物的产生来说，是气凝聚的产物；气乃形下之器，生物之具；理乃形上之道，生物之本。物之成形，乃是理（无极之真）与气（二五之精）结合的结果；气之所聚，理也就在其中；物虽未成，却已有理。

可见邵雍、朱熹都认为万事万物，包括有形无形的，有生命无生命的，都是由"太极"化生而来；"太极"是阴阳二气未分状态下的统一体。由于阴阳二气尚处于混沌状态，因而未造成有形之物，所以又称"太极"为"无""无极""虚""太虚"或"理"，"理"与"气"是混沌不分的。

（二）关于阴阳，邵雍与朱熹都明确提出了"一分为二"的著名论点

邵雍在《观物外篇》中说：

"太极既分，两仪立矣。阳下交于阴，阴上交于阳，四象生矣。阳交于阴、阴交于阳，而生天之四象；刚交于柔、柔交于刚，而生地之四象，于是八卦成矣。八卦相错，然后万物生焉。是故一分为二，二分为四，四分为八，八分为十六，十六分为三十二，三十二分为六十四。故曰分阴分阳，迭用刚柔，故《易》六位而成章。十分为百，百分为千，千分为万，犹根之有干，干之有枝，枝之有叶。愈大则愈少，愈细则愈繁。合之斯为一，衍之斯为万。"

邵雍所说的"一"或"根"都是指"太极"，然后从"一"分为"二"，即一奇一偶，再逐次各加一奇一偶，以"一分为二，二分为四，四分为八"的基本法则，演变成八卦和六十四卦，如据此原则，六十四卦还可以继续无限地推演。邵氏用这种方法来解释六十四卦的形成，在易学史上可谓独创。这种着眼于一、二、四、八之数各加一倍或一分为二的变化关系，与虞翻的卦变说、韩康伯的"有"生于"无"说及孔颖达的"太极元气"说、五行说等都不同，是宋代易学中出现的以数学观点解《易》的新流派，从而成为宋及宋以后象数派的基本原理之一。

朱熹认为，太极生两仪、两仪生四象、四象生八卦等这个无限的序列，遵循的是"一分为二"的规律。他在《易学启蒙》中说：

"太极之判，始生一奇一偶，而为一画者，二是为两仪，其数则阳一而阴二……邵子所谓一分为二者，皆谓此也。两仪之上各生一奇一偶，而为二画者，四为四象……邵子所谓二分为四者，皆谓此也。"由此类推，四象之上各生一奇一偶，而为三画者，便是八卦，即邵氏所谓四分为八……五画之上各生一奇一偶，而为六画者，即是三十二分为六十四。朱熹正是用象（一、– –）和数（奇数、偶数）的关系及变化，来概括说明宇宙和社会的复杂矛盾；以阴阳对立统一、奇偶规律作为宇宙生成的基本规律。所以，他将"一分为二"的"一"，看成是统一物或混沌未分之"一"。他说："'一'是一个道理，却有两端，用处不同。譬如阴阳，阴中有阳，阳中有阴；阳极生阴，阴极生阳，所以神化无穷。"（《朱子语类》）

张介宾受宋代易学家的宇宙生成论的影响，并将他们的理论与医学紧密联系起来。他在《太极图论》中说：

"夫既有此气，则不能无清浊，而两仪以判；既有清浊，则不能无老少，而四象以分。故清阳为天，浊阴为地，动静有机，阴阳有变。由此而五行分焉，气候行焉，神鬼灵焉，方隅位焉……所以万物之气皆天地，合之而为一天地；天地之气即万物，散之而为万天地。故不知一，不足以知万；不知万，不足以言医。理气阴阳之学，实医道开卷第一义，学者首当究心焉。"

一、张介宾将"太极"之理用于"医易学说"之中以阐述命门学说

从《内经》的《天元纪大论》和《阴阳应象大论》中，张介宾敏感地认识到"太虚寥廓，肇基化元"之"太虚"，即《周易》之"太极"，并根据"太极动而生阳，静而生阴"之说，阐述"道产阴阳，原同一气"。（《景岳全书·传忠录，阴阳篇》）在《太极图说》中，他用下面两个图来表示医与《易》的关系（图 12-3、图 12-4）。

太极图是混沌之气的示意图。

阴阳图是邵雍、朱熹"一分为二"思想的示意图。

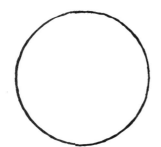

张氏云：太虚者，太极也，太极本无极，故曰太极。《天元纪大论》曰：太虚廖廓，肇基化元，此之谓也。

图 12-3　太极图

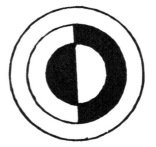

张氏云：《阴阳应象大论》曰：阴阳者，天地之道也，万物之纲纪，变化之父母，生杀之本始，神明之府也。

图 12-4　阴阳图

从阴阳图中可以看出，第一、二圈表示从太极的混沌之气中分化出阴阳二气，白色为阳，黑色属阴；这就产生了阴阳"体象"，首先由"太极一气"化生"先天无形之阴阳"，继而再化生为"后天有形之阴阳"（《景岳全书·传忠录·阴阳篇》），这就是所谓"因'虚'以化气，因气以造形"的过程。（《类经附翼·医易义》）在第三圈中又是一个"阴阳"，"阴"存于"阳"之中，"阳"存于"阴"之中，就这样"一分为二""二分为四""四分为八"……依次无限地分化下去，从而产生大大小小的万事万物。张介宾在

《医易义》中着重阐述了这个法则："然'易'道无穷，而万生于一，一分为二，二分为四，四分为八，八分为十六，自十六而有三十二，三十二而六十四，以至三百八十四爻，万有一千五百二十策。而交感之妙，化生之机，万物之数，皆从此出矣。"他还有一段很重要的论述，对于沟通天人、医易的关系，阐述医易同源的理论，尤为精辟。

"伟哉人生！禀二五之精，为万物之灵；得天地之中和，参乾坤之化育；四象应天，四体应地。天地之合辟，即吾身之呼吸也；昼夜之潮汐，即吾身之脉息也；天之北辰为群动之本，人之一心为全体之君也。由是观之，天之气即人之气，人之体即天之体……人身小天地，真无一毫之相间矣。今夫天地之理具乎'易'，而身心之理独不具乎'易'乎？矧天地之'易'，外易也；身心之'易'，内易也。内外孰亲？天人孰近？故必求诸己而后可求诸人，先乎内而后可以及乎外；是物理之'易'犹可缓，而心身之'易'不容忽。医之为道，身心之'易'也。医而不《易》，其何以行之哉？"

张介宾将"太极"之理用于人身，以命门比作人身之"太极"。认为命门的元阴、元阳是先天无形的阴阳。元阳有"生"和"化"的作用，它代表生命的机能，称为"神机"；元阴有"长"和"立"的作用，即为"天癸"。先天元阴、元阳化生"后天有形之阴阳"，这包括气血、津液、脏腑等等。先天的元阴、元阳禀受于父母，然后有生命。他指出，命门位置"居两肾之中而不偏于右"。(《质疑录·论右肾为命门》)元阴、元阳藏于命门，即为"真阴"。命门为"真阴之脏"，真阴为人体生命的基础物质，它不仅来自先天，同时又必须靠后天的滋养壮盛。张介宾还指出，"命门与肾本同一气"；"命门总主乎两肾，而二肾皆属于命门"。(《类经附翼·三焦、包络、命门辨》)明代许多医家都以"命门"为题，就其位置、生理、病理和治疗曾发表过意见，使许多问题在讨论与探求中逐渐统一认识，而张氏的阐述则更加完善和充实了"命门学说"。

二、张介宾将"一分为二"的思想用于"医易学说"，强调人体精气的阴阳一体

受邵雍、朱熹易学的影响，张介宾在《类经·阴阳类》中也明确提出"阴阳者一分为二"的观点，并在《周易》和《内经》阴阳学说的指导下，深入阐发"阴阳互根"的原理，在《景岳全书·本神论》中指出："阴阳之理，源自互根，彼此相须，缺一不可。无阳则阴无以生，无阴则阳无以化。"在《医易义》中说："阳为阴之偶，阴为阳之基……一动一静，互为其根；分

阴分阳，两仪立焉……医而明此，乃知阴阳气血，皆有所钟。"又云："动之始则阳生，动之极则阴生；静之始则柔生，静之极则刚生……医而明此，乃知阳中有阴，阴中有阳。""伏羲八卦，分阴阳之体象；文王八卦，明五行之精微。医而明此，方知阴阳之中，复有阴阳；刚柔之中，复有刚柔"。至于精气互根，是因为气为阳，阳必生于阴；精为阴，阴必生于阳，无论先天后天，"精之与气，本自互生"；(《类经·摄生类》)至于精化为气、气化为精的生理过程，是通过阴阳升降的机理来实现的。张介宾十分重视阳气，但强调"阴阳互根""精气互生"的同一原理，并对阴阳、精气虚损的治疗进行了精辟的阐述："善补阳者，必于阴中求阳，则阳得阴助而生化无穷；善补阴者，必于阳中求阴，则阴得阳升而泉源不竭。"(《景岳全书·补略》)又云："善治精者，能使精中生气；善治气者，能使气中生精。"(《景岳全书·传忠录·阳不足再辨》)张氏把这种疗法称之为"阴阳相济"。

张介宾还指出，阴阳之理，有常有变。他在《医易义》中说："常'易'不易，太极之理也；变'易'常易，造化之动也。常'易'不变，而能应变；变'易'不常，靡不体常……常者易以知，变者应难识。"常，指阴阳平衡；变，指在阴阳消长的过程中，由于一方的偏衰或偏盛，破坏了正常的平衡而致病。所以他说："属阴属阳者，禀受之常也；或寒或热者，病生之变也。"(《医易义》)这就说明了阴阳之常为生理状态，阴阳之变为病理现象。既然从"常"到"变"是病理过程，则由"变"返"常"当为康复过程，所以，张介宾提出"扶阳抑阴"与"补阴抑阳"的法则，作为促使阴阳由"变"向"常"转化的措施。

总之，张介宾"医易学说"中的"阴阳太极"说内涵极其丰富，观点比较系统，影响十分深远，限于篇幅，不能详细全面分析，仅上所论，已能够"以一斑窥全豹"了。张氏有一句十分精辟的话："欲赅医易，理只阴阳"，意已尽矣。

第三节　以《易》论医，内涵丰富

张介宾以"易"论医，涉及极广，言之极详。在《医易义》中他说道："质诸人身，天地形体也，乾坤性情也，阴阳气血也。左右逢源，纤毫无间。详求其道，无往不然。"接着，便从"爻象"开始，运用"易"理，针对人身的一系列问题，进行了全面而详尽的论述，主要方面如下。

以爻象言之……

以藏象言之……

以形体言之……

以生育言之……

以精神言之……

以动静言之……

以升降言之……

以神机言之……

以屈伸言之……

以变化言之……

以常变言之……

以鬼神言之……

以死生言之……

以疾病言之……

今略举其要，以窥其说。

1. 对脏腑与阴阳的关系

张氏分别以乾卦和坤卦来代表阴阳与脏腑，并利用爻位加以说明。乾卦☰，阳爻"—"称"九"，从初九至上九共六位，为阳为腑：初九位当膀胱，九二位当大肠，九三位当小肠，九四位当胆，九五位当胃，上九当三焦。坤卦☷，阴爻"--"称"六"，从初六至上六共六位，为阴为脏：初六位当命门，六二位当肾，六三位当肝，六四位当脾，六五位当心，上六位当肺。在当时还没有系统完整的人体解剖图的情况下，通过爻位来掌握脏腑的阴阳，使人体内部的脏腑组织的位置、情景就比较形象了。

2. 对人的形体构造

张氏利用阴阳和八卦加以阐述，以便于掌握人身的内在根本与外在表现。乾为首，阳尊居上位；坤为腹，阴广容物；坎为耳，阳聪于内；离为目，阴明而外；兑为口，拆开于上，为阳；巽为股，两垂而下，为阴；艮为手，阳居于前；震为足，刚动在下。

3. 以精神魂魄来说，也分阴阳

心藏神，肾藏精；肝藏魂，肺藏魄。神为阳，精为阴；魂为阳，魄为阴。

所以魂随神而往来，魄同精而出入。

4. 以动静来说，阳主动，阴主静

静是动的根基，动是静的机缘。刚柔推荡，就是"易"的动与静；阴阳升降，就是气的动与静；形气消长，这是物的动与静；昼起夜睡，这是身的动与静。要想详细地探求动与静，就必须精心对阴阳加以体察。动到了极限，就要用静来抑制它；阴到了极限，就要用阳来抑制它。疾病、脉象、治疗、药物都必须认识动中有静；声色、气味应当了解柔里藏刚，能够认识到阴阳、刚柔、动静的精妙之理，而医事之中对阴阳理论运用玄妙，在认识与掌握上已超过大半了。

5. 从升降来说，包括升降消长之理

最重要的是运用升降来对人的病情、气机作出判断，对药物的性味做出分析。阳主升，阴主降；所谓升，就是阳的升发；所谓降，就是阴气的死亡。生命是富有生机，还是趋向死亡，关键在于阳升阴降。

6. 以变化来说，事物（包括人的生命）的始生阶段叫"化"，事物（包括人的生命）发展到极点叫"变"

阴可以变为阳，如寒极生热；阳可以变为阴，如热极生寒。阳在始生阶段是温暖的，而发展到极限就生炎热；阴在始生阶段是清凉的，而发展到极限就生严寒。温暖可以使物萌生，炎热能够使物成长，清凉可以使物收获，严寒能够使物残败，阴阳变化程度的差距如此之大，由此可以显现出来。

7. 以规律与变化来说，充分体现出阴阳的"不易"（即永恒）和"变易"（即变化）

阴阳是永恒的规律，是不会变化的，这就是太极之理。万事万物（包括人的生命）的具体变化在永恒地进行着，这就是天地间不断出现的运动。阴阳是永恒的，这个规律不会改变，却能对应一切具体的变化；而万事万物的具体变化不是永恒的，但其中无不体现出永恒的规律。阴阳永恒的规律才是"易"理的本体；阴阳具体的变化，才是"易"理的功用。从古到今，不能改变的是"易"的本体；而随时可以变化的是"易"的功用。而这种"常"（静）与"变"（动）的体、用关系表现在人身上，人心未动之际，是处于寂然状态，犹如太极，体现了永恒的规律；人心一动，就产生了追求物质的欲望，欲望一萌生，就显现了具体变化的功用。由这种"常""变"关系推衍下去，人之属阴属阳，是禀受于永恒的规律的；疾病的寒热，是因其所产生

而出现的各种具体变化。脉象原本就有宏大有细小，这都是禀赋的永恒规律；至于不同人体所出现的各种不同脉象，则是与宏大或细小相应的具体变化。诸如此类，不胜枚举。

总之，规律性的东西易于辨识，而不断出现的具体变化却难以辨识。所以用寒凉药物治疗热证，这是符合客观规律的；而用热药治疗真寒假热之症，这就是"变"。由于气滞所导致的病痛，随着使用行气、通利之法来疏郁理气，从而使疾病得以缓解，这是符合治疗规律的；对某些不适之症，表面现象是寒，而本质却是虚，则不但不能通，反而要用补法，这就是"变"。所以说，不通晓"变"，就不能知"常"；不了解"常"，也就不能通"变"。而这"常"就是"阴阳之常"，这"变"就是"阴阳之变"。

8. 以死生来说，也离不开阴阳

人禀受天地阴阳之气而获得生命，阴阳之气聚合在体内，就是生；阴阳之气一旦离散，就是死。气聚而成物，物散而为气，其本体不生也不灭。然而对人来说，只要有一分阴精或一分阳精未尽，就不能算是死亡。"易"理认为，人之始乃本于阳，生命返回终极（即死）乃归于阴。

在充分而详尽地论述了医理中的阴阳之后，张介宾又高屋建瓴地加以总结概括说：

"《易》之为书，一言一字，皆藏医学之指南；一象一爻，皆寓尊生之心鉴……虽不言医而义尽其中矣。故天之变化，观《易》可见；人之情状，于象可验；病之阴阳，有法可按。"

"今姑举其大纲，而书不尽言，言不尽意，神而明之，存乎人耳。然神莫神于《易》，易莫易于医，欲该医理，理只阴阳。"

对"医易同源""医易相关"论述得如此系统、细致、全面、详尽，确实前无古人！这是张介宾的一大贡献，使医易学在他的著作中成为系统理论和学说。由于篇幅所限，这里不再一一引证。

第四节　图书易学，别具特色

大量运用图书易学来解释医理，这是张介宾"医易学说"的一大特色。

前文已言，图书易学始创于陈抟，主要用于说明炼内外丹术，讲长生秘诀；后来周敦颐改造了陈抟的无极图，用它来作为宇宙生成论的太极图。不仅如此，诸如"河图""洛书"，图书易学家们也分别用以说明八卦之起源和天地之数按阴阳相配的法则；邵雍的八卦次序图是讲八卦的生成过程，亦即天地万物的形成过程；其六十四卦次序图是解释六十四卦卦数和卦象的形成。此外，邵雍还有关于八卦和六十四卦方位的一类图式，如伏羲八卦方位之图，亦称小圆图；六十四卦圆图，又称大圆图；方图，即六十四卦方图等。此类图式主要是讲卦的方位，并结合历法知识说明一年之中的季节变化与阴阳消长的过程。

在张介宾的医易著作中，太极图、伏羲六十四卦圆图（图12-5）、伏羲六十四卦方图、伏羲八卦方位图、文王八卦方位图、"河图"（实为"洛书"）"洛书"（实为"河图"）等图式，均被用来解释与医学相关的气机升降、阴阳消长之理和人的生命变化过程，这在前代医家的著作中是独一无二的。

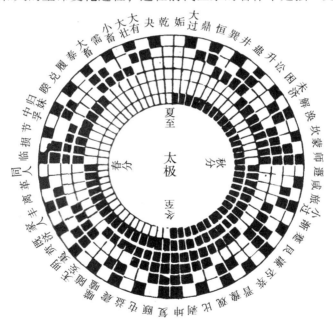

图 12-5　伏羲六十四卦圆图

（一）以六十四卦圆图阐述自然界的气机升降、阴阳消长规律，进而用于解释人体的生老盛衰

在《医易义》中，面对上述圆图，张介宾说："纵观之，则象在初爻，其

'乾'尽于午，'坤'尽于子，当'二至'之令，为天地之中而左右以判，左主升而右主降：升则阳居东南，主春夏之发生，以应人之渐长；降则阴居西北，主冬秋之收敛，以应人之渐消。横观之，则象在二爻，其'离'尽于卯，'坎'尽于西，当'二分'之中，为阴阳之半而上下以分。上为阳而下为阴，阳则日出于卯，以应昼之为寤；阴则日入于西，以应夜之寐焉。即此一图，而天下之妙，运气之理，无不具矣。"这段文字，不就是时间医学理论的轮廓吗？

这个圆图，虽然象征存在着的万物，但更加贴近于人的一身。所以说，上面这一呈环状的先天圆图，万物都在其中；环为圆，圆象天，所以"环中"是天之象。六十四卦排列在圆外，显示阴阳交感变化的道理；太极独自在图的中心运转，象征心是一身的主宰。乾卦居南、坤卦居北，象征首与腹的上下位置；离卦居东、坎卦居西，象征耳、目的左右位置。

从复卦至同人卦，正好是震卦和离卦的内卦范围（自复卦顺时针转至无妄卦，内卦又称下卦，都为"震" ☳；自明夷卦转至同人卦，内卦都为"离" ☲），是阴中少阳之十六卦（将六十四卦圆图上下均分为二，则上阳下阴；再左右均分为二，便有"太少阴阳"。自复卦到同人卦为少阳，故称阴中之少阳，共十六卦），用它来类比人生，好比 1～16 岁这一年龄段；从临卦至乾卦，正好处在兑卦和乾卦的内卦范围，是阳中太阳之十六卦，类比人生，好比 17～32 岁这一年龄段；从姤卦至师卦，正好处在巽卦和坎卦的内卦范围，是阳中少阴之十六卦，类比人生，好比 33～48 岁这一年龄段；从遁卦至坤卦，正好处在艮卦和坤卦的内卦范围，是阴中太阴之十六卦，类比人生，好比 49～64 岁这一年龄段。

从圆图上看，复卦所在的位置相当于"子"时，一阳始生；乾卦所在的位置相当于"午"时，阳盛而至极限，所以复卦又叫"天根"；从复卦至乾卦共三十二卦，对应为人的前半生。姤卦所在的位置相当"午"时，一阴始生于"午"而极盛于"子"，所以姤卦又叫"月窟"；从姤卦至坤卦共三十二卦，对应为人的后半生。前半生始于复卦之一阳，逐渐增添，至乾卦而阳盛已极，象征人从少年到壮年；后半生始于姤卦之一阴，逐渐耗减，至坤卦而阳尽以终，就像人自衰至老。

从左至右将圆图均分为二来看，从复卦至乾卦，各卦的初爻都是阳爻（左半圈的内半圆都是阳爻）；从姤卦至坤卦，各卦的初爻都是阴爻（右半圈的内半圆都是阴爻），内卦为"乾"（☰）者尽于午时，节令为夏至；内卦为"坤"（☷）者尽于子时，节令为冬至。当这"二至"之令的时候，以天而言，夏至、冬至把全年三阴三阳六气划分为二；以地而言，子、午把十二地支分为两半。自"复"至"乾"为左，为子至午，为冬至到夏至，阳气由始生而至极盛，呈上升的趋势；自"姤"至"坤"为右，为午至子，为夏至到冬至，阳气由盛极而至渐衰，呈下降的趋势，这就是左主升而右主降。升则阳居东南：从"同人"至"乾"，为东南之地，是阳中之太阳，阳气已盛，节令由春至夏，对应人生，好比婴儿逐渐长成少年。降则阴居西北：从"遁"至"坤"，为西北之地，是阴中之太阴，阴气已盛，节令由秋至冬，对应人生，好比由中年走向老年。

从上至下将圆图均分为二来看，从临卦至师卦，各卦象的二爻均为阳爻（即上半圈内半圆第二层）：从遁卦至同人卦，各卦象的二爻均为阴爻（即下半圈内半圆第二层）。内卦为"离"（☲）者尽于卯时，节令为春分；内卦为"坎"（☵）者尽于酉时，节令为秋分。当这"二分"之令的时候，将圆图中的春分与秋分两点连成一线，上下正好反映了白天（阳）与黑夜（阴）的关系。日出之时为卯时，以对应人在白天是睡醒；日落之时为酉时，以对应人在夜晚当睡着。在这张圆图中，天下万物之奥妙、五运六气之常理无不具备。

这个圆图，把气机的升降、阴阳二气的消长变化和人体生长壮衰的过程展示得一清二楚。在言"升降"问题时，明确提出："死生之机，升降而已。欲知升降之要，则宜降不宜升者，须防'剥'之再进；宜升不宜降者，当培'复'之始生。畏'剥'所以衰，须从'观'始；求'复'之渐进，宜向'临'行。"可以这样说，这个圆图，就是人体生命历程的易学模式，张介宾的这一创举，无疑是对中医学生命理论的丰富和发展，是医易结合的又一典范。

（二）以"河图"（实为"洛书"）之象，解释阴阳五行

"河图"与"洛书"，历来对二者有所混淆，北宋易学家刘牧予以辨析，确认"河图"是说明八卦起源的，又称"九宫图"；"洛书"是体现天地之数中阳奇与阴偶的配合法则的，又称"五行生成图"。张介宾所采用的"河图"，实为"洛书"，在此作一说明（图12－6）。

在《类经图翼》的"五行统论"中，张介宾说："'河图''洛书'具阴阳之象，分左、右、中、前、后，以列五行生成之数焉。"于是，他首先将

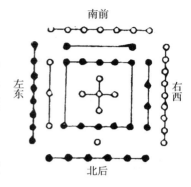

图 12-6 河图
（实为"洛书"）

"河图"与阴阳相配，见于《气数统论》云："'河图'以老阳之位一而配老阴之数六，少阴之位二而配少阳之数九，是又'河图'、阴阳互藏之妙也。"然后与五行相配，见于《五行统论》云："土旺中宫而统乎四维，五为数中，故曰五。"其余四行是水一、火二、木三、金四；在《医易义》中又以五方、五数、五行来说明五脏及其"精神""北一水，我之精，故曰肾藏精；南二水，我之神，故曰心藏神；东三木，我之魂，故曰肝藏魂；西四金，我之魄，故曰肺藏魄；中五土，我之意，故曰脾藏意。欲知魂魄之阴阳，须识精神之有类。木火同气，故神、魂藏于东、南，而二八、三七同为十。金水同源，故精、魄藏于西、北，而一九、四六同为十。而意独居中，其数唯五。而脏腑五行之象，存乎其中矣。"

在此需要指出的是：张介宾以"河图"配阴阳时，只讲老阳、老阴和少阳、少阴之数，而不谈阳明与厥阴；以"河图"五数配藏象，却又与乾坤十二爻配藏象，各为两路，彼此无干。这反映出有些地方比较牵强附会；由于时代的局限，某些论述也夹杂着一些封建伦理的内容，对此必须加以识别，不能全盘吸收。